U0251729

口腔综合审美治疗精要

Comprehensive Esthetic Dentistry

（罗）费罗林·拉扎雷斯库　主编
（Florin Lăzărescu）

刘　峰　许桐楷　主译

北方联合出版传媒（集团）股份有限公司
辽宁科学技术出版社
沈 阳

图文编辑：

王　辉　王玉林　杨　春　杨志强　于英楠　张秀月　林铭新　蔡贤华　夏平光　黄卫兵

丁　然　胡　昊　吴　刚　熊承杰　黄　明　施立奇　王华松　魏世隽　陈　磊　汪国栋

兰生辉　康　辉　姚年伟　齐凤宇　肖　艳　彭　闯　伏建斌　郑哲甲　邓海涛

图书在版编目（CIP）数据

口腔综合审美治疗精要 /（罗）费罗林·拉扎雷斯库（Florin Lăzărescu）主编；刘峰，许桐楷主译. —沈阳：辽宁科学技术出版社，2017.3

ISBN 978-7-5591-0067-2

Ⅰ.①口…　Ⅱ.①费… ②刘… ③许…　Ⅲ.①口腔疾病—治疗②牙科学　Ⅳ.①R78

中国版本图书馆CIP数据核字（2016）第319261号

出版发行：辽宁科学技术出版社
（地址：沈阳市和平区十一纬路25号　邮编：110003）
印 刷 者：北京利丰雅高长城印刷有限公司
经 销 者：各地新华书店
幅面尺寸：210mm×285mm
印　　张：22.5
插　　页：4
字　　数：500千字
出版时间：2017年3月第1版
印刷时间：2017年3月第1次印刷
责任编辑：陈　刚
封面设计：袁　舒
版式设计：袁　舒
责任校对：李　霞

书　　号：ISBN 978-7-5591-0067-2
定　　价：458.00元

投稿热线：024-23280336
邮购热线：024-23280336
E-mail:cyclonechen@126.com
http://www.lnkj.com.cn

序 Foreword

在现代社会中，灿烂微笑的价值越来越大。微笑是我们最有力的沟通方式之一，它显著地影响着人们对你的第一印象。它不仅从根本上影响着美观，也对面部表情、咀嚼功能、发音和语言表达有重要作用。

健康的微笑应该展现出炫白的牙齿，是"美丽"与"健康"的结合。如今，全世界范围的患者进行牙科治疗时，通常都会要求改善美观和功能，以帮助他们增强自信、提高职业的和个人的社交关系。

当代牙医的一大挑战是平衡美观和功能之间的关系，找寻创伤最微小的并且满足各项生物学要求的牙科治疗手段，并获得最好的结果。

本书的作者们在我们的专业领域做出了卓著贡献，从学术和实用两方面入手，通过清晰、有效、容易理解和合理的方式，整理并解释了所有的牙科美学相关概念。

整个牙医学界都将从本书的内容中获益匪浅。

Mauro Fradeani, MD, DDS

致谢 Acknowledgments

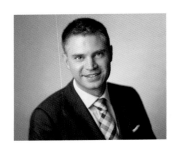

10年前，我难以想象，罗马尼亚美学牙科学会能达到如此高端的水平，赢得如此广泛的认可。回顾过去十年，我们汇小流成江海，成功地组建了一个团结而牢固的组织。现在，我们用与众不同的方式，庆祝我们的十周岁生日。我们的座右铭是"致力于卓越的美学牙科"，这与我们的学会名字相关，始终提醒着我们的职责。我们全部的活动都围绕着这个座右铭。我们从事的一切事务，从组织会议到出版书籍、指南、报纸、专业期刊，举办活动或者研讨会，都与牙医学中美学价值的促进息息相关。

本书代表了罗马尼亚美学牙科学会的巅峰水平，是一项伟大的成果，是激情、知识、技能、奉献和夜以继日辛勤工作的结晶。一群非凡的作者被召集起来，他们把品质放在第一位，以传播他们经年累月的工作和学习所积累的知识为目的。我要感谢所有的作者，还有那些在本书出版中做出贡献的人。

罗马尼亚在美学牙科领域的教育有着雄厚的基础，本书的罗马尼亚语版已经出版并发行了1万册，如今英文版业已问世。

本书是久负盛名的精粹出版社出版的第一部罗马尼亚英文书籍，既是巨大的荣耀也是重大的责任。

我要向George Freedman医师和Mauro Fradeani医师以及美学牙科领域的其他真正的领航者表达我诚挚的感谢，感谢我们之间的友谊，感谢大家持续不断的支持。

非常感谢Ovidiu Tabacaru，他帮助我处理照片和图形，让本书的图片达到如此高的水平。

最后，特别感谢我的父母教给我道德价值，为我打开通往知识的道路，并帮助我在此道路上勇往直前。当然，还要感谢我的"女孩们"——Magda和Alexandra，让我有大量的专门写书时间。

Florin Lăzărescu, DMD

前言 Preface

出版此书的想法出现在5年前，那时我们手中有一项出版一本医学专科书籍的任务，要在全罗马尼亚发行1万册。如此大的发行量导致预算很高，只有通过众筹才能使这项工程变为可能。

本书罗马尼亚语版的成功促使了我们与久负盛名的精粹出版社合作，按照我们以及编辑的意愿，本书的英文版成为众多语言翻译版本的第一个版本。

本书的内容涵盖了美学牙科的全部范畴，包括牙科医师在日常基本工作中开展美学牙科治疗所需要的基本信息。

在选择合著者时，我们一方面找寻专业学者，在相关领域他们毫无疑问是专业的，他们的经验也是极为宝贵的；另一方面我们还找寻了开业牙医，他们有丰富的病例资料，他们也已经在国际培训中心接受了顶级专业医师的培训。他们为本书树立了一个别开生面而清新的风貌，贡献出大量有趣的病例，还带来了他们日常工作中所需要的、简单明了的写作风格。

本书主要面向那些想要提高工作水平并为患者带来美丽微笑的开业牙医。

把本书中的信息整合到日常工作中，您将成为以美学牙科为导向的牙医。

本书分为15章，两个部分。第一部分的内容可以为第二部分所描述的临床工作夯实基础。前8章包含了介绍性的内容以及口腔颌面部美学的一般原则，例如影像学检查、美学评估中的医患沟通、暂时美学重建辅助制订治疗计划、美学修复体材料、微创美学牙科步骤、特殊牙齿结构粘接原则以及牙齿变色。

第九至十五章涵盖了美学牙科的实践环节，例如前牙及侧方牙群的美学修复体、粘接固位美学修复体制作流程、CAD/CAM系统以及牙科诊所各项技术。

后3章介绍现代的修复–正畸–牙周多学科联合治疗，包含了团队合作才能成功完成的复杂病例。

最后，我们祝愿您的临床工作取得成功，您的所有患者都有灿烂的微笑。

全体作者

中文版前言一 Preface

如果没有了美学与互联互通，谁能想见当今世界是何景象呢？

无论我们需要治疗单颗牙齿，还是进行全口修复重建，在制订一个治疗方案时，我们脑海中首先要考虑的一件事就是治疗的美学效果。

今天，我们可以制取数字印模并把数据传输到海外的技工室，我们可以仅仅通过虚拟空间的联络就组建起国际化的专家团队。

世界正变得越来越小，而我们的前方正是前所未有的伟大机遇。

写作此书的罗马尼亚专家团队非常高兴能继英文版和罗马尼亚语版本之后，有此书的中文版面世。两国之间的伟大友谊更是为此书的出版赋予了重要的历史意义。

我诚挚地邀请您来到这一没有国界、属于美学牙科的美丽世界。在这里，我们拥有共同的远见与激情。

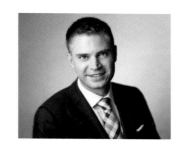

真诚的，
Florin Lăzărescu, DMD
欧洲美容牙科学会主席

中文版前言二 Preface

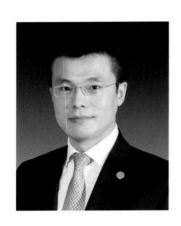

感谢欧洲美容牙科学会（ESCD）中国区主席刘峰老师能够为我们引入此书，且很荣幸能和刘峰老师一道成为本书的主译。

本书是由Florin Lǎzǎrescu医师领导的罗马尼亚美容牙科学会的集大成之作，Florin医师是欧洲美容牙科学会（ESCD）现任主席，我们翻译团队的多位译者在欧洲都曾与Florin有过非常深入的交流，对于彼此的工作都大为赞赏。能够协助刘峰老师组织翻译团队翻译Florin医师的这部著作，我感到非常荣幸。

我是北京大学口腔医学院首届八年制本博连读生，也是建院以来的第一批全科主治医师。为了更好地建立北大口腔自己的全科牙医体系，我曾被北大口腔医院派往美国罗切斯特大学参加了1年美国的"住院医师规范化培训"——全科牙医高等培训项目（Advanced Education for General Dentistry, AEGD）。

在为期1年的临床培训中，让我印象最为深刻的就是项目中所强调的对"整体"的把控，这个整体主要是两方面：一是对患者全身健康状况的重视；二是对治疗计划的考究。

每位患者在首次就诊时都要接受详细的问卷调查、问诊和检查，治疗并不会马上开始，他们都将在第二次就诊时和医师来"讨论"自己的治疗计划，要求至少要为患者提供3套治疗方案。这些治疗方案细致到未来的每一次就诊是具体看哪颗牙，从而保证了医师要真正为患者的整体口腔健康负起责任。如果是涉及以改善笑容为目的的病例，这些全面细致的治疗计划的作用则会更加重要和突出。

而这些理念，和Florin书中所传达的很多理念非常接近。可以看出，这些是在较为发达国家通用的理念，我们有必要学习、理解、掌握，为我所用。

非常高兴能够利用共同主译的"职务之便"，抢先读到本书。在反反复复几遍逐字逐句的阅读中，我切身体会到了它对我整个美学治疗知识体系的完善，这一定是一本在国内真正帮到临床医师的好书。

即便是理论部分，也是充分地结合临床实际，丝毫不显枯燥乏味；临床部分则是汇聚了十几位医师多年的临床实践经验，以及近几年多个学科在美学牙科领域的进步。而且这一切都在循证的基础之上，作者们在浩如烟海的文献中，为我们总结了美学牙科领域内大量经典的和前沿的研究结论，"听君一席话，胜读十年书。"

此次，我们组织了国内多学科的专家译者，力求忠实鲜活地再现这样一本"漂亮"的著作。

感谢全体译者在本书中所做的工作。

感谢我的家人对我工作的支持。

许桐楷
2016年冬

译者名单 Translators

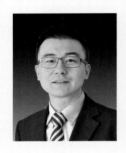

刘峰 主任医师，北京大学口腔医院门诊部副主任、门诊部培训中心主任、综合科主任。北京大学口腔医院教学质量管理委员会委员，北京大学口腔医院继续教育管理委员会委员，中华口腔医学会·口腔美学专业委员会常务委员兼学术秘书，中华口腔医学会·口腔修复专业委员会委员，全国卫生产业企业管理协会·数字化口腔产业分会主任委员兼名誉会长，中国整形美容协会·口腔整形美容分会常务委员，中国整形美容协会·专家委员会委员，中华医学会·医学美学与美容分会青年委员，北京市医学会·医学美学与美容分会委员，欧洲美容牙科学会（ESCD）认证会员兼中国区主席，国际计算机牙科学会（ISCD）认证国际培训师，美国美容牙医学会（AACD）会员，日本审美齿科学会（JEAD）会员。主编出版口腔美学专著14本，主译口腔美学专著2本。

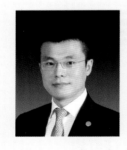

许桐楷 北京大学口腔医学博士，美国罗切斯特伊斯曼口腔卫生中心AEGD项目访问学者，现任职于北京大学口腔医院综合二科，北京大学口腔医院首批全科主治医师，中国整形美容医师协会口腔整形美容分会青年委员，全国卫生产业管理协会数字化口腔产业分会专家委员会成员。

（按姓名首字笔画为序）

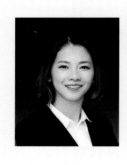

王妙贞 于2012年获得北京大学口腔医学博士学位，并留校工作至今。为中华口腔医学会会员，曾于国内核心期刊发表数篇文章，并参编《明明白白去看牙》等书籍。专注于外科和种植临床工作。

韦金奇 2011年毕业于北京大学口腔医学院口腔修复学专业，获博士学位。从事口腔骨组织缺损修复用生物材料的开发与评价，参与国家"973"课题攻关项目。第一作者身份发表SCI论著2篇。另外，作为共同作者发表多篇国内外重要学术期刊论著。临床上专注于美学修复和种植修复工作。

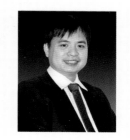

田雨 2010年毕业于北京大学口腔医学院，获牙周病学博士学位，后供职于北京大学口腔医院第一门诊部，为中华口腔医学会会员，中华口腔牙周病学分会会员，于国内外专业期刊有数篇文章发表，长期从事牙周病学和种植学临床工作。

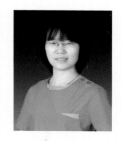

田洪琰 2015年获北京大学口腔医学院牙体牙髓病学硕士专业学位，现任北京大学口腔医院门诊部综合科医师。中华口腔医学会（CSA）会员。

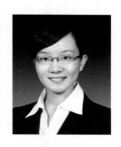

冯光耀 毕业于北京大学口腔医学院，现在北京大学口腔医院门诊部正畸科工作。师从于我国著名口腔正畸专家曾祥龙教授。擅长乳替牙期早期矫治，青少年及成人各类错𬌗畸形的综合性矫治、无托槽隐形矫治。在国内外核心期刊发表论文数篇并被SCI收录。中国口腔正畸学会（COS）以及世界正畸联盟（WFO）会员。中国大陆首批Invisalign（隐适美）资格认证医师。

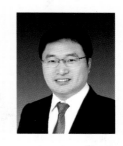

冯朝华 2005年毕业于北京大学口腔医学院牙体牙髓病学专业，硕士研究生；北京大学口腔医院门诊部主治医师；擅长复合树脂直接美学修复、釉质白垩斑的渗透树脂治疗及复杂根管的精细治疗。参与多项新技术、新疗法课题，发表论文多篇。

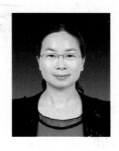

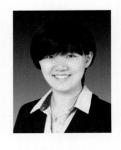

师晓蕊 北京大学口腔医院主治医师，口腔修复学博士，中华口腔医学会·口腔美学专业委员会青年委员，参与多部临床专著、译著的编写，有扎实的口腔美学修复基础。专业方向：咬合相关问题的多学科诊断及治疗。

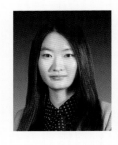

刘园 北京大学口腔医学院牙周病学博士，中华口腔医学会牙周专委会成员。现任职于北京大学口腔医院综合二科，从事口腔综合诊疗工作。

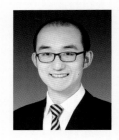

刘欣然 北京大学口腔医学院口腔医学博士，欧洲美容牙科学会（ESCD）会员，现任职于北京大学口腔医院门诊部综合科。

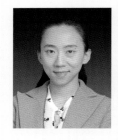

刘诗铭 口腔修复学博士，主治医师，中华口腔医学会会员，修复专委会会员，欧洲美容牙科学会（ESCD）会员，参与多部临床专著、译著的编写，参与瑞士日内瓦大学固定修复与生物材料室合作项目，VieSID跨学科咬合重建中国区课程翻译。

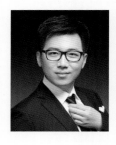

刘星 2014年毕业于北京大学口腔医学院，获得口腔修复学博士学位。现为北京大学口腔医院门诊部综合科医师，临床方面主要侧重于固定修复学、综合性美学治疗、口腔医学数字化的工作及研究，CEREC讲师，科研方面主要致力于骨再生及材料生物组织相互作用的相关课题。现为中华口腔医学会会员，欧洲美容牙科学会（ESCD）会员。

李会　牙体牙髓病学硕士，2012年始于北京大学口腔医院门诊部综合科工作，主要从事疑难牙体牙髓病及复杂根管治疗、显微根管治疗、牙齿美学粘接修复等临床工作。

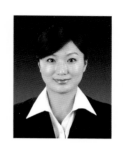

李祎　副主任医师，北京大学口腔医院门诊部综合科医师，中华口腔医学会会员，日本审美口腔医学会会员。一直从事口腔修复临床工作。在北京大学口腔医院门诊部举办的一系列美学修复系列继续教育项目中担任部分理论教学及临床指导工作。于2011年参与编写《口腔数码摄影》第二版，为第二作者。2011年参与编写《纤维桩的临床修复技术》。2012年获得首届VITA杯医技修复技术比赛全国第二名。2012年参编《美学修复牙体预备》。2013年参编《精细印模技术》。

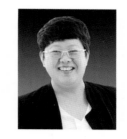

杨雪　北京大学口腔医院门诊部修复科主治医师。2012年毕业于北京大学口腔医学院，获口腔医学博士学位。参与翻译编写专业论著数部，主持并参与多个门诊部新技术、新疗法项目。

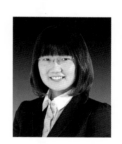

杨静文　北京大学口腔医院修复科专科主治医师，口腔医学博士。是国际口腔修复学会（ICP）会员、北京大学口腔医院修复科种植组成员、中华口腔医学会颞下颌关节病学及殆学专委会会员。已参与并主持多项国家级、省部级、校级科研基金，发表国内外学术论文数篇。

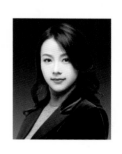

余涛　2015年毕业于北京大学口腔医学院，获博士学位。就职于北京大学口腔医院门诊部综合科，中华口腔医学会会员，发表SCI及国内核心期刊论文数篇。

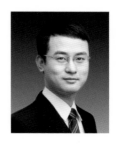

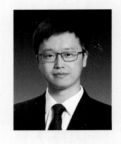

张一 北京大学口腔医院综合二科医师。2014年毕业于北京大学口腔医学院并获博士学位。中华口腔医学会全科、修复专委会会员。主要研究方向为粘接修复及口腔修复材料，于SCI及中文核心期刊发表论文数篇。

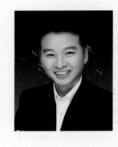

陈歆 北京大学口腔医学院口腔正畸学博士，世界正畸联盟专科会员，中华口腔医学会口腔正畸专业委员会专科会员，北京市首批医疗整形美容主诊医师（美容牙科），Invisalign中国地区认证医师。

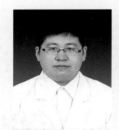

赵旭 本科就读于四川大学华西口腔医学院；硕士就读于北京大学口腔医学院，师从种植专家林野教授；博士毕业于上海交通大学口腔医学院，师从种植专家赖红昌教授；曾发表SCI杂志收录文章2篇，核心期刊杂志收录文章2篇，参与编写教材1部。

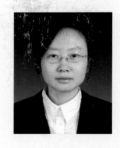

曹晓静 北京大学口腔医院门诊部医师，毕业于北京大学口腔医学院牙周科，从事各种牙周疾病的基础及手术治疗工作。

楚小玉 口腔医学硕士，副主任医师。1998年毕业于北京医科大学，进入北京大学口腔医院门诊部从事牙体牙髓和儿童口腔专业临床及教学工作。在显微根管治疗、牙齿外伤和儿童全麻下牙齿治疗方面有较深入的研究和较多的临床实践。

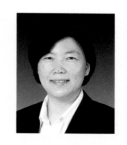

廖宇 毕业于北京大学医学部，八年制口腔医学博士，现任北京大学口腔医院综合二科医师，从事口腔综合专业临床工作。

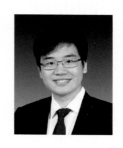

穆海丽 毕业于北京大学口腔医学院，从事牙体牙髓病学临床工作，中华口腔医学会会员，中华口腔医学会美学专委会会员。

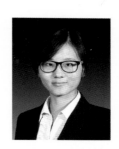

作者名单 Authors

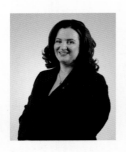

Dr Camelia Alb is Associate Professor in the Department of Propedeutics and Dentofacial Esthetics, Faculty of Dentistry, University of Medicine, Iuliu Hațieganu Cluj, and a specialist in orthodontics. She has participated in and directed many research projects and has co-authored five books and over 30 articles published in national and international journals indexed in the Web of Science. She is a member of many professional associations, including IADR, ESCD, EOS, SSER, RSB, and SCAD. She has presented numerous papers and attended many national and international conferences. She lectures at post-graduate level on dental materials, esthetics, and orthodontics.

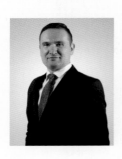

Dr Sandu Florin Alb is a specialist in periodontology and implantology and a full-time academic and researcher. He has co-authored three books and published 15 articles in national and international ISI journals. He has lectured at national and international conferences on ceramics, shade matching, periodontics, and esthetics. Dr Florin Alb has treated thousands of local and international patients in his private state-of-the-art dental practice. His own dental laboratory offers the full spectrum of the latest esthetic treatments, from minimally invasive techniques to pink esthetics, all types of ceramic veneers, crowns, bridges on natural teeth, and implants. He treats complex cases, combining periodontics, orthodontics, and implant placement.

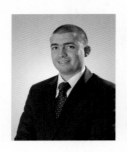

Dr Ionuț Brânzan graduated from the Faculty of Dentistry, Iuliu Hațieganu University of Medicine and Pharmacy, Cluj-Napoca, Romania in 2005 and is qualified in dental radiodiagnosis and implantology. His practical activity focuses on dental prosthetics and implantology. He is also a 3M ESPE opinion leader and delivers lectures on dental esthetics in Romania and abroad. Dr Brânzan has published articles in prestigious Romanian, Italian, Canadian, and German journals. He is a member of numerous professional organizations.

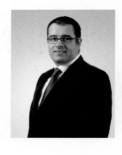

Dr Rareş Buduru graduated from the Faculty of Dentistry, Iuliu Hațieganu University of Medicine and Pharmacy, Cluj-Napoca, Romania and is qualified in dental radiodiagnosis and implantology. Dr Buduru has lectured at various national and international implant congresses. His practical activity is focused on implants, prosthetic reconstructions on implants, and esthetics of the anterior zone by combined tooth-implant reconstructions. He lectures in the fields of implantology and esthetic prosthetics.

Dr Smaranda Buduru is a lecturer in the Department of Dental Prosthetics of the Faculty of Dentistry, Iuliu Hațieganu University of Medicine and Pharmacy, Cluj-Napoca, Romania. She has been a consultant in dental medicine since 2000, obtained her PhD in 2003, and has been a specialist in dental prosthetics since 2011. She is an opinion leader for 3M ESPE. Dr Buduru is the author of the following books: *The clinical examination of the patient with dento-maxillary dysfunctions and Practical elements of dental occlusion*. Her teaching activities are focused on dental esthetics and occlusion.

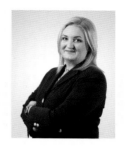

Dr Bogdan Culic is a lecturer in the Faculty of Dentistry, Iuliu Hațieganu University of Medicine and Pharmacy, Cluj-Napoca, Romania, Department of Dental Propedeutics and Esthetics, specializing in oral surgery. Dr Culic is a lecturer on photography and dental esthetics for the Romanian Society of Esthetic Dentistry and has published numerous articles and book chapters. He is a member of various learned societies in Romania and abroad; in his private practice he focuses on dental esthetics and implantology.

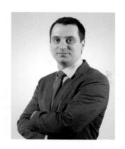

Dr Lucian Chirilă is currently a lecturer in the Department of Oral and Maxillofacial Surgery of the Faculty of Dentistry, Carol Davila University of Medicine and Pharmacy, Bucharest, Romania. Dr Chirilă is a founding member and Vice President of the Romanian Society of Esthetic Dentistry, as well as a member of the European Society of Cosmetic Dentistry and the European Association for Cranio-Maxillo-Facial Surgery. Dr Chirilă is an editorial board member of the journals Cosmetic *Dentistry Romania* and *Actualități Stomatologice* [Dental Updates].

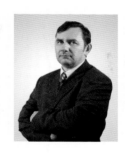

Dr Bogdan Dimitriu is Professor, Head of the Department of Endodontics, Faculty of Dentistry, Carol Davila University of Medicine and Pharmacy, Bucharest, Romania. Dr Dimitriu is a founding member and General Secretary of the Romanian Society of Esthetic Dentistry; he is also a member of the European Society of Cosmetic Dentistry and the International Academy of Dento-Facial Esthetics, and is a founding member of the Romanian Academy of Endodontics. Dr Dimitriu is a well-known lecturer in Romania, and author of various scientific papers. He is an editorial board member of Quintessence International Romania, Cosmetic Dentistry Romania, and *Revista Română de Medicină Dentară* [The Romanian Journal of Dentistry].

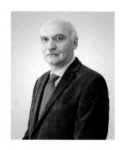

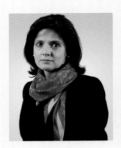

Dr Diana Dudea is a Professor in the Department of Dental Propedeutics and Esthetics, Faculty of Dentistry, Iuliu Hațieganu University of Medicine and Pharmacy, Cluj-Napoca, Romania. Dr Dudea is the President of the Cluj branch of the Romanian Society of Esthetic Dentistry. She is a member of the European Society of Cosmetic Dentistry, the International Association for Dental Research and the Society for Color and Appearance in Dentistry, and is a lecturer for the Romanian Society of Esthetic Dentistry. Dr Dudea has published a series of books for undergraduate and postgraduate students, book chapters, and scientific papers in the field of restorative dentistry.

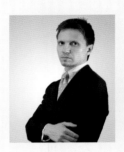

Dr Bogdan Galbinasu is a specialist in dento-alveolar surgery, a PhD in dental medicine, and an assistant lecturer in the Department of Prosthetic Technology and Dental Materials, Faculty of Dentistry, Carol Davila University of Medicine and Pharmacy, Bucharest, Romania. He has vast research experience in the field of adhesion techniques which is reflected by his oral presentations, papers, and articles published in prestigious journals indexed in the Web of Science and other international databases. He has participated in six research projects and one innovation patent. His practical activity is focused on dental occlusion, dental esthetics, and implantology.

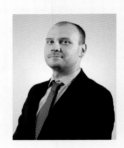

Dr Andrei Iacob graduated from the Faculty of Dentistry, Gr. T. Popa University of Medicine and Pharmacy, Iasi, Romania. He is a specialist in orthodontics and dentofacial orthopedics. Dr Iacob has participated in numerous postgraduate training programs in Romania and abroad and is a member of the following prestigious organizations: the Roth Williams International Society of Orthodontists, the Charles H. Tweed International Foundation for Orthodontic Research and Education, and the Romanian Society of Esthetic Dentistry.

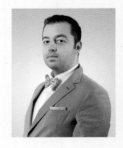

Dr Alecsandru Ionescu is a graduate of the Faculty of Dentistry, Carol Davila University of Medicine and Pharmacy, Bucharest, Romania. He is a member of the Board of Directors of the Romanian Society of Esthetic Dentistry and the Editorial Board of *Cosmetic Dentistry* Romania. He is also co-founder of *Quintessence International* Romania. Dr Ionescu is an active member of the European Society of Cosmetic Dentistry, the International Academy for Dental-Facial Esthetics, and the International Team for Implantology. He is a lecturer of minimally invasive surgery and implantology, and is currently completing his doctoral research in open healing. He practices in the fields of esthetic dentistry and oral implantology.

Dr Florin Lăzărescu is the Vice President of the European Society of Cosmetic Dentistry, a founding member and member of the Board of Directors of the Romanian Society of Esthetic Dentistry, editor-in-chief of *Cosmetic Dentistry, Dental Tribune, and Today Magazine* Romania. He is the author of the book *Atlas de tehnică radiologică dento-maxilară* [Atlas of dentomaxillary radiological technique] and has published many articles in Romanian and international journals. He is a CEREC opinion leader for Eastern and Central Europe. He practices in the fields of dental prosthetics and esthetic dentistry.

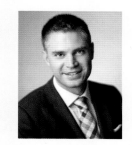

Dr Cosmin Ulman graduated from the Carol Davila University of Medicine and Pharmacy, Bucharest, Romania. He is a founding member and the Public Relations Manager on the Board of Directors of the Romanian Society of Esthetic Dentistry. Dr Ulman is a member of many national and international professional associations. His practical activity is focused on esthetic dentistry and implantology.

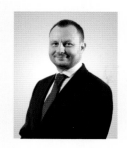

Dr Constantin Vârlan is a Professor, Head of the Division of Operative Dentistry in the 3rd Clinical Department, Faculty of Dentistry, Carol Davila University of Medicine and Pharmacy, Bucharest, Romania. Dr Vârlan is a founding member and the President of the Romanian Society of Esthetic Dentistry. He is a member of the European Society of Cosmetic Dentistry, the International Academy for Dental Facial Esthetics, and is an editorial board member of *Quintessence International* Romania, *Cosmetic Dentistry* Romania, and *Actualități stomatologice* [Dental Updates]. He is author and co-author of several textbooks and monographs.

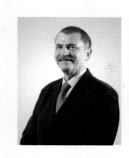

Dr Marius Steigmann is Assistant Professor in the Department of Oral and Maxillofacial Surgery, Boston University, a visiting professor of the University of Michigan, Honorary Professor of the Carol Davila University of Medicine and Pharmacy, Bucharest, visiting professor of the University of Szeged, and visiting professor of the Implantology Department of the University of Timisoara. He is a member of DGOI, EAOI, and ICOI.

Dr Steigmann is the founder and scientific president of *Update Implantologie* Heidelberg, as well as the founder and director of the Steigmann Institute. Dr Steigmann has a private practice in Neckargemund, Germany.

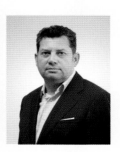

目录 Contents

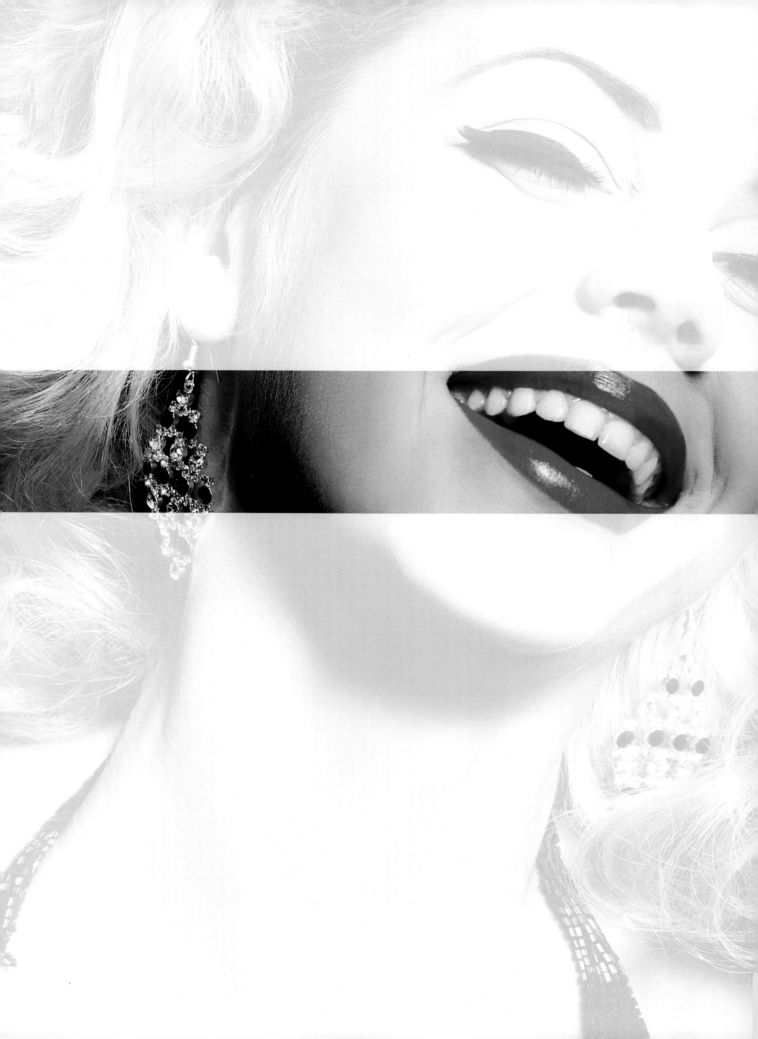

COSMIN ULMAN
SMARANDA BUDURU
RAREŞ BUDURU

第一章
Chapter I

当代牙科实践中的美学牙科
ESTHETIC DENTISTRY IN THE MODERN DENTAL
PRACTICE

1.1 美学牙科是牙科实践中的特殊门类
ESTHETIC DENTISTRY AS A SPECIFIC PROFILE IN DENTAL PRACTICE MANAGEMENT

整形美容是一门不断发展的医学专业，这个世界对于画卷中永恒的美貌，令人们不懈地追求"完美"的容貌。新闻报道中充满了这样的都市传说：一个姑娘在经历了大量的整形美容之后，成功和快乐就立刻无条件地来到了她的身边，可见人们对于美是多么的渴望。有很多研究证明，口部和笑容是面部最醒目的特征，因而美学牙科治疗是改善面容的最有力措施。

因此，作为美学牙医，我们总是可以融入患者的生活，并使之改善。曾在一家牙科诊所发生过这样一个神奇的故事：一位女士在经历了全身上下几乎所有部位的整形美容之后，在美学牙医处用10颗上牙贴面重塑了她的笑容。在贴面治疗结束后，她说她身边所有的人都注意到了她面容的改善，而她的不少密友和亲人还没有发现她身体上其他部位其实早已有了变化。

在美学牙科的会议上，我们经常可以听到类似的讨论："牙科是否是分为美学的和非美学的？""是不是我今天做了一个美学修复体，明天可能就是个非美学的？"我相信这种反差不是有意造成的，但诊所与诊所之间、患者和患者之间的最终结果不同也是绝对存在的。一名专科的美学牙医与一名全科牙医之

间的区别在于前者在开始治疗之前，会对患者的类型以及患者的笑容进行评估，他会通过相关知识，包括面部美学、口腔内的红白美学以及良好的沟通技能，去探寻什么是患者想要的，什么才是她期待的。也就是说牙医不仅精通口腔医学，还应是一位不错的心理学家[1-2]。

为什么一家牙科诊所总能为患者提供美学效果卓越的修复体，而另一家则要平庸很多，我们系统地总结了造成两家诊所差异的原因，这种差异与牙医、工作人员、设备、患者以及管理都有关系[3-5]。

假设我们拥有一家口腔诊所，不论新旧，我想要改变它的形象，使之能够在牙科美学治疗上更加专注，我们该从哪开始呢？这个转型该如何进行？在美学牙科会议的会场里我经常可以听到几位牙医在讨论刚刚展示的美学病例，或者说听到他们在抱怨自己的患者从来没有"提出这样的治疗需求"。这个想法是完全错误的！患者不会或者说极少会要求牙医给她进行某项特定的治疗。我们应该按照这样的顺序来考虑问题：信息、知识、实践、提议、说服以及最后的实行治疗。换句话说，牙医必须了解技术发展的最新水平，必须尽可能多地

参加牙科继续教育课程，并且将部分业余时间用于积累新的美学牙科知识。我们认为任何牙医都可以成为一名成功的美学牙医，唯一的问题是：什么原因会让牙医在美学修复治疗上半途而废？一般来说，最大的障碍还是需要将大量的业余时间用于学习[6-8]。

为了使临床治疗高效和成功，牙医应该对各种能够提供相关技能的培训课程保持关注。我们认为，除了口腔修复学相关的美学课程外，殆学、色彩学、口腔摄影、牙周病学、种植学都是有必要的。通过课程以及会议获得的新知识应该被牢牢掌握，并且要阅读本领域内的参考书、订阅相关的期刊，以保证能够及时获得对新技术和新趋势的持续更新[9-10]。

在美学牙科诊所中的工作人员，根据其在整个治疗过程中所处的岗位，必须经常接受相关培训。患者首先接触的就是负责接电话的诊所前台人员。前台扮演了非常重要的角色，因为她/他代表了整个诊所的第一印象。她/他应该是热情愉快的高度专业人士，可以为患者提供与治疗相关的充足信息，赢得患者的信任，进而促成患者来诊所的首次预约就诊。接下来，当前台接待员和患者初次见面时，必须能够继续强化诊所留给患者的好印象。而且，接待人员还应该可以向患者提供关于不同治疗的相对复杂的信息，但是关于治疗的细节还是要由牙医来向患者说明。

牙医的助理是整个团队中最重要的成员之一，因为他/她就在牙医左侧近身位置，了解治疗具体进行到了哪一阶段，并且可以向患者提供很有价值的信息。助理还可以通过向患者介绍该医师过往的成功病例来增强医师的职业形象。通常情况下，患者会更倾向于相信团队中其他成员的话，因为他们往往和患者之间没有直接的经济关系[11]。

牙医是整个就诊路径的最后一环，在牙医和患者见面之前，他的形象应该已经被和患者接触的团队成员反复增强过了。辅助人员与患者谈话的方式，以及他们的笑容和整体表现，都在影响着患者心中的牙医形象。牙医在和患者会面的过程中必须乐于倾听患者的意愿，激发患者对医师的信任和信心，用患者能够轻松理解的方式解释所有可能涉及的治疗。她/他应该向患者介绍所有可能符合患者要求的治疗形式，而不是等着患者提出他/她自己对于治疗的想法。

美学牙科诊所的整个风格应该协调一致，整洁、气味愉人，营造一种舒适的氛围。诊所内应随处可见笑容灿烂的图片、术前术后比较的病例图册、宣教视频和健康科普小册子，这些布置都会激起患者进一步了解相关信息的兴趣和意愿。

另外，诊所中应该配备美学牙科所能涉及的各种装备：美学分析量表；口腔摄影系统；大屏幕的计算机以及笑容设计软件；各种用于诊断饰面的树脂材料；各种旋转器械（涡轮手机、增速手机、减速手机、抛光手机、标准研磨套装以及精细预备用的特殊形态车针）；视力放大设备（口腔显微镜或放大镜）；制作临时修复体的优质材料，各种颜色的染色剂和上光剂；精细印模材料，最好是选择带有自动混匀系统的；用于排龈的专用器械和材料；光学印模设备；比色用分光光度计和色度计；粘接材料；喷砂设备；超声水浴设备；隔湿系统；若干水门汀系统；抛光系统。

患者踏入美学牙科诊所时往往是带着特定意愿的，牙医必须对患者的心理有很好的把握，进而筛选哪些患者是适合接受治疗的。总体上来说，那些希望提升自尊和自信的患者会希望获得社会、个人以及专业上的更多认可，他们都有着真实复杂的人格特征，有的是受了媒体上美丽图片的影响，有的是身边的熟人已经通过成功改善自己的容貌进而获得了更好的生活方式。

有一些患者是我们要尽量避免接诊的，比如已经拜访过多家美学诊所，或者短时间内已经多次改变治疗方案并认为没有一种治疗方案是合适的，或者是对自己未来的容貌有着不切实际的幻想。即将接受治疗的患者将会和美学牙医保持很密切的关系，因为牙医必须能够理解他/她的想法以及对改变后的期待。同样的，也只有当患者充分理解并接受了治疗的步骤，签署了知情同意书，并认可治疗所需的时间和费用，我们才能开始治疗。

在治疗结束后，患者应该定期接受复查，并学会如何保持良好的口腔卫生和相关的生活方式。除了定期复查以外，患者还应该被定期告知现在有了什么新的治疗项目（要在得到患者的同意后才通知患者）。我们同样还建议诊所在患者的生日以及圣诞节或者复活节等节日给患者发送贺卡，让患者感受到他/她对于诊所是很重要的。

只有当牙医本人对于美是有热情的，对美学牙科是有热情的，他/她才有可能成为一名美学牙医。我们认为牙医的笑容、团队成员们的笑容，也是促使患者选择美学修复方案的动力之一。而如何去实现最终的美学效果，需要材料和技术的相关知识，只有掌握了这些，美学牙科的工作者才能相信自己所做的工作，这样她们才能够更加容易地说服患者相信他们所接受的治疗的品质。只有牙医相信他们提供的治疗，患者才能相信。我们不要忘记我们有机会去改变患者的生活，让她们重拾自尊并带给她们幸福，这是一项非凡的事业！

（许桐楷　杨静文）

1.2 学科间的关系和沟通

INTERDISCIPLINARY COMMUNICATION AND RELATIONSHIP

过去10年口腔医学的卓越进步为我们在治疗时提供了大量的选择。为了使如此之多的治疗技术都达到理想的操作熟练程度，牙医需要不断接受非常之多的新信息（课程、讲座、专科训练等）。这就是为什么当我们面对复杂病例时，最好是由一组不同专业的专科医师来共同完成。这些专家应该像交响乐团的成员一样协同工作，由美学牙医作为"指挥"来引领大家。

一个合理的流程应该这样：患者来到美学牙科诊所，由首诊医师接诊（case coordinator），首诊医师也应该是牙医，负责书写病历，记录病史，进行口腔检查，确立患者的需求和意愿，并决定哪些美学问题是可以通过修复的方式来解决的。

在此时，首诊医师可以在经过复杂的分析后制订最终的治疗计划，也就是最终的治疗效果是怎样的。在知晓了起点（患者的初始情况）和终点（具备美学效果的最终结果）后，首诊医师可以开始设计治疗阶段。换句话说，正式治疗的效果应由医师和患者共同确认，双方都需要在明确知晓详细的最终结果前提下做出决定。最终结果的明确还可以辅助我们决定哪些初诊时的情况是我们应该去改变的。而且除了最终的结果以外，每一个治疗阶段的情况都应该被预料到。

绝大多数情况下，牙医对于最终的结果只有一个模糊不清的印象，因此病例的治疗阶段都是随着治疗进行来制订的，有时完全是经验性的。患者也不知道最终的结果会是如何，也完全无法想象最后会是什么样子。很多医师、患者和技师之间的矛盾和纠纷就是由于彼此对于最终效果的认识不统一造成的。在无法精确预测最终效果的时候，医师所处的位置是比较尴尬的，因为他要在无法给患者展示的情况下向患者"销售"一项治疗。举个例子来说，就好比有人想买一辆车，但当他来到4S店的时候发现店里没有样车，也不能试驾，甚至连车的照片都没有，只有销售人员对车辆的口头描述。你会在没有看到车的情况下花一大笔钱吗？应该不会。

一个复杂的口腔美学治疗应该就像盖房子一样：先是要有建筑外观的设计（最终的美学目标），然后是房屋内部的分区设计（不同的治疗阶段），接着是房屋的土木结构等（修复前的准备治疗），再然后才是开始地基的施工（患者的最初情况）。

在经过了以上几个阶段以后，明确了患者的最终目标，我们建议应该组织可能涉及的各位专科医师开一个会。要给专家们面对面讨论的机会，或者安排一个视频会议。

此时将由首诊医师向整个医疗团队介绍本病例（包括照片、研究模型、X线片、CT扫描以及最终效果图），由专家们讨论决定该病例应分几期完成以及每个专科应该解决哪些问题。

这是一个很重要的阶段，因为此时整个团队对于最终的效果已经达成共识，他们需要分析提出的若干治疗计划是否能够如期实现。每一位专科医师要很详细地向首诊医师解释每一个治疗阶段是如何完成的、所需的时间是多久以及在此之前需要哪些准备。首诊医师要向专科医师落实最终治疗目标中的每一个细节是否都可以逐一实现。在这个阶段，最终的治疗计划就正式形成了，所需的大概时间和费用也被估算出来，患者后续的预约就诊就被安排出来了。

根据我们的经验，为了完成一个复杂的病例，以下几个专科的牙医应该被包括在团队之中：牙体牙髓专业、牙周专业、正畸专业、种植外科专业等[12-13]。接下来我们来逐一介绍各专业的情况。

1.2.1 充填治疗

在患者需要对活髓牙进行修复治疗之前，如果有旧充填体，我们倾向于先更换充填体，即便临床检查以及X线检查显示这些旧充填体并没有明显的问题。我们之所以这样建议是有原因的，例如我们为患者进行前牙贴面的治疗，前牙邻面往往是有充填体的，这些充填物可能在我们完成贴面治疗后导致牙齿的牙髓炎症，使得患者误以为是我们的贴面导致了牙疼。通过重新充填我们可以确保牙齿是由我们全权负责的，即使万一出现了某些并发症，我们也可以确认这是由我们的治疗导致的，而不是其他牙医的责任。

更换充填体的另一个原因是，对于有些无症状的牙齿，我们只有将旧充填体去除才有可能发现其下的继发龋坏。

还有一些情况是患者即将进行美学修复的牙齿上是有龋齿的，即便龋坏的范围看起来并不大，也是应该在美学修复开始之前就对龋损处进行完善处理的。因为临床检查和X线检查并不能总是提供龋损范围的准确信息，将龋坏重新充填后有可能需要对修复体边缘位置的设计进行调整，例如，众所周知瓷贴面的边缘最好是放置在牙釉质上的；再有，充填体的颜色有时也是必须进行更换的（在一些颜色比较浅的病例中最常见），否则将会影响最终的修复效果，比如在比较薄的贴面病例中，或是漂白的病例中。

1.2.2 漂白治疗

牙科漂白治疗现在有很多的选择，可以选择热成型托盘配合不同浓度的美白凝胶，既可以在家做也可以在诊所做。诊室漂白还可以在偏振光或激光的辅助下进行，由于可以更好地控制漂白剂以及更好地保护边缘牙周组织，这种方式具有起效更加快速、痛感更轻的优势（详见第八章）。

漂白治疗应该在治疗序列中被优先

安排，因为在漂白后颜色达到稳定还需要一些时间。而且，还有研究证实，在漂白治疗和后续的贴面治疗之间最好间隔一定的时间，以确保粘接质量不会受到影响[14-16]。

1.2.3　咬合治疗

咬合治疗是保障最终治疗成功的关键环节之一。在治疗开始之前就进行初步的咬合检查是至关重要的。咬合治疗的主要目标是获得稳定的最大交错位（MI）和正中关系（CR），并为前伸和侧方咬合提供功能引导。

早期发现下颌运动过程中出现的主动和被动咬合干扰方能帮助牙医避免远期的失败。对于前牙切导的分析是极其重要的，特别是在上前牙区的美学修复。例如，很多患者的下前牙区都会有不同程度的牙列拥挤，这很可能会造成前伸秔干扰，导致前牙贴面的崩瓷、切端的不均匀磨损以及传统水门汀粘接牙冠的脱落。下前牙牙列拥挤需要正畸治疗，或者对冠部进行选择性调磨或改形以抬高咬合，以此来获得正确的前牙切导。

以上这些情况我们一定要在治疗刚开始时就向患者解释说明，而不是等到我们的修复体已经开始试戴时，才去和患者说可能出现了一些咬合的异常。因为如果检查发现咬合需要调整，我们必须及时修改我们的治疗计划，同时还意味着治疗的时间以及费用都要增加，患者的依从性可能也会相应降低。不要忘记被动前伸秔干扰，特别是在末端磨牙，可能会导致前牙区的问题（前牙间

隙、牙齿松动、牙齿移位），这种情况又称Thielemann现象[17]。

下颌在最大交错位（MI）和正中关系（CR）时缺乏稳定性可能会导致下颌的矢向或横向滑动，导致修复体的微撞击并发展成并发症，这种并发症可能发生在修复体本身也可能是在口颌面部的其他器官：牙体方面（磨损、牙髓炎症），牙周方面（龈退缩暴露修复体边缘、牙齿松动、牙齿移位），肌肉方面（疼痛、痉挛、挛缩），关节方面（张口受限、疼痛、开口型改变、关节弹响）。在世界美学修复界，正中关系位（CR）是唯一的参考点[18]。因此牙医必须掌握下颌控制以及记录正中关系的技术，并同时将患者的垂直距离考虑进去（VDO），通过在正中关系位选择理想的垂直距离，牙医可以获得额外的修复体空间[19]。

总之，牙齿咬合是保证美学修复功能以及口颌面部健康的关键因素。美学牙医不单是帮助患者获得美学效果的提升，同时还应保证美学修复体能够良好地行使功能。我们的患者不应该只是看上去很美，同时还应该吃得香（完好的咀嚼功能）、说得清（良好的语音功能），这样他们才能跟别人分享他对于治疗是多么的满意。

1.2.4　正畸治疗

正畸治疗一度被低估，被认为是只能用于少年儿童的治疗手段，现在有的时候还是有人这样认为。其实正畸治疗在美学牙科中是一种极其重要的工具。

有时，如果没有预先的正畸治疗，美学修复想获得理想的效果是非常困难的，甚至是不可能的。我们试着为读者朋友总结了一下美学修复中正畸治疗的适应证[20-21]。

· 牙齿的垂直移动：用于调整超出𬌗平面的牙齿并防止修复体出现锁𬌗的情况（纠正纵𬌗曲线）；在患者不能接受牙周手术的情况下纠正中切牙的龈缘不协调；单颗前牙或是整个前牙列萌出不足时，调整切缘曲线，使之与下唇弧线相平行[22]。

· 前后移动前牙，便于后续的修复治疗或者使得医师可以获得更大的牙体预备量。

· 如果前牙间隙过大的时候，牙齿位置的调整可以重新分配间隙的分布，使得最终的修复体可以获得更好的长宽比例。

· 重塑接触点，调整牙间乳头的大小。

· 调直扭转牙，为种植牙提供更多空间，纠正咀嚼力在牙齿上的轴向分布。

· 正畸牵引拔除无保留价值的患牙，为种植增加骨量[23-24]。

· 解决牙列拥挤，纠正牙弓形态、中线以及功能性美学线。

· 重建切导（特别是在纠正前牙牙列拥挤时），使得MI和CR时获得多点接触，提高咬合的稳定性[25-26]。

· 轻度改善露龈笑，更大程度地矫正还是要依靠正颌外科和牙周手术[27]。

· 调整牙齿轴向以及矫正笑容的宽度。

所有以上这些改善都是极其重要的，因为它们与牙齿的轮廓、牙周的情况、面部的美学标准都有关，并将最终帮助我们实现微创治疗。

1.2.5 根管治疗

"微创"是当今牙科发展的大势所趋，例如我们要用最少的预备量来进行贴面的牙体预备，牺牲最少的牙体组织。

很明显，根管治疗与这个观点相去甚远。

然而，还有一些情况属于根管治疗的适应证[28]：

· 大面积的龋坏累及或者接近牙髓，会在未来修复治疗中带来问题者。

· 不完善根管治疗。

· 冠部组织不足的活髓牙，为了保证后续全冠的固位力。

· 正畸治疗未能解决的牙齿异位，需要大量调磨牙体组织[29-31]。

1.2.6 种植治疗

种植治疗在当今牙科诊所中所占比重越来越大。但要想实现前牙种植的美学效果还是需要特别小心。包括：

· 使用特殊器械进行无创拔牙后才有可能即刻种植。

· 结缔组织移植可以提高某些区域的美学稳定性。

· 种植体的位置对于实现美学效果并预防后续的颊侧组织退缩都是至关重要的。

· 在CT显示有充分骨量的病例，采用不翻瓣的方式植入种植体，可以避免前牙区的瘢痕出现[32-35]。

1.2.7 牙周治疗

当今牙科的另一大重要趋势就是牙周与修复间的联系越来越受到重视，这个联系是治疗中的薄弱环节，也是患者最容易注意到的地方："这颗牙是假的。"

每一位成功的美学修复医师都有一位经验丰富的牙周专家朋友。越来越多的关注被医师们放在了红色美学以及牙齿和牙龈交界的地带。牙周治疗是美学修复的极大助力[36-43]。

· 牙周治疗可以帮助我们形成正确的牙龈轮廓，包括对称的中切牙、龈缘比尖牙和中切牙略低的侧切牙。

· 形成正确的牙龈顶点。

· 获得正确的牙齿长宽比例。

· 获得更多的附着龈厚度以遮盖颜色变暗的牙根。

· 重塑颊侧皮质骨轮廓，为种植和无牙颌修复创造条件。

· 覆盖龈退缩暴露的牙根[44]。

· 重建牙间乳头[45]。

· 切除过多的牙龈。

· 在缺牙的牙槽嵴处创造卵圆形桥体窝。

所有以上这些牙周手术技术都可以提高患者的红色美学效果，确保我们能达到特定的最终结果，并保持牙周复合体的长期健康[45-48]。

以下会展示一些病例，来为大家示范在美学修复病例中各专业间的合作（图1-1～图1-24）。

（许桐楷 杨静文）

病例1：女性患者希望上前牙进行6颗瓷贴面修复。初次就诊时发现邻面有充填体，外观尚可，这些树脂充填体是很短的时间之前在另一家诊所做的，患者并不想在修复之前更换它们。在牙体预备的过程中，这些树脂充填体自行脱落了，可以发现左上侧切牙已经穿髓了，并且已经无症状坏死了（图1-1～图1-4）。

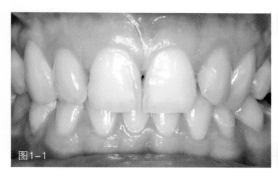
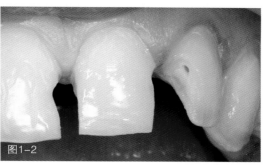

图1-1 初诊时可见邻面树脂充填体。

图1-2 22牙旧充填体下的穿髓孔。

图1-3 重新进行邻面充填，并准备进行根管治疗。

图1-4 最终效果。

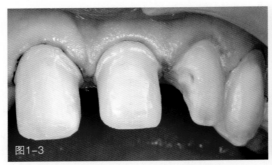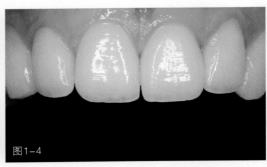

病例2：女性患者，对自己12到22的修复体外观不满意，特别是龈缘位置的颜色。我们发现前牙区是4颗烤瓷熔附金属全冠（PFM），上颌颊侧牙龈呈紫色。牙龈颜色的改变是由于既往的根管治疗后牙根的颜色变暗了，而且该患者为薄龈型。所以该患者的牙周治疗要同时实现两个目的：一是牙龈切除术以改善牙齿比例，二是隧道式结缔组织移植以增厚牙龈、遮盖牙根的颜色。最后，制作了4颗铸瓷全瓷冠（图1-5~图1-8）。

图1-5 初诊情况。

图1-6 牙龈切除术。

图1-7 结缔组织移植（隧道式）。

图1-8 最终效果。

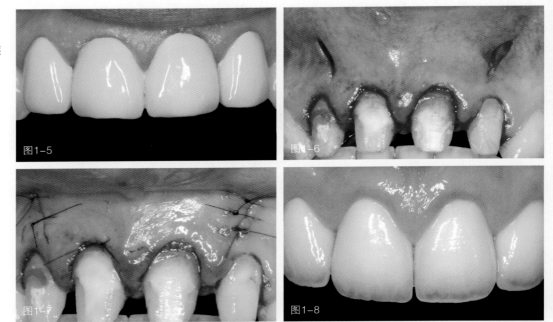

病例3：女性患者，希望对上牙进行整体的美学修复。检查中发现，上颌前牙广泛的重度磨耗，后牙区为烤瓷悬臂桥。磨耗与牙槽骨萎缩以及牙龈的改建并存。为患者选择了根向复位瓣的冠延长术、后牙种植以及前牙铸瓷全冠（图1-9~图1-12）。

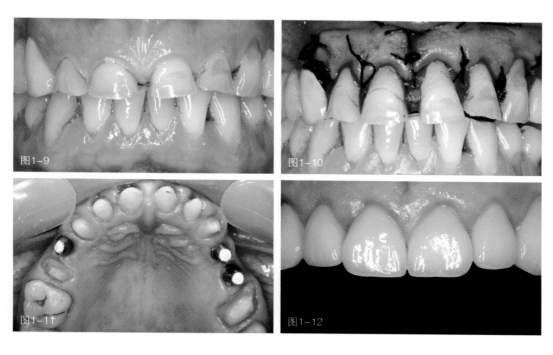

图1-9　初诊情况，上前牙的重度磨耗。
图1-10　美学牙周手术以恢复牙齿的长宽比例。
图1-11　后牙种植以及牙体预备。
图1-12　最终效果。

病例4：患者要求对右下后牙进行修复。首诊时发现15、16的明显过长，使得后续的任何治疗都无法进行。为了纠正Spee曲线并获得修复空间，首先进行了局部正畸治疗，然后下颌种植修复了缺失牙（图1-13~图1-16）。

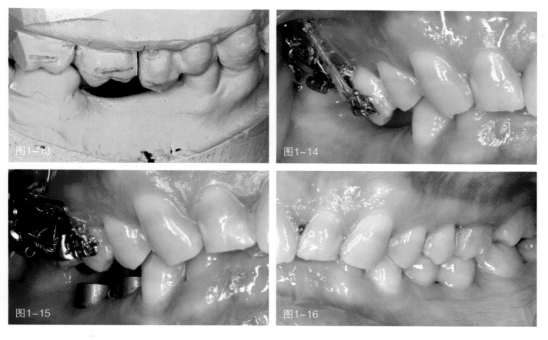

图1-13　初诊时可见严重过长。
图1-14　分段固定矫治器和种植支抗（迷你种植体）。
图1-15　植入种植体。
图1-16　最终效果。

病例5：患者要求进行上前牙的贴面治疗。由于牙列拥挤和反殆，首先进行了正畸治疗。然后还进行了牙周治疗以改善牙龈的对称性，这是正畸治疗所不能达到的。最终，用6颗长石质贴面修复了前牙（图1-17～图1-20）。

图1-17　初诊情况。
图1-18　正畸治疗。
图1-19　牙周手术治疗。
图1-20　最终效果。

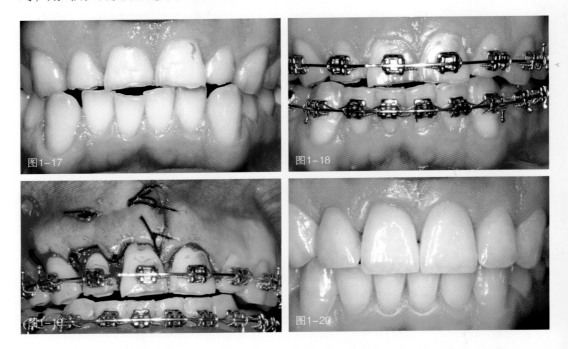

病例6：女性患者，要求进行全面的美学修复。患者起初要求拔除异位的侧切牙，但我们说服了患者进行上颌的单颌正畸，然后用激光进行了牙龈切除术，改善了两颗侧切牙的龈缘形态。最终，进行了铸瓷贴面修复（图1-21～图1-24）。

图1-21　初诊情况。
图1-22　正畸治疗。
图1-23　激光牙龈切除及牙体预备。
图1-24　最终效果。

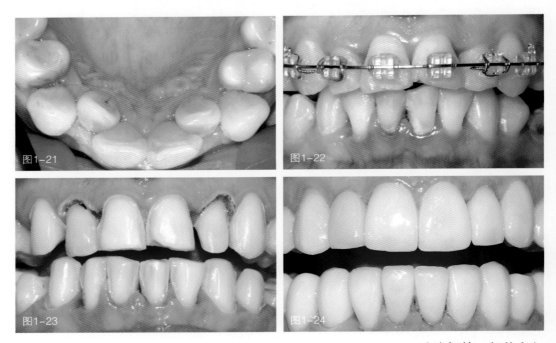

（许桐楷　杨静文）

1.3 美学牙科诊所和技工室以及牙科技师间的关系

THE RELATIONSHIP BETWEEN THE ESTHETIC DENTAL CLINIC AND THE LABORATORY AND DENTAL TECHNICIAN

牙科技师是真正承载了牙医的想象力以及患者的意愿的人。因此，医—技—患三者如何在技工室进行互动是十分重要的。

为了最终的美学效果能够真正符合患者的预期，牙科技师的工作必须全程在牙医的指引下完成。

根据笔者的经验，并结合了与其他医师以及技师的讨论，我们共同认为牙科诊所与牙科加工厂间的沟通经常在以下几个层面出问题。牙医经常只给技师提供最低限度的信息，主要是表现在采用了何种治疗方式上，往往还要求尽可能短的制作周期和尽可能低的加工费用。然后在极其有限的沟通以后，牙医又往往期待最终的结果特别出色。不过最常发生的是牙医所期待的最终美学效果，只停留在他/她的想象中，而且仅仅是个雏形。

反之，牙科技师也没有向牙医要求更细致的指导，有时是因为怕影响了医技间的合作关系，有时是他/她也不知道该问些什么。我们都有自己的工作流程，绝大多数时候是很难跳出这个常规的。我曾经几次偶然间听到几位牙医在谈论某一位技师，说他/她特别棒，但是他们无法与之合作。另一方面，技师们都喜欢和某一位医师一起工作，因为他

们和他/她之间从来没有什么问题。

抛开这些主观的因素，一项修复治疗只有在相关的各个环节都能有效沟通的情况下才有可能获得最终的成功。缺少了客观而又准确的沟通的话，一个危险的三角关系就形成了，就像百慕大三角一样，在这个三角关系中患者是主要的"人质"，而我们押上的是我们的专业声誉。

最好的情况是技工室和诊所就在一起，这样技师就可以和医患及时会面，并参与到治疗的每一个相关环节中去。如果没有这么好的条件，那么就要求沟通必须非常的精确。

现今，得益于远距离沟通手段的进步，我们让对方看到、听到并理解我们的可能性大大提高了，而我们也必须充分利用这些技术手段[49-50]。

首先，当我们和一家技工室建立了专业上的合作关系后，和技师一起谈谈是很重要的，要看彼此之间是否有共同语言；换句话说，要确保大家的理念和知识结构是一致的，或者说能否达成基本的共识。完成美学病例的一般工作流程，包括采用何种沟通方式，都需要在最初进行讨论[51]。

在这次会谈中，最好也要讨论一下技工室和诊所的技术能力、常用的材料

以及每个治疗阶段的时间框架。在了解了以上这些情况以后，在确定关系中的下一步就是明确具体的工作流程，这对每一个人都是有好处的。

下面让我们来分析一种可能的医技沟通流程。当患者来进行咨询的时候，只有当病史已经被完整采集了，临床检查、X线检查以及其他的必要检查都已完成分析，才能算是一份完整病历的开始。这份详细的病历可以帮助医师在患者不在的时候进行治疗性决策、与技工室有效沟通以及确保本病历受法律保护。

病历必须包括以下内容：

· 一套标准照片（详见第三章），照片可以提供患者面部、牙齿-嘴唇以及牙龈的特征。

· 一段短视频，内容为患者讲述他/她的牙齿美学意愿。拍摄这段视频有两个目的：①这是患者初始语音情况的记录；②视频可以用于美学分析，视频相较于图片更容易暴露患者的美学问题。

· 研究模型的印模，印模必须采用优质的材料并保证非常精确，这样方可获得准确的研究模型。

· 咬合记录，比如利用面弓转移上颌牙相对于颌骨的位置关系、CR位和MI位的咬合记录、和/或用于𬌗架的切导蜡记录。如果诊所具备设备条件，还可以用计算机来记录髁突的运动。所有这些记录的目的都是为了模型可以准确地转移到半可调𬌗架上。

· 如果病例需要调整患者的垂直距离（VDO），面弓和CR的𬌗记录是确保成功的关键。

· 有时，由于面弓、外耳道位置、瞳孔连线的不一致，还需要从前牙区转移参考平面。这个步骤可以将测角器或其他设备装在面弓上来完成，如果这些都没有，也可以使用前牙区的咬合印模。需要标记一些参考线，或者用小木棍或小塑料棍标记在与参考线平行的位置。

在完成了对患者分析和讨论后，有时牙医可以用复合树脂为患者快速制作一个最终效果的预览（直接法诊断饰面）。这种方法可以在初期就向患者展示我们能取得哪些改变，同时还可以对语音和咬合功能进行初步的测试。而且这还是一种赢得患者信任的有效营销工具。诊断饰面的图片、视频、研究模型也可以加入到病历资料中。

在病历建立后，我们可以通过印模和咬合记录把患者的情况直接发送到技工室，也可以通过互联网把照片和视频传送过去[52]。

在技工室灌制了模型以后，牙医和技师就可以开始本病例的首次讨论了。讨论可以通过网络或电话直接进行，也就是讨论一定要是基于客观的资料来进行：患者的病历。在这个时候，因为所有的信息已经齐备，可以进行治疗计划的讨论了，可以是基于医师的数字笑容设计（DSD），也可以是基于技师制作的模型。不管选择何种方式，治疗计划应该是在基于患者意愿的前提下，结合技师的建议，由牙医来做出最终决定[53-55]。

然后，这个经多方认可的方案应被记录在患者的技工室档案上。

在最终治疗计划确定以后，技师就会在研究模型上开始最终美学效果的蜡型制作。这一阶段不同于技师凭空制作美学蜡型，因为他可以反复参考患者的照片以及各种记录。

医师在蜡型制作完成后通过间接法诊断饰面的方式在患者的口内进行试戴（详见第四章），试戴过程中拍摄新的照片和视频，和患者一同来决定是否还需要对蜡型进行调改。以上这些过程将会在病历中进行记录，牙齿的最终尺寸都将通过卡尺的测量记录下来。

基于这些新的信息，技师可以做出必要的调整，并开始制作临时冠诊断饰面（provisional mock-up）。

在诊所，基于诊断饰面，牙医可以进行微创牙体预备，并精修形成最终预备体。

与技工室交流过程中的另一个关键就是印模，可以是印模材制取的，也可以是扫描形成的。为了所有人的利益，印模必须被完美地制取，上颌和下颌都要确保正确无误，如有瑕疵必须重新制取。同样，技师也必须熟悉印模材料的特性，在适当的环境保存印模，并在适当的时机灌制模型。所采用印模材的具体类型应该被标记在加工单上。

关于沟通的另一个常见问题就是修复体的颜色。这通常是一个敏感的话题，牙医可能更希望交给技师来完成。在这一环节中，我们认为每一方都应该参与进来，包括患者。如果技师没有参与，牙医比色的同时应提供高质量的比色照片给技工室，在图片中应该将比色板放在牙齿的旁边。

牙医也可以借助仪器来进行比色（分光光度计和色度计），如果是全瓷修复体的话，除了对照牙需要比色以外，预备体应该进行比色。

我们建议在牙齿的颜色之外，大家还应该在技工单上对表面的纹理、着色、裂痕、斑点以及半透明区域进行描述，某些视觉的错觉效果也可以体现在最终的修复体上。我同时还建议大家尝试拍摄一些黑白照片。

在这些步骤的保障下，最终修复体的颜色应该不会有太大色差。在医技交流中，最后一个需要讨论的问题就是什么时候可以完成病例。牙医应该清楚修复体所用的陶瓷种类及其特性，并且了解所需的技工室步骤，这样他/她就能够理解技师需要多少时间。在这样的环境下，医技双方对于技工室环节需要多少时间就可以达成共识了。

在最后的试戴步骤，技师最好是能在现场或者通过网络参与其中，和牙医共同决定最终还需要哪些调改。

经过上述流程（在最新的美学理论知识指导下），可以在绝大多数情况下满足每一个人对于美学修复的期待。医技患三方的有效信息共享，可以保证牙医和牙科技师能够组成一个高效的团队[56-58]。

为了保证专业上的成功，牙医和技师不能相互对立，而必须履行团队成员的职责。

（许桐楷　杨静文）

参考文献

[1] Gürel G. The Science and Art of Porcelain Laminate Veneers. Quintessence, 2003.

[2] Hornsby JL, Deneen LJ, Heid DW. Interpersonal communication skills development: A model for dentistry. J Dent Educ 1975;39(11):728–731.

[3] Sondell K, Söderfeldt B. Dentist–patient communication: A review of relevant models. Acta Odontol Scand 1997;55(2):116–126.

[4] Levin RP. Customer Service Secrets of Top-producing Specialty Practices. Levin Group Inc, 1994.

[5] Hodsdon K, Hodgins R. Demystifying Smiles: Strategies for the Dental Team. PennWell Books, 2003.

[6] Levoy B. 201 Secrets of a High-Performance Dental Practice. Elsevier Health Sciences, 2004.

[7] Mataki S. Patient–dentist relationship. J Med Dent Sci 2000;47(4):209–214.

[8] Horst G, de Wit CA. Review of behavioural research in dentistry 1987-1992: Dental anxiety, dentist–patient relationship, compliance and dental attendance. Int Dent J 1993;43(3 suppl 1):265–278.

[9] Kadi G. Dentistry is a game: Manage patient fear and win. Dent Today 2006;25(1):106–107.

[10] Harris R, Burnside G. The role of dental therapists working in four personal dental service pilots: Type of patients seen, work undertaken and cost-effectiveness within the context of the dental practice. Br Dent J 2004;197:491–496.

[11] Broudo M, Walsh C. MEDICOL: Online learning in medicine and dentistry. Acad Med 2002;77(9):926–927.

[12] Cohen M: Interdisciplinary Treatment Planning: Principles, Design, Implementation. Quintessence, 2008.

[13] Lewis C, Miguel A, Mercado A. An interdisciplinary approach for improved esthetic results in the anterior maxilla. J Prosthet Dent 2003;89(1):1–5.

[14] Can-Karabulut DC, Karabulut B. Influence of activated bleaching on various adhesive restorative systems. J Esthet Restor Dent 2011;23(6):399–408.

[15] Khoroushi M, Aghelinejad S. Effect of postbleaching application of an antioxidant on enamel bond strength of three different adhesives. Med Oral Patol Oral Cir Bucal 2011;16(7):e990–6.

[16] Lima AF, Fonseca FM, Cavalcanti AN, Aguiar FH, Marchi GM. Effect of the diffusion of bleaching agents through enamel on dentin bonding at different depths. Am J Dent 2010;23(2):113–115.

[17] Buduru S, Almasan O. No iuni practice de ocluzologie. Cluj: Ed. Napoca Star, 2010.

[18] Dawson P. Functional Occlusion from TMJ to Smile Design. Mosby, 2007.

[19] Kokich VG. Who determines when orthodontic treatment is complete? [comment]. Am J Orthod Dentofacial Orthop 2011;140(4):451.

[20] Martin D, Cocconi R. Orthodontic dental casts: The case for routine articulator mounting. Am J Orthod Dentofacial Orthop 2012;141(1):8–14.

[21] Rinchuse DJ, Kandasamy S. Orthodontic dental casts: The case against routine articulator mounting. Am J Orthod Dentofacial Orthop 2012;141(1):9–16.

[22] Proffit WR , Fields Jr. HW, Sarver DM. Contemporary Orthodontics. Mosby Elsevier Health Sciences, 2006.

[23] Melsen B. Adult Orthodontics. Wiley-Blackwell Publishing, 2012.

[24] Nanda R, Uribe FA. Temporary Anchorage Devices in Orthodontics. Mosby Elsevier, 2009.

[25] Romano R. Lingual and Esthetic Orthodontics. Quintessence, 2011.

[26] Ingle JI, Bakland LK, Baumgartner CJ. Ingle's Endodontics 6. BC Decker, 2007.

[27] Ong M, Wang H-L. Periodontic and orthodontic treatment in adults. Am J Orthod Dentofac Orthop 2002;122(4):420–428.

[28] Brindis MA, Block MS. Orthodontic tooth extrusion to enhance soft tissue implant esthetics. J Oral Maxillofac Surg 2009;67(11):49–59.

[29] Kokich VG, Kokich VO. Interrelationship of orthodontics with periodontics and restorative dentistry. In: Nanda R. (ed). Biomechanics and Esthetic Strategies in Clinical Orthodontics. St Louis: Elsevier, 2005:348–372.

[30] Kim SY, Tramontina VA, Papalexiou A, Luczyszyn SM. Orthodontic extrusion and implant site development using an interocclusal appliance for a severe mucogingival deformity: A clinical report. J Prosthet Dent 2011;105:72–77.

[31] Plotino G, Buono L, Grande NM, Pameijer CH, Somma F. Non-vital tooth bleaching: A review of the literature and clinical procedures. J Endod 34(4):394–407.

[32] Cohen S, Burns RC. Pathways of the pulp, ed. 3. St. Louis: Mosby, 1983:697.

[33] Howell RA. Bleaching discolored root-filled teeth. Br Dent J 1980;148:159–162.

[34] Van der Burgt TP, Plasschaert AJM. Bleaching of tooth this coloration caused by endodontic sealers. J Endodont 1986;12:231–234.

[35] Zuhr O, Hürzeler M. Plastic-Esthetic Periodontal and Implant Surgery: A Microsurgical Approach. Quintessence, 2012.

[36] Sclar AG. Soft Tissue and Esthetic Considerations in Implant Therapy. Quintessence, 2003.

[37] Khoury F, Antoun A, Missika P. Bone Augmentation in Oral Implantology. Quintessence, 2007.

[38] Priest GF. The esthetic challenge of adjacent implants. J Oral Maxillofac Surg 2007;65(7):2–12.

[39] Magne P, Magne M, Jovanovic SA. An esthetic solution for single-implant restorations – type III porcelain veneer bonded to a screw-retained custom abutment: A clinical report. J Prosthet Dent 2008;99(1):2–7.

[40] Zucchelli G. Chirurgia Estetica Mucogengivale, vol. 1/2. Quintessence, 2011.

[41] Zucchelli G, De Santics M. The coronally advanced flap for the treatment of multiple recession defects: A modified surgical approach

for the upper anterior teeth. J Int Acad Periodontol 2007;9(3):96–103.

[42] Zucchelli G, De Santics M. Long-term outcome following treatment of multiple Miller Class I and II recession defects in esthetic areas of the mouth. J Periodontol 2005;76(12):2286–2292.

[43] McGuire MK, Nunn M. Evaluation of human recession defects treated with coronally advanced flaps and either enamel matrix derivative or connective tissue. Part 1: Comparison of clinical parameters. J Periodontol 2003;74(8):1110–1125.

[44] Bouchard P, Malet J, Borghetti A. Decision-making in aesthetics: Root coverage revisited. Periodontol 2000 2001;27(1):97–120.

[45] Cortellini P, Pini-Prato G, Tonetti M. The modified papilla preservation technique with bioresorbable barrier membranes in the treatment of intrabony defects. Case reports. Int J Periodontics Restorative Dent 1996;16(6):546–559.

[46] Cortellini P, Prato GP, Tonetti MS. The simplified papilla preservation flap. A novel surgical approach for the management of soft tissues in regenerative procedures. Int J Periodontics Restorative Dent 1999;19(6):589–599.

[47] Cohen ES. Atlas of Cosmetic and Reconstructive Periodontal Surgery, ed. 3. Hamilton: BC Decker, 2006.

[48] Sharma AA, Park JH, Esthetic considerations in interdental papilla: Remediation and regeneration. J Esthet Restor Dent 2010;22(1):18–28.

[49] Dibart S, Karima M. Practical Periodontal Plastic Surgery. Blackwell Munksgaard, 2007.

[50] Borghetti A, Monnet-Corti V. Chirurgie Plastique Parodontale. Editions Cdp, 2011.

[51] Vigouroux F. Guide Pratique de la Chirurgie Parodontale. Elsevier Masson, 2011.

[52] Rose LF, Mealey B, Genco R, Cohen DW. Periodontics: Medicine, Surgery and Implants. Mosby, 2004.

[53] Fradeani M. Prosthetic Treatment – A Systematic Approach to Esthetic, Biologic, and Functional Integration, vol. 2. Quintessence, 2008.

[54] Coachman C, Calamita M. Digital Smile Design: A tool for treatment planning and communication in esthetic dentistry. QDT 2012:103–111.

[55] Devigus A. All-ceramic restorations in the esthetic zone-the problem of choice. Schweiz Monatsschr Zahnmed 2011;121(6):549–559.

[56] Bauer R. Using dental photography for predictable results from your dental lab. Todays FDA 2010;22(2):48–49, 51.

[57] Zary N, Johnson G, Fors U. Web-based virtual patients in dentistry: Factors influencing the use of cases in the Web-SP system. Eur J Dent Educ 2009;13(1):2–9.

[58] Wierinck ER, Puttemans V, Swinnen SP, van Steenberghe D. Expert performance on a virtual reality simulation system. J Dent Educ 2007;71(6):759–766.

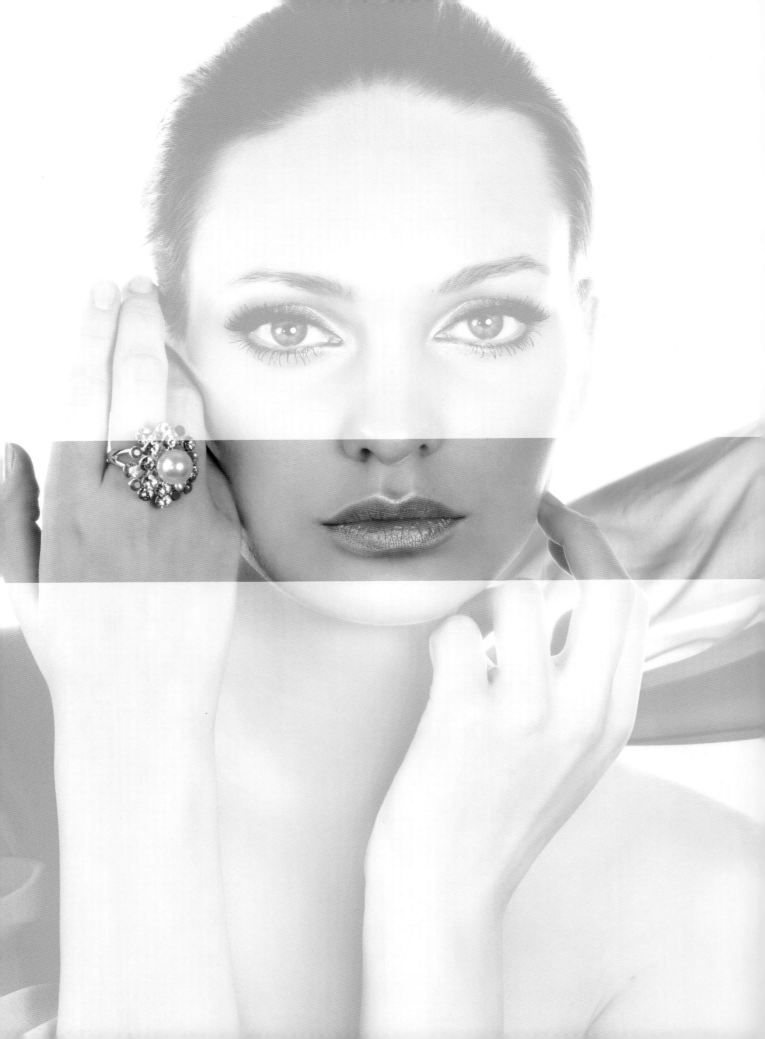

DIANA DUDEA
CONSTANTIN VÂRLAN

第二章
Chapter II

牙齿和牙颌面美学的一般原则
GENERAL PRINCIPLES IN DENTAL AND
DENTOFACIAL ESTHETICS

2.1 美学牙科检查
EXAMINATION IN ESTHETIC DENTISTRY

图2-1 面部分析的体表标记点：正面观

A.中线部位：1.发际中点：发际线。2.眉间点：两侧眉弓的切线。3.额点：额骨的最前点。4.鼻根点：鼻部最高点，与鼻额缝相对。5.鼻尖点：鼻锥的最凸点。6.鼻下点：鼻锥的基底（与前鼻嵴点相对）。7.上唇凸点：上唇的最凸点。8.口裂点：上下唇接触点。9.下唇凸点：下唇的最凸点。10.颏前点：颏部的最前点。11.颏下点：中线处下颌下缘的最低点。

B.中线旁的参照点：12.眶下点：眶下缘的最低点。13.鼻翼点：鼻翼侧面的最凸点。14.口角点：口角的联合处。15.颧点：面部最外点。16.下颌角点：面部最外及最下点（与下颌角相对）。17.内眦点：眼最内侧点。18.外眦点：眼最外侧点。

2.1.1 正面观

面部检查是一个涉及多个医学领域的过程，比如，皮肤颜色的改变或面部表情的变化可能是某些全身疾病的伴发症状，同样的情况也会出现在整形与再造手术中。

牙科学的面部检查包括软组织、面部骨骼、牙弓的静态和动态分析，以及这些组织之间确立的关系。

临床面部检查可以通过正面和侧面照相完成。为了评价骨骼及其与软组织之间的关系，推荐使用常规X线和计算机断层（CT）扫描。而且，临床检查要按照参考位置（正中关系位、正中𬌗位）

的记录进行，才能够将模型转移到𬌗架上。

临床检查使用体外测量点间的距离和角度作为参照。不仅如此，解读这些数据时，还需要根据年龄、性别、种族来考虑骨骼形态和个体差异[1-3]。

面部是由发际中点、颏下点和两个颧骨点所围成的区域（图2-1）。

软组织的轮廓和动度，以及骨组织的形态会影响面部外形[4]。

面部检查包括正侧面分析；正面检查需要确定面部形状，以及面部的对称性和比例。除此之外，还需要评估皮肤的色泽及质地、面部沟纹，这些对面部的美学有重要影响（图2-2）。

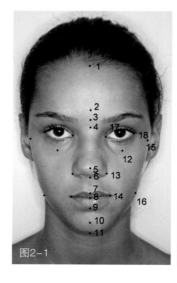

图2-1

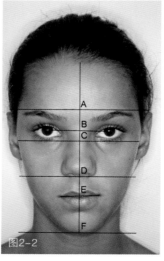

图2-2

图2-2 面部分析的参考线

A.眉弓的连线。

B.瞳孔连线。

C.颧部连线。

D.鼻底线。

E.口角连线。

F.颏下线。

生理休息位是临床面部检查的一个重要参照位置，此时面部肌肉处于放松状态。患者的头位处于竖直位，眼睛看向正前方。面下1/3的高度、休息位的垂直高度（VDR）、相应牙弓间的颌间距离（息止颌间隙）可以在此位测量。根据这些位置，上下前牙可见或者不可见。

正畸学常用自然头位来做头影测量[5]。

2.1.1.1 面型

面型可分为4种类型：卵圆或圆形、方形、三角形、梨形。

卵圆和圆形的面型都有圆钝的角度和弧形的外形；区别在于卵圆形面型较长，而圆形面型宽度较大。卵圆面型通常是姣好女性面容的特征（图2-3）。

方形面型以锐利的角度、方形的面下1/3、直且平行的边缘为特点（图2-4）。

三角形面型的面下1/3狭窄，常伴发育不足的下颌骨和尖形的颏部；因此，水平向看，上面部突出，有时垂直向看也是如此（图2-5）。

梨形面型的面下1/3比额部宽，常与下颌前突有关（图2-6）。

面部高度和宽度的比例定义为全面指数（total facial index，TFI）（高度/宽度×100）。应用这个指数可以将面型分为3类：全面指数>104：窄面型-高数值；104>全面指数>97：中面型-平均值；全面指数<97：宽

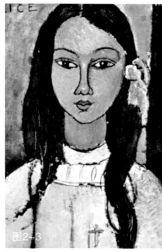
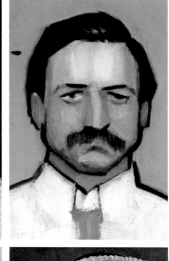
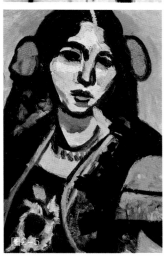
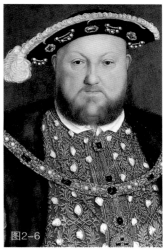

图2-3 卵圆形面型。Amedeo Modigliani的"爱丽丝"脸部细节。

图2-4 方形面型。Picasso的"彼得马纳克"脸部细节。

图2-5 三角形面型。Henri Matisse的"击鼓的西班牙女子"脸部细节。

图2-6 梨形面型。Hans Holbein的年轻的"英王亨利八世"脸部细节。

面型–面高低数值[6-11]。

2.1.1.2　面部对称性

面部对称性是面部评估最重要的标准之一；偏斜常是患者寻求整形外科手术和美学牙科治疗的主要动机。

临床检查提供了关于面部水平和垂直向对称性的初步评价；然而为了确定偏斜程度，需要拍摄正面数码照片。画出垂直（中线）及水平（瞳孔连线、口角连线，有时是颧骨连线、下颌角连线、颏下连线）参考线，然后分析这些线相对应的解剖标志点。在水平参考线里，最重要的是瞳孔连线，它是正面观的水平面参照。（图2-1、图2-2）。

这些坐标线可以评估面部构成（眼眶、鼻尖、嘴唇、下颌角、颏部）的对称性。也可以用来作为口内检查的参考，与垂直向的切牙中缝、上切牙切缘线、笑线和牙龈线的方向进行比较[6-11]。

2.1.1.3　面部三等分比例

对于正常发育的面部骨骼和协调的软组织来说，面部3个垂直部分应基本相等。其中面下1/3部分，口裂点位于垂直方向的上1/3（包括人中和上唇）和下2/3（包括下唇和颏部）的交界点。

2.1.1.4　微笑

微笑包括整个面部对应的相貌改变，但主要涉及面下1/3：上唇上抬变直，上唇与鼻子间的距离变短，下唇边缘更为弯曲，口角的距离拉大。微笑指数定义为：微笑时上下唇间垂直距离与口角距离的比值[10-12]。

微笑宽度会影响牙弓的暴露量，并在微笑过程中形成了一个框架，即美学区域，修复治疗尤其需要考虑这一范围。微笑时面部结构和牙弓间的关系将在2.3章节阐述。

2.1.2　侧貌分析

为了完成临床侧貌评价，患者的头要位于Frankfort平面与地面平行的位置。然而，根据Fradeani的观点，这个参照平面有轻微的头部挠曲；所以推荐使用另外一个平面，即美学平面，作为水平面的参考平面，通常它与Frankfort平面有8°的夹角[1]。

侧貌分析需要评估构成面部的3部分之间的关系：面上部（额部）；面中部（鼻锥点、鼻根点、鼻尖点、鼻下点）；面下部（上唇点、下唇点、颏下点、颏前点）（图2-7）。

侧貌类型根据面部的凸度值（额点–鼻底点–颏前点）可以分为 Ⅰ 类（165°～175°），Ⅱ类（<165°），Ⅲ类（>175°）[13-14]。全面凸角（包括鼻锥）也被计算在内（额点–鼻尖点–颏前点）。

鼻额角（额点–鼻根点–鼻尖点）反映面上部及面中部的情况，文献报道数值有差异（均值：130°[15]；男：136.38°±6.7°，女：139.1°±6.35°）[12]。鼻唇角（鼻小柱–鼻底–上唇）呈现很大的变化（均值：60°～90°[16]；男102.2°±8°，女102.4°±

8°[17]；男105°±13°，女107.6°±8.5°）[18]。颏唇角（下唇–颏唇点–颏前点）由McNamara等报道：133°~134°±10°；Lines等报道120°~130°[19]；Femández–Riveiro等报道：男130.7°±9°，女131.4°±11°（图2-8）[18]。

上唇（Ls）、下唇（Li）、颏部（Pg）的最凸点间的相对位置关系也需要评估。为了建立侧貌分型，可以描记侧貌场（profile field）。协调的直面型的上唇点位于侧貌场的前1/3，下唇点位于中1/3，颏前点位于后1/3[20]。下唇较上唇更为靠前也可以被认为是正常的（图2-9）。

（陈歆　冯光耀）

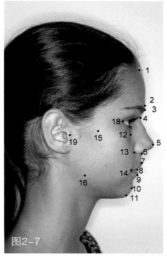

图2-7

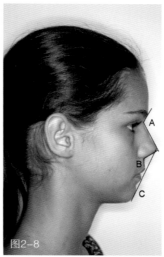

图2-8

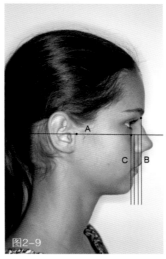

图2-9

图2-7　侧面分析的人体测量标记点。A.中线附近：1.发际中点：发际线。2.眉间点：眉毛的切线。3.额点：额部的最凸点。4.鼻根点：鼻最上部，与鼻额缝相对。5.鼻尖点：鼻锥的最凸点。6.鼻底点：鼻锥的基底点（与前鼻嵴点相对）。7.上唇：上唇的皮肤黏膜交界点。8.口裂点：上下唇接触点。9.下唇：下唇的皮肤黏膜交界处。10.颏前点：颏部的最前点。11.颏下点：下颌下缘在中线位置。12.眶下缘点：眶部下缘的最低点。13.鼻翼点：鼻翼最侧方的点。14.口角点：口角联合处。15.颧点：面部最外点。16.下颌角点：面部最下最后侧点（与下颌角相对）。17.内眦点：眼最内侧点。18.外眦点：眼的最外侧点。

图2-8　侧面分析的平面和角度描记：A.鼻额角。B.鼻唇角。C.审美平面。

图2-9　侧面场。A.Frankfort平面。B.鼻额平面（Dreyfuss）。C.眶平面（Simon）。

2.2 牙颌面关系
DENTOFACIAL RELATIONS

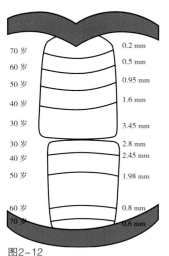

图2-12

图2-10　休息位时前牙的暴露量——年轻者。

图2-11　休息位时前牙的暴露量——年纪较大者。

图2-12　临床休息位时前牙暴露量（24岁后）。

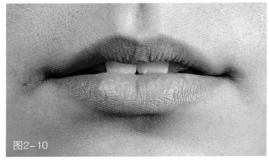

图2-10

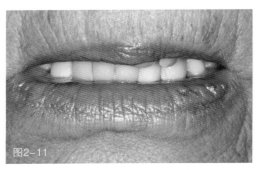

图2-11

2.2.1　休息位牙颌面关系

确定休息位时可以完成面部结构评估，同时还可以确定前牙的暴露量。牙齿的大小和位置不同，其可见程度也不同；其他影响暴露量的因素有：前牙区域的牙弓与牙槽突的结构，唇部的体积，面部肌肉的弹性。

年轻成人上前牙暴露3～4mm；随着年龄增加，由于牙齿磨损以及肌肉弹性下降带来的唇部位置改变，上前牙暴露越来越少，下颌牙齿暴露则增多（图2-10、图2-11）。

Vig和Brundo描述了休息位上前牙的暴露量与年龄、性别、种族间的关系（图2-12）[24]。

短的上唇（10～15mm）可暴露上切

牙接近4mm，长的上唇（31～35mm）的牙齿暴露量均值则仅为0.25mm[24-25]。

通常可以通过贴面或全瓷冠来实现增加上前牙可见量的目标。而且，不仅美学效果需要被预见，咬合及发音等功能方面也需要被考虑。重新定位上切牙的切缘会影响某些特定的发音，受最大的影响就是发"咝咝"音：S和Z，以及唇齿音V和F[1,25-27]。

前伸运动的动态接触关系也要仔细检查，以避免由于牙冠伸长所造成的牙齿受力过大。

2.2.2　微笑时的牙颌面关系

笑容是人类特有的非语言交流方式，微笑时暴露的牙弓量在垂直向和水

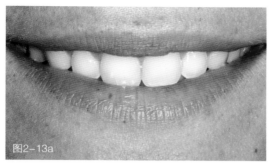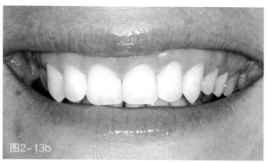

图2-13a 中至低的笑线。

图2-13b 高笑线。

图2-13a

图2-13b

平向上都有很多不同的程度。因而，分析患者微笑时上唇、下唇、口角与牙弓之间的关系很重要。拍摄患者的正面像是必要的，但最好是用专业摄像机拍摄的影片观察动态关系，拍摄时要鼓励患者以自然的方式说话、微笑、大笑。

2.2.2.1 笑线

微笑时上唇边缘构成的笑线应当与牙间龈乳头连线和切缘线平行。

笑线的高度与上前牙的位置关系影响牙齿的暴露量：低笑线（暴露一半牙齿高度）；中笑线（牙齿与上前牙牙间乳头全部可见）；高笑线（笑线位于上切牙龈边缘以上2～3mm）（图2-13）。

露出笑容时有超过3mm的牙间乳头和附着龈可见为露龈笑；对露龈笑进行治疗时必须首先明确原因，包括：短的或过度收缩的上唇、上颌骨垂直发育过度、上前牙萌出不足等。露龈笑女性多见，因为女性的上唇相对较短[24,28-30]。

露龈笑的诊断包括临床检查和照相的方法。根据异常的原因及程度，治疗包括正畸、外科、修复方法或多学科治疗。

2.2.2.2 口角

微笑时口角的位置会影响后牙的可见数目。在进行后牙修复的选择时（材料和技术）需要考虑这一"美学区域"因素，或者当患者微笑或大笑时牙齿的暴露数目。需要注意的是牙龈组织的暴露量也同样重要；而且，有人提出在前磨牙区域比前牙区域的牙龈暴露更多[31]。

双侧口角和后牙（上颌第一前磨牙）颊侧面之间的两个对称区域构成了"颊廊"，或被称为"侧方黑色区域"（图2-14）。

颊廊由Frush和Fisher定义，根据牙弓的形态可大可小。宽大的牙弓暴露较多的牙齿，与之相伴的颊廊就相对狭窄。相反，狭窄的牙弓会造成大的黑色可见区域，即大的颊廊。颊廊越小，微笑就

图2-14 颊廊：口角与后
牙颊侧面的空间。
图2-15 下唇与切牙连线
的平行状态。

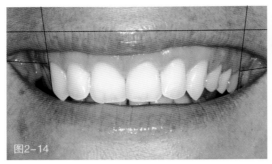

图2-14

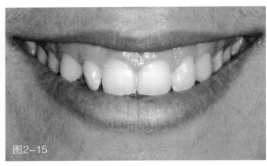

图2-15

越宽广。颊廊的大小可用上颌可见牙弓
长度与口角连线之间距离的比值来计算
百分比，并根据口角距离进行分类。

根据颊廊的大小微笑可以分为：

·"非常窄的微笑"：颊廊大于
28%。

·"窄的微笑"：颊廊22%。

·"中等微笑"：颊廊15%。

·"宽广的微笑"：颊廊10%。

·"非常宽广的微笑"：颊廊2%。

很多研究表明从牙弓的美学角度考
虑，倾向于较小的颊廊或没有颊廊[33-35]。

然而，从临床效果稳定性的角度上
说，通过正畸扩弓减少颊廊的治疗目前
还值得商榷[36-38]。

2.2.2.3 微笑曲线

理想的下唇游离边缘（图2-15）
微笑时向下的弧度应与上前牙切缘连线
平行，这是一个非常重要的参考。"笑
线"[39]或"微笑曲线"[40]，有时就是指下
唇的游离边缘，尤其是以上前牙为目标
的修复时，这是一个有价值的标志。

在中等微笑时下唇会覆盖上前牙的
切缘，或者上前牙切缘轻接触下唇缘。
在大笑时，上切牙切缘线位于口腔的黑
背景中，这种中央空间的反差强化了切
缘的轮廓。

（陈歆 冯光耀）

2.3　牙弓的美学
ESTHETICS OF THE DENTAL ARCHES

临床检查中，不管是大笑还是用开口器，需要分析牙弓的下列特征：切缘连线和切外展隙，上前牙的牙龈缘轮廓，龈外展隙，牙齿尺寸的序列变化，上切牙中线，牙齿的排列，牙弓的形状与对称性。

临床检查还需要借助一些重要辅助手段来完成，如诊断模型和成像技术。牙弓的特征不但影响美学方面，而且影响口腔的几大功能。诊断和制订治疗计划可能会比较复杂，并涉及很多方面，需要基于彻底的临床检查所获得的数据。

如果口腔检查仅考虑外观，治疗也只注重美学需求，可能对后续口颌系统的发展产生严重后果。

标准化摄影和诊断模型提供的信息不但可以完善临床资料，而且能够帮助制订治疗计划。因此，牙弓的数字图像可以用特定的软件进行处理，从而模拟牙齿形态、位置、尺寸和颜色的变化。而且，通过诊断蜡型技术，可以在模型上进行这种模拟的复制，然后再以诊断饰面转移到口腔内。

2.3.1　牙弓形态

前牙区的牙弓形态很重要，不只是因为微笑时这个区域暴露的比较多，而且它会影响上唇的位置。一般认为椭圆形的前部牙弓形态是比较理想的。异常的上颌牙弓有以下几种类型：

·"V"形前部牙弓：狭长的牙弓，常伴有上中切牙的旋转和前突。

·平坦的前部牙弓：切牙与尖牙的唇面平行于冠状面。

·内倾的上中切牙，部分被侧切牙覆盖。

·"M"形牙弓（图2-16a~d）。

2.3.2　牙弓的对称性

上颌牙齿唇面的对称位置与面中线的关系需要分析，因为其会影响牙列构成的协调性。Shillingburg根据牙齿的形状和位置定义了3种对称性：

·水平对称，以前牙唇面的外形一致为特征。整体看起来像人工牙，根据这种模式制作的修复体看起来不自然。

·辐射对称，前牙外形各异。但是中线两侧的相应牙齿呈对称外形，修复效果自然。

·中线两侧前牙区缺乏对称性。这类牙列与完美排列的牙齿相比，在不同位置会有不同程度的"偏离"，依据

图2-16 前部牙弓形态。
a. 卵圆形。b. 平坦牙弓。
c. "M"形。d. "V"形。

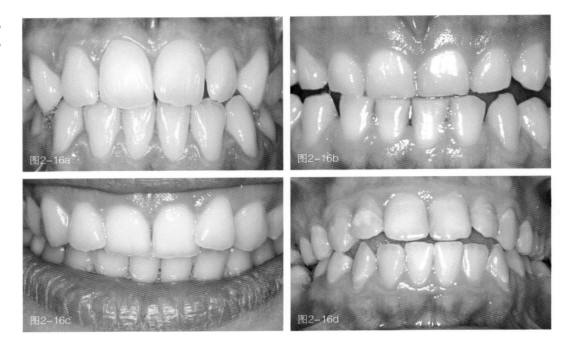

"偏离"的不同，给人的感觉也都有所不同：侧切牙（甚至尖牙）的形态、大小和位置缺乏严格对称，有时会有助于形成自然的印象，给牙齿的排列带来个性化（图2-17a～c）。

与之相对，作为牙弓中主导牙位，中切牙的对称原则必须被严格遵循；中切牙修复要避免在以下位置出现差异：近中切角的形态或位置、切缘、邻面轮廓、颈缘线。众所周知，修复单颗中切牙是最具挑战的工作，其难度在于如何获得与同名牙齿完美的颜色、形状和位置的匹配。

天然牙列经常会存在与绝对对称的偏差；但大多数情况下，这些不整齐带来的整体效果还是令人愉悦的。但是，在修复设计的初始阶段，虽然目标不是完美排齐，但并不意味着可以很随意地进行"设计"，为了实现可预测最终效果，数字影像技术、诊断蜡型、诊断饰面和临时修复体都是必要的。

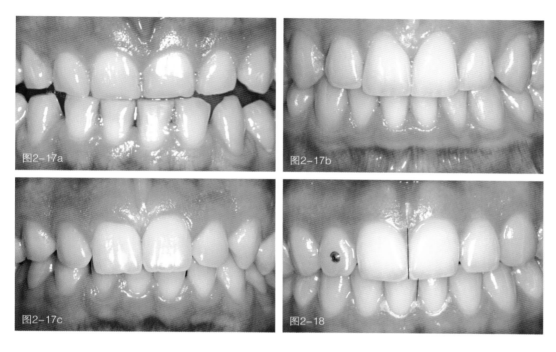

图2-17 前部牙弓的对称。
a. 水平对称。b. 辐射对称。c. 中线偏移。

图2-18 上下中切牙中线不一致。

2.3.3 上切牙中线

上切牙中线可以根据其倾斜程度以及与面中线的一致性来评估。理想的上切牙中线应与面部正中矢状面一致。有观点认为，中线即便偏移1～2mm，也不会造成不美观的感觉[42-44]；但是，中线的倾斜，即便是很小角度的，都不会被忽略[45-46]。上下中切牙中线很少能重叠一致，但这种偏移很少带来美学问题（图2-18）。

2.3.4 上切牙切缘线

上切牙切缘线是重要的美学参照（图2-19），由连接上颌中切牙、尖牙和前磨牙（牙尖顶点）的边缘构成。侧切牙位置要比切缘线高0.5~2mm。微笑时切缘连线在口腔的黑背景中呈现，因此任何的不对称都很容易被注意到。

理想的切缘连线的方向与牙间乳头连线平行，与正中矢状面垂直。另一个重要参考就是切缘连线与下唇缘平行。切缘连线弯曲且凸是年轻的特点，切缘线平直则常是磨损的结果。凹的切缘连线会给人不愉快的感觉，同时，不对称和缺乏连续性也会对牙列的形态造成负面影响。

牙齿邻接区与切缘间的三角形区域叫切外展隙，切外展隙的形态取决于切角的外形。圆钝的切角会形成较大的外展隙，并造成切缘线的不连续，而直角形的切角形态则会形成较小的外展隙，

相应的切缘线就会比较连续。

2.3.5 牙齿尺寸的序列变化

牙齿的尺寸具有从中线向两侧序列变化的特征，每颗牙齿正面观的唇面可见部分是有一定比例规律的。这个表面被称作可见唇面，该表面反射前牙区的入射光，由于牙弓弧度中牙齿的扭转，使得远离中线的可见唇面变小。

上颌中切牙可见唇面较大，侧切牙明显较小，尖牙更少可见。因此，为了获得满意的外观，相邻牙的唇面近远中比例要沿着牙弓保持连续的数值（图2-20）。

Levin提出这个比例的数值与"黄金比例"相近，侧切牙是中切牙大小的61.8%，尖牙是侧切牙的61.8%[47-48]。也有研究提出其他比例数值，牙齿与邻牙宽度呈固定的比例递减（如57%、71%、77%、80%）[49-50]。

图2-19 上切牙切缘线。
图2-20 牙齿尺寸的近远中的递减。注意固定的比例。

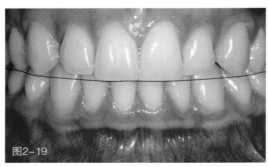

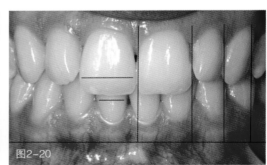

图2-21　牙长轴的角度。

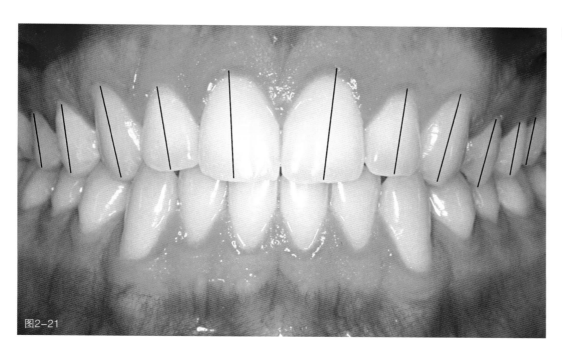

图2-21

近来，这个某一个固定比例数值的说法受到质疑，因为既没有研究也没有临床实践能一直支持某一数值。看上去似乎并不是数值而是重复的规律更为重要，即牙齿尺寸从近中向远中递减的规律（重复性的美学比例）[50,53]。

牙齿越长，比值越小（均值62%），较短的牙齿则有较大的比值（均值80%）[46]。

Snow认为理想的比例下两侧尖牙间可见唇面的宽度中，中切牙占50%，侧切牙占30%，尖牙占20%[54]。

2.3.6　牙齿的排列–牙齿长轴的角度

前牙的纵向长轴向近中倾斜，连接龈缘顶点和切缘的中点。在尖牙和后牙，同样的长轴止于牙尖顶。正常的牙长轴彼此平行，且与外眦和口角的连线长轴平行，这是修复体重建牙弓时的一个很有用处的标志线（图2-21）。

牙弓远端的牙齿宽度和长度都显得较小。这是由于距离产生的"透视感"造成的：越近的物体显得越大。

（陈歆　冯光耀）

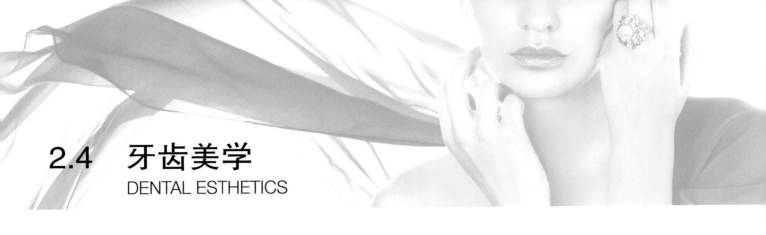

2.4 牙齿美学
DENTAL ESTHETICS

图2-22 较长的临床冠，伴有薄龈生物型。

图2-23 较短的临床冠，伴有厚龈生物型。

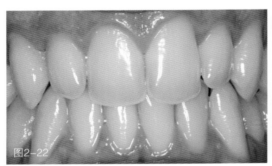
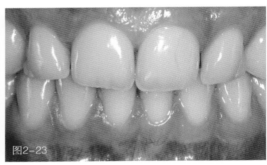

每一颗牙齿都有其自身特点，因此，除了整体评价牙弓的排列，牙齿检查还要提供牙齿形状、大小、表面特征和光学特性的信息。

2.4.1 牙齿形状

除了颜色和透光度等光学特性，牙齿形状对最终的美学效果有重要影响。

切牙所呈现出来的梯形有这些变化：上中切牙总的来说更为对称，角度更直；相比之下，侧切牙显得更窄，切角圆钝，尤其是远中切角；切缘是倾斜的，甚至是曲线。

形态和在牙弓中的位置决定了中切牙在牙列中的主导地位。由于说话和微笑时露得较多，修复或保留其自然形态是临床医师最具挑战的任务。下中切牙呈拉长的对称外形，下侧切牙则较宽。

尖牙具有强壮的解剖外形，尤其是年轻人。这是由于指向切缘的牙尖的存在形成了一个"V"形，而且尖牙明显突出的颈部也强化了这一特征。

进行一颗牙或少数几颗牙的修复时，邻牙和 / 或同名牙都可以用来作参照。从这个角度看，修复单个中切牙非常困难，因为对称性、形态、颜色等特征都必须十分精准。

修复多颗牙时则需要用其他因素来进行参照，比如牙周的生物型、面型和整体一致性，甚至患者的年龄、性别和个性。

长形的切牙常伴薄牙龈型，而方形的牙齿则常伴纤维性的厚的牙周组织（图2-22、图2-23）[55]。

全口修复时挑选人工牙时面型常作

为主要参照。因为根据Williams的观点，面型是中切牙的倒置形态；卵圆形的脸会伴有长形的中切牙，有凸的边缘嵴和圆的切角；方形的脸则常伴有方形的对称切牙；梯形面型则常见三角形的牙齿[56]。

Frush和Fisher提出了全口义齿的牙-基因概念，Lombardi将性别、年龄、人格定为SAP指数，他们都试图将牙齿形态与遗传学特征联系起来[32,53]。

于是，前牙里中切牙的牙形和特征最能提示患者的年龄：长形和半透明是年轻牙齿的特点，磨损造成的牙冠高度的减少、切缘透光性的丧失则是增龄性改变。

考虑到中切牙长度随年龄的变化，Misch建议用尖牙和上唇的位置，作为前牙修复中更加稳定的参照[25]。

上颌侧切牙的外形变化则与性别有关：女性的切牙有更圆的切角和外形、明显的凸起、有纹理的表面；而男性的牙齿多有直角切角和较方的外形。侧切牙的切缘理想高度位于中切牙切缘以上1.0~1.5mm[57]。

尖牙外形也能体现个性特征：强势主动的个性多具有显著的、尖角的尖牙外形，平静温和的个性则多配以角度平滑和宽大的外形。

除了唇面的解剖外形，还有一个重要的美学概念在起作用，即可见表面，也就是当光线从正投照时，正面观可以看见的部分。可见表面主要取决于牙齿唇面解剖细节和牙齿在牙弓中位置的影响（图2-24）。

因此，牙齿唇面越凸就显得越小；牙面越平坦显现的面积则越大，就使人觉得牙齿"较大"（图2-25、图2-26）。

尖牙由起自牙尖的边缘嵴的近中部分还可形成一个较小的可见表面。

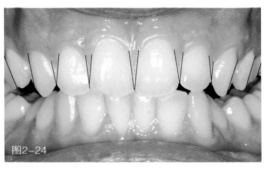

图2-24　可见的前部表面。

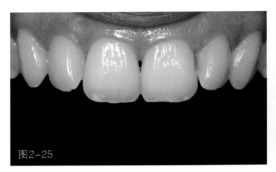 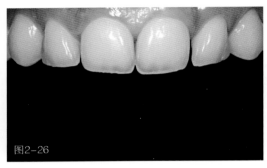

图2-25 侧切牙和较小的尖牙的可见前部表面。

图2-26 侧切牙和较大的尖牙的可见前部表面。

考虑到牙齿的位置，中切牙的可见唇面是最大的，且与冠状面基本平行；随着牙弓弧度变化，可见的牙齿表面减少，可见表面的近远中尺寸逐步降低。

牙齿表面的外形受凸起结构影响最大，比如发育叶、凸起区域、嵴窝（或相反的凹陷）、沟和条纹。在刚萌出的牙齿上比较明显，随着年龄的增长减小或消失。

牙齿萌出后可见的发育叶和发育叶间的沟等垂直方向的特征构成了牙齿"宏观特征"。主要在颈部的细的水平条纹构成"微观特征"。这些表面质地的细节造就了光在牙面的漫反射，产生"明亮"和"黑暗"区域，形成了牙齿的天然外观。

2.4.2　牙齿大小

牙齿大小由基因决定，可能与骨骼或皮肤参照点间距离有关。一般认为上颌中切牙的高度和宽度是面部高度和宽度的1/16，尖牙间的距离接近瞳孔距离，上颌前牙宽度和面宽的比值是1/3.3[9,27,58]。

Gerber认为鼻锥的外形与上中切牙大小有关系（实验理论）[59]。

还有些研究论述了男女间牙齿大小的差异[60]。

就前牙来说，宽高比要比牙齿尺寸更重要。中切牙是75%～80%。年轻人的宽高比数值要大一些，随着牙齿的磨耗降低。小于60%形成过度狭长的牙齿外形，大于80%则显得较宽[61]。

（陈歆　冯光耀）

2.5 牙体组织的光学特性
OPTICAL PROPERTIES OF DENTAL STRUCTURES

牙齿的光学特性是由光线与牙体硬组织之间相互作用而产生的一系列特点。

入射光，由可见光（波长380～760nm）形成，会在牙齿表面以及更深层的牙体组织中产生各种各样的物理现象：比如反射、透射、散射或者被牙釉质或牙本质的吸收。

通过对视网膜感受器的刺激，牙齿表面的反射光会在人脑中形成对牙齿复合色度的感知，即"颜色地图"。对颜色的分析涉及对有关整体光学表现的参数的认识：色度、明度以及饱和度；透明度；表面光泽和纹理；乳光性；荧光性。

2.5.1 总体考虑

孟塞尔所提出的颜色坐标包含色度、饱和度和明度（图2-27）。

色度为颜色的通用名称，由物体所反射光线的波长产生：红、绿、蓝、黄等。牙体组织的色度分布在黄橙区域内。

饱和度代表了色彩的浓度，用于区分色彩的鲜明与暗淡。视网膜上的视锥细胞感受器负责对色度和饱和度进行分析；这种光感受器主要有3类，分别对红、蓝、绿有高度的敏感性。

明度（或者亮度）是一种光学特性，它取决于物体所反射的光线量并由视网膜上的视杆细胞分析产生。这种"非彩色"特性可区分明暗；总体上说，饱和度越高，明度越低。

国际照明协会（CIE）建立了L*a*b*系统（图2-28），可被用于牙体组织及牙科材料的光学参数研究。该系统可以将每种颜色数字化定位于三维坐

图2-27 孟塞尔系统的颜色参数表达。每一页代表一个色度区。垂直向：明度轴；水平向：颜色饱和度。（http://munsellcolor.webnode.pt、munsell-color-tree/）

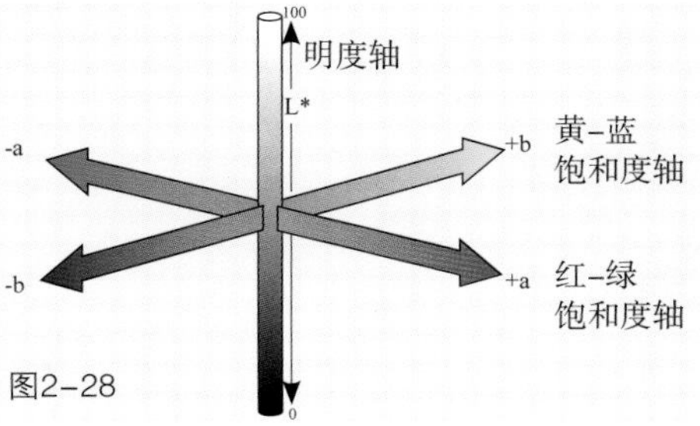

图2-28 CIE L*a*b*系统。

图2-27

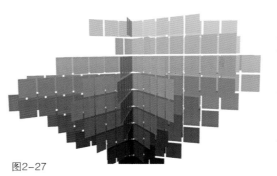

图2-28

标系中（L*：明度轴：黑色=0，白色=100；a*：红–绿颜色轴；b*：黄–蓝颜色轴）。通过该系统可以计算饱和度（C*）和色度（H*）。

理想状态下，无论出自哪家制造商，所有相同色号的修复材料（例如A3色复合树脂）应该具有相同的光学参数。

除颜色参数外，对牙体组织的光学定义还应该考虑它们的半透明性／不透明性、乳光性和荧光性。

透明性和半透明性代表物体允许光线全部或部分穿透的性能。完全阻止光线穿透的物体表现为不透明。在分析牙体组织和修复材料的光学特点时需要将透明性／半透明性以及不透明性考虑进去。使用分层技术进行复合树脂充填时，选择透明度合适的材料比颜色选择更加重要。

荧光性指的是材料对紫外光的一种反应——将不可见的紫外光吸收后再发射可见光。这一特性能够解释为何牙齿看上去是"亮白色"，因此修复材料中需要含有荧光性成分以便模拟天然牙外观。

乳光性指的是同一材料在不同光线下呈现出不同的颜色（就像蛋白石一样，并因此而得名），在反射光下表现为蓝色，相对地在透射光下表现为橙黄色。乳光性在年轻恒牙上表现得更为明显，尤其是在主要由牙釉质组成的部位，如切端。

影响牙齿表面光学表现的另一个因素是光泽度。反映了牙齿表面闪闪发亮的特性和釉质表面的特征。

2.5.2　影响牙齿光学特性的因素

牙齿复杂的光学特性是与其特定形状和结构特点息息相关的。

刚萌出的年轻恒牙表面呈凸形并且具有明显的波状外形，其中发育叶、窝、沟都会产生入射光的漫反射，从而表现为它们特有的"纹理"外观（图2-29）。

随着年龄增长，牙齿表面凸形以及纹

图2-29　年轻恒牙列的光学特征。
图2-30　成年牙列的光学特征。

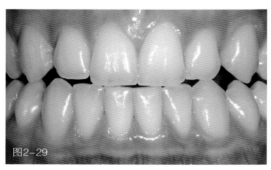
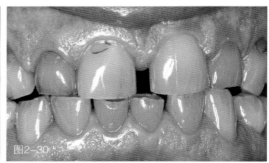

理都会因磨损而逐渐消失（图2-30）。

牙釉质、牙本质以及牙髓-牙冠的组成部分分别具有不同的结构、组成以及光学特点。其中牙髓对整体光学特性的影响是最微小的；与之相对的，牙本质和牙釉质，由于其在牙齿各部位的性质和厚度，是影响牙齿光学特点的主要因素。

牙本质，由于它占据牙齿结构的主体，具有高饱和度以及不透明性，其颜色形成了牙齿的主体颜色。在牙颈部釉质较薄，牙本质的颜色能够更加明显地显露出来。牙本质可能呈现为黄、橙、棕色，会随着年龄增长表现出不同程度的饱和度，也会在"漂白"的过程中降低饱和度。牙釉质的饱和度相对不太重要，其色度多样（白灰或白蓝）。牙釉质的光学特点主要是由透明度决定的。牙釉质越厚（例如年轻恒牙），整体明度越高。牙釉质越薄，例如老年人，会透出下方的牙本质，从而明度下降。晶体学方面的研究表明：牙釉质中羟基磷灰石晶体的尺寸可能与其明度相关[66]。

天然牙的颜色在整个颜色空间中仅占了很有限的一部分（从亮黄色到橙色及亮棕色）（图2-31）[67]。

理解牙体组织的光学特点对于直接树脂修复及间接瓷修复技术都是非常必要的。医师和技师的目的都是采用与牙釉质和牙本质具有相似光学特性的材料来代替牙体组织。为了更好地模拟牙体组织的形态特点，修复材料必须具有跟牙齿非常相近的折射率[68]。

因此在使用分层堆塑技术时，不仅要选择与天然牙光学特性类似的材料，同时还要对其塑型，形成天然牙列所特有的颜色层次感。

牙本质和牙釉质在牙齿结构中的分布部位有所区别，因此牙冠部的光学特性，即颜色以及透明度，呈渐进性的变化。

由于这一原因，在比色时需要对牙齿所有区域分别分析，继而整合为每颗牙齿完整的颜色地图。

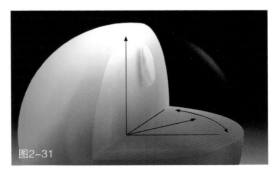

图2-31　牙齿颜色空间在色彩空间中的分布——高明度低饱和度——主要位于橙黄色区域。(http://vident.com/products/shade-management/color-theory/understanding-color-overview)

2.5.3 牙齿光学特性的分析

对牙齿光学特性的分析是修复治疗成功的必要步骤。

对牙齿光学特性的分析可以通过视觉方法或者仪器比色。建议两种方法联合应用，可以获得最佳效果并获得最终的"颜色地图"，包含每个牙齿区域的全部特点。

这些"颜色地图"的信息可以转换为瓷粉或复合树脂不同程度的不透明性／半透明性、饱和度以及明度，最终修复效果不仅取决于精准的比色，同时也取决于医技沟通效果以及复合树脂或瓷粉堆塑的技术。

2.5.3.1 视觉比色

视觉比色法的目的是将牙齿颜色与比色板色卡相比较。在选择比色参照物时，或者选择待修复牙齿（如果需要维持原有颜色），或者选择邻牙或对颌牙。需要修复的牙齿数量越少、位置越明显，比色的难度越高，越不容易取得修复体与整体牙列的协调。

目前有两种不同类型的比色板：经典比色板和根据明度分组的比色板。

在经典比色板中，1956年面世的

Vita经典比色板（Vita Zahnfabrik）至今仍然是最为熟知并被广泛应用的比色工具。该比色板存在一些局限性——主要包括不能覆盖所有牙齿颜色区间以及比色板颜色在整个色彩区间中的分布缺乏规律。换言之，有可能出现在分析某些牙齿颜色时无法找到相对应的比色板颜色，或者是比色板上最接近的颜色与真实牙齿之间的色差会超出临床可接受的临界值（用ΔE^*表示见注解）。

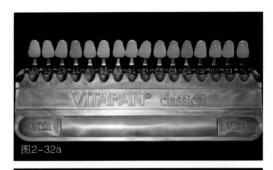
图2-32a

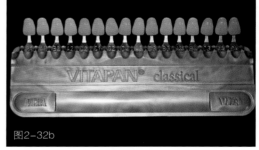
图2-32b

图2-32 Vita经典比色板。
a. 比色片的经典排列。
b. 比色片按照明度逐渐降低顺序排列。

注解：ΔE^*_{ab}代表颜色空间中任意两点之间的颜色差异。通过以下公式计算：$\Delta E^*_{ab}=(\Delta L^{*2}\Delta a^{*2}\Delta b^{*2})1/2$，其中$L^*_1$和$L^*_2$代表不同明度，$a^*_1$和$a^*_2$代表红绿坐标轴上的不同颜色，$b^*_1$和$b^*_2$代表黄蓝坐标轴上的不同颜色，以上都与1和2两点相对应。目前认为人眼可识别的最小颜色差异为1，临床可接受的颜色差异为2.7（体外研究）或3.7（体内研究）。这些数值在实验室研究和临床研究中用于牙齿和修复材料的颜色分析、牙齿美白技术、颜色稳定性以及比色等方面。

Vita经典比色板由4个色度组共16个颜色组成：A：橙色；B：黄色；C：绿灰色；D：粉灰色。每组3~4个颜色，其饱和度逐渐增加：A1~A4；B1~B4；C1~C4；D2~D4。也有学者建议将各个颜色按照明度重新排列。

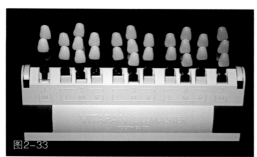

图2-33

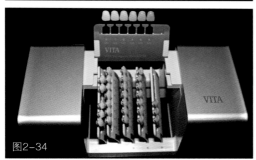

图2-34

图2-33　Vitapan 3D比色板。
图2-34　Vitapan 3D线性比色板。

在比色过程中，可以先使用按照明度顺序排列的比色板；之后再通过经典排列顺序的比色板进一步验证比色结果（图2-32a、b）。推荐拍摄待分析牙齿和所选定比色板的照片。将其转为黑白照片可以提高人眼对明度的感知（图

2-32a、b）。

也有一些其他比色板，与Vita经典比色板具有相同的颜色排列方式，如义获嘉Chromescope比色板，或者是用于复合树脂直接修复技术的比色板等。

2.5.3.2　根据明度分组的比色板

Vitapan 3D Master比色板由29种颜色组成，划分为5组，明度逐渐降低。每一组颜色纵向上饱和度逐渐增加；同一明度组内的颜色会根据色相进一步划分：中间一列的颜色为中间色相，左侧一列的颜色偏黄，右侧一列的颜色偏橙。比色时需要严格按照明度、饱和度和色度的顺序进行（图2-33）[69-72]。

Vitapan 线性比色板与3D Master比色板的颜色构成相同，设计上呈线性排列，从而将颜色分析简化为两步：首先匹配合适的明度，然后是饱和度和色相（图2-34）。

Vitapan漂白色比色板是专门用于测定漂白治疗的效果。它具有更广泛的颜色区间，尤其是包含了更多高明度的颜色。

2.5.3.3　影响视觉比色的因素

视觉比色是临床比色和医患沟通的常规方法，但是这种方法是主观的，会受到外部因素以及操作者自身能力的影响。

其中外部因素包含牙齿表面纹理以及轮廓、比色区域的光照条件、比色板的自身局限性以及牙弓周围区域的颜

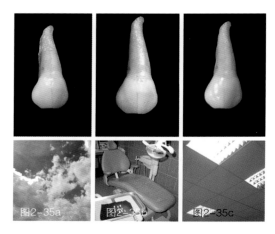

图2-35 3种不同光源条件下所拍摄照片：a.自然光。b.牙椅光源照明。c.天花板上的光源。（感谢Bogdan Culic医师提供图片）

图2-35a　图2-35b　图2-35c

色。此外，操作者对颜色的视觉感知能力以及比色经验也会造成差异。

光线的强度和质量是比色过程中的主要影响因素。比色时理想的光线强度应为1000lux左右。

在所有CIE定义的光源中，光源A（钨丝灯，2856K）、光源D：[D50（5003K），D55（5500K），D65（6504K），D75（7500K）（在不同条件下模拟自然光）]，以及光源F（荧光光源）都可以直接应用于口腔医学以及其他研究领域[75-77]。

图2-36　根据自然光矫正波长的光源。

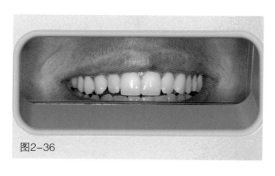

图2-36

口腔诊室所用的光源最好与技工室的光源接近或者完全相同，这一点非常重要。不过，口腔诊室所用光源通常是自然光、牙椅光源和环境光源的混合体（图2-35a～c）。建议在牙科操作间使用颜色矫正光源来改善光线条件（图2-36）。

由于同色异谱现象，即使修复体在多种光源条件下与邻牙的颜色均非常匹配，也有可能在某种特定光源下被察觉。当然，修复材料的颜色参数与天然牙越接近，视觉差异越不显著，且不受入射光线影响[76]。

由于比色板无法全面以及均匀地覆盖牙齿的整个颜色区间，使用时会存在比色不一致的问题。除此之外，比色板的厚度、形态、表面纹理以及材料都与天然牙有所差别，也会造成比色的困难。

比色结果还取决于视网膜上视锥细胞和视杆细胞的光感受器；前者主要负责分析彩色坐标，后者可分辨反射光的强度，也就是明度。

有3种类型视锥细胞参与感知颜色，分别对应红色、绿色和蓝色。其他颜色均是由这3种颜色的混合而成。色盲或色弱代指一种或几种主要颜色的感知异常（男性人群发病率为8%，女性为0.5%～2%）。这类疾病的诊断是通过色觉测验来进行的（Ishihara色盲测验，Farnsworth-Munsell色盲测验）；在口腔医学领域，还有其他用于评估个体比色能力的标准测验方法[78-80]。

人眼对于颜色感知的准确性会在40岁之后由于晶状体结构改变而逐年下

降；专业化训练以及临床经验能够提高比色效率，但是其作用仍然存在争议[81-82]。

为了提高口腔治疗中比色的准确性，可以遵循以下操作规则：

·何时进行颜色选择取决于治疗步骤；通常建议在牙体预备之前比色，以便获取牙齿最初的影像资料并避免牙齿脱水变色；然而当治疗涉及全瓷贴面或全瓷冠，预备后牙体组织的颜色分析也同样很重要。与技工室进行相关信息的沟通有助于获得良好的最终修复效果（图2-37a~c）。对于全瓷修复病例，人眼感知的颜色是由基牙、修复体以及粘接材料共同形成的。

·口腔诊室应该采用标准光源照明；同时建议操作区域也配备标准照明设备。即便如此，也最好在不同光源条件下确认比色结果以避免同色异谱效应。

·根据明度分组的比色板更加可靠；经典比色板根据明度变化重新排列后可以改善比色结果。有研究指出，与饱和度或色相选择不准确相比，明度不匹配看上去会更加明显[80]。

·比色片在比色时应该平行握持，并与牙冠处于同一平面上。牙冠的大体颜色应由唇侧中1/3确定；同时牙面的每一个区域都应该独立分析以获得最终的颜色地图。

·当使用复合树脂进行分层充填时，颈部区域用于比牙本质色，切端部分用于比牙釉质色。

·评估颜色时应该在人眼的最佳焦距范围内进行，通常介于25~35cm之

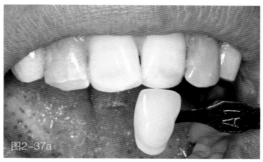

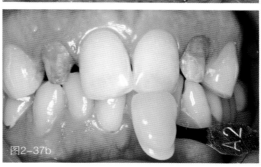

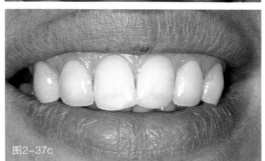

图2-37 医技交流照片。a. 变色的侧切牙颜色。b. 牙体预备图像。c. In-Ceram氧化铝全冠修复。

图2-38 a. 用分光光度
计分析牙齿颜色。b. Vita
Easyshade分光光度计。
图2-39 用Shade Pilot分
光光度计拍摄的图像。
图2-40 Shade Vision
（X-Rite）色度计。

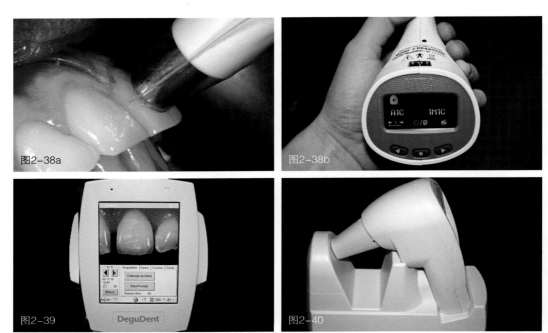

图2-38a

图2-38b

图2-39

图2-40

间，该距离会随着年龄而增加。

·比色前应去除牙齿周围浓艳的颜色（例如口红、彩妆）；另有研究表明即便是牙龈颜色、口腔背景或者对颌牙都可能对最终比色结果产生影响。

·应该在短时间内（5秒）进行牙齿和比色片的比色。两次比色间隔时建议注视中性灰色物体表面[63-64]。

2.5.3.4 仪器比色

在现今的科技时代，得益于电子系统的发展，用于口腔光学参数的评估设备取得了长足进步，这些设备旨在克服主观视觉评估的不足。这类设备的工作原理与工业上用于颜色分析的仪器相似。

使用特定仪器来分析光学特性的其中一个优势是可以将颜色参数以数值的方式量化，便于记录和保存相关数据，并且利于医技交流。

这些比色设备的革新无论对于口腔色彩研究领域，还是临床治疗方面都有很重要的促进[83]。用于颜色分析的设备包括分光光度计、色度仪以及成像系统[77]。

分光光度计是分析特定波长间隔范围内反射光光谱的高精度仪器。由于其自带光源，因此受外界光线影响较小。临床中广为应用的一种分光光度计是Vita Easyshade。这是一种口内直接接触式设备，可分析牙齿的整体颜色以及3个特定区域的颜色——颈部、中部及切端。它也具备验证比色板、比色片以及修复体光学参数的功能。最新一代的Vita Easyshade Advanced and Compact采用无线设计并且更加小巧，使用起来更加方便。颜色坐标的测量结果可以直接转换为Vita经典比色板和3D Master比色板的编码系统。

表2-1　用于口腔医学颜色分析的仪器系统。

设备	生产厂商	功能原理	测量牙齿表面
ClearMatch	Calrity Dental	数字图像软件分析	全牙面
CrystalEye	Olympus America Center Valley	分光光度计	全牙面
Esayshade Advance	Vident, Brea	分光光度计	直径5mm表面
Shade X	X-Rite Grandville	分光光度计	直径3mm表面
Shade Vision	X-Rite Grandville	色度计	全牙面
SpectroShade Micro	MTH, Niederhasli	分光光度计	全牙面
Shade Pilot	Degudent, Dentsply	分光光度计	全牙面

这些设备的局限性在于其探测头的表面是平的，与牙齿的凸面必须形成延伸接触，并且其放置在牙齿表面的位置无法固定。由于探测头存在边缘损失，不是所有进入牙体组织的光线都能够再次返回被仪器接收并分析（图2-38）。

色度计可以将测量区域内的光线过滤为红、蓝、绿三色，并测量三色刺激值。色度仪的准确性不如分光光度计，其优势在于可以显示图像以及生成色相、饱和度、明度以及半透明性的光学地图（图2-39）。Shade Vision（X-Rite公司）就是色度仪的一种（图2-40）。

数码相机是一种更为简单的用于颜色分析和医技沟通的方法。通过专业软件来分析标准化的口腔摄影也可以获得颜色坐标的数据。

其优势在于可以同时评估牙齿的其他特点：形状、表面纹理、排列位置。

还有配备了特定选色软件的口内照相机（Sopro 717 Acteon Camera）。该相机可以在显示器上仅呈现半颗牙齿的影像；同时将比色板的图像紧邻着牙齿图像放置，逐渐更换比色板的图像，直至最匹配的颜色（图2-41）[72]。

表2-1列出了目前市场上现有的仪器比色辅助系统以供参考[77]。

仪器比色系统的不足在于售价高昂，并且由于测量时摆放的位置很难重复，不易在相同区域测得一致结果（可重复性差）。

为了在比色过程中获得最为准确的结果，建议将视觉比色和仪器比色联合应用。最终修复体的颜色也同样取决于与技工室沟通上述光学参数（比较常见的方法包括：拍摄牙齿以及最接近的比色板的数码照片，或者是通过视觉比色以及仪器比色获得的详细色彩地图）以及制作该修复体所用的牙科材料的加工方式。

（刘诗铭　师晓蕊）

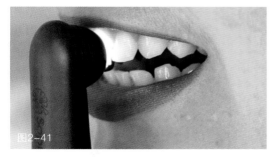

图2-41　Sopro 717 Acteon camera用于比色。

2.6 牙龈美学
GINGIVAL ESTHETICS

除了牙齿的形态、位置及颜色之外，美学修复时还应该评估邻近牙龈组织的外观。只有当牙周组织健康时，才有可能实现龈牙的整体和谐。在此需要评估的因素包括牙龈的颜色、牙龈曲线以及游离龈的暴露量、附着龈以及微笑时的牙间乳头情况（图2-42）。

包含临床数据的牙周检查，是综合诊断的必要条件。其临床数据包括探诊出血指数、探诊深度、附着丧失测量以及X线片、微生物学检测和免疫学检查所提供的信息。

炎症或退缩的牙龈对于天然牙和修复体来说都是不理想的，最终无法形成一幅整体上令人满意的图像。健康的附着龈呈珊瑚粉色并且质韧，表面可见纹理；该区域只有在高笑线（或露龈笑）的病例中才会暴露出来。

牙间乳头位于龈外展隙处，邻面接触区下方。牙间乳头外形细长，稍呈凸形，与牙颈部贝壳样游离龈边缘相连接，共同组成临床冠的外部框架。牙周组织分为两种不同的生物型：

· "厚型"牙周组织：是牙龈较厚，富含纤维组织并且游离龈凸形不明显。这类牙龈型通常伴随较宽的牙冠。

· "薄型"牙周组织：为凸形，扇贝样游离龈；牙间乳头较长；附着龈薄且较窄。牙龈上皮很薄并且是透明的。这种牙龈型相对应的牙冠通常也是窄长的，甚至会呈三角形。对于采用龈下边缘修复体的病例，"薄型"牙周组织有可能增加失败风险，尤其当使用金属烤瓷冠的话。另外，"薄型"牙周组织也更容易发生牙龈退缩[55]。

在前牙区，龈缘的近远中以及垂直

图2-42 健康牙龈组织外观。
图2-43 牙龈曲线顶点外观。

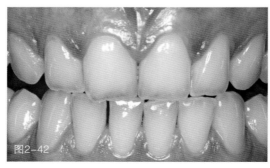
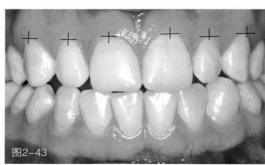

图2-42

图2-43

向最高点，或称为"牙龈曲线顶点"，是非常重要的。因为其位置会影响牙长轴倾斜度的视觉感受。Magne和Besler[84]指出所有上前牙龈缘曲线顶点位于偏远中的位置，而Rufenacht[30,86]则认为侧切牙的牙龈曲线顶点位于正中。根据Chu等人[85]的研究，上颌中切牙和侧切牙的牙龈曲线顶点位于牙齿中轴线稍偏远中（中切牙1mm，侧切牙0.5mm），对于尖牙该点则位于近远中向的正中（图2-43）。

将上颌尖牙与中切牙的牙龈曲线顶点相连就形成了牙龈线。该线应与水平面相平行。侧切牙的牙龈曲线顶点应该位于牙龈线下方1mm[85]。

由于侧切牙牙龈曲线顶点的位置低于邻近牙齿0.5～1mm，两侧上颌切牙与尖牙牙龈曲线顶点连线所成交角应该是开口朝向牙根方向。当遇到Ⅱ类2分类错𬌗畸形患者，伴有侧切牙覆盖中切牙，或牙龈轮廓相对正中矢状面不对称，其两侧牙龈线可能呈反向交角，这将对美学表现产生负面影响（图2-44、图2-45）。牙间乳头的高度则可能与临床冠高度有关。

对于牙龈退缩的病例，龈外展隙可能呈黑色的三角空隙；微笑时露出黑三角可能会令人极为不悦，对于这类病例的治疗方案应该是修复治疗联合牙周组织重建技术。

（刘诗铭　师晓蕊）

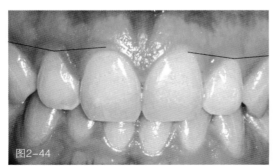

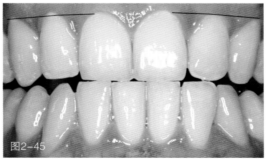

图2-44　正常牙龈线。
图2-45　反向牙龈线。

参考文献

[1] Fradeani M. Esthetic Analysis. A Systematic Approach to Prosthetic Treatments, vol 1. Chicago: Quintessence, 2004.

[2] Anic-Milošević S, Lapter-Varga M, Šlaj M. Analysis of the soft tissue facial profile by means of angular measurements. Eur J Orthod 2008;30(2):135–140.

[3] Anic-Milošević S, Meštrovic S, Lapter-Varga M, Dumancic J, Šlaj M. Analysis of the soft tissue profile in Croatian with normal occlusions and well-balanced faces. Euro J Orthod 2011;33(3):305–310.

[4] Dudea D. Noțiuni de Examinare în Estetica Dento-facială. Cluj-Napoca: Ed. Grinta, 2010.

[5] Bass NM. Measurement of the profile angle and the aesthetic analysis of the facial profile. J Orthod 2003;30(1):3–9.

[6] Vâlceanu A, Anghel M, Colojoară C. Noțiuni de Estetică în Stomatologie. Timișoara: Ed. Lito UMFT, 2000.

[7] Ieremia L, Bratu D, Negruțiu M. Metodologia de Examinare în Protetica Dentară. Timișoara: Ed Signata, 2000.

[8] Milicescu V, Milicescu ID. Creșterea și Dezvoltarea Generală și Cranio-facială la Copii. București: Ed. Viața Medicală Românească, 2001.

[9] Rominu M, Bratu D, Uram Tuculescu S, et al. Aparatul Dento-Maxilar. Date de Morfologie Funcțională Clinică. Timișoara: Helicon, 1997.

[10] Renner PR. An Introduction to Dental Anatomy and Esthetics. Chicago: Quintessence, 1985.

[11] Goldstein RE. Esthetics in Dentistry, ed 2, vol 1. Hamilton: BC Decker, 1998.

[12] Bratu D, Jivănescu A. Procedee de Examinare, Diagnostic și Elaborare a Planului de Tratament în Estetica Dento-facială. Timișoara: Litografia UMF, 2005.

[13] Arnett GW, Bergman RT. Facial keys to orthodontic diagnosis and treatment planning. Part I. Am J Orthod Dentofacial Orthop 1993;103:299–312.

[14] Arnett GW, Bergman RT. Facial keys to orthodontic diagnosis and treatment planning. Part II. Am J Orthod Dentofacial Orthop 1993;103:395–411.

[15] Epker BN. Adjunctive esthetic surgery in the orthognathic surgery patient. In: McNamara JA, Carlson DS, Ferrara A (eds). Esthetics and the Treatment of Facial Form, monograph 28, Craniofacial Growth Series. Ann Arbor: University of Michigan, 1992:187–216.

[16] Burstone CJ. Lip posture and its significance in treatment planning. Am J Orthod 1967;53:262–284.

[17] McNamara JA, Brust EW, Riolo ML. Soft tissue evaluation of individuals with an ideal occlusion and well-balanced face. In: McNamara JA, Carlson DS, Ferrara A (eds). Aesthetics and the Treatment of Facial Form, monograph 28, Craniofacial Growth Series. Ann Arbor: University of Michigan, 1992:115–146.

[18] Fernández-Riveiro P, Smyth-Chamosa E, Suárez-Quintanilla D, Suárez-Cunqueiro M. Angular photogrammetric analysis of the soft tissue facial profile. Eur J Orthod 2003;25(4):393–399.

[19] Lines PA, Lines RR, Lines CA. Profilemetrics and facial esthetics. Am J Orthod 1978;73:648–657.

[20] Scheid RC, Weiss G. Dental Anatomy, ed 8. Philadelphia: Lipincott Williams & Wilkins, 2012.

[21] Ricketts RM. Esthetics, environment, and the law of lip relation. Am J Orthod 1968;54:272–289.

[22] Steiner CC. The use of cephalometrics as an aid to planning and assessing orthodontic treatment. Am J Orthod 1960;46:721–735.

[23] Bass NM. The aesthetic analysis of the face. Eur J Orthod 1991;13:343–350.

[24] Vig RG, Brundo GC. The kinetics of anterior tooth display. J Prosthet Dent 1978;39:502–504.

[25] Misch CE. Guidelines for maxillary incisal edge position. J Prosthodont 2008;17:130–134.

[26] Boucher CO. Arrangement of teeth. In: Boucher CO (ed). Swenson's Complete Dentures, ed 6. St. Louis: Mosby, 1970:155–210.

[27] Gürel G. The Science and Art of Porcelain Laminate Veeners. London: Quintessence, 2003.

[28] Al Jabrah O, Al-Shammout R, El Naji W, Al-Ajarmeh M, AlQuran AH. Gender differences in the amount of gingival display during smiling using two intraoral dental biometric measurements. J Prosthodont 2010;19:286–293.

[29] Peck S, Peck L, Kataja M. The gingival smile line. Angle Orthod 1992;62:91–100.

[30] Rufenacht CR. Principles of Esthetic Integration. Chicago: Quintessence, 2000.

[31] Kapagiannidis D, Kontonasaki E, Bikos P, Koidis P. Teeth and gingival display in the premolar area during smiling in relation to gender and age. J Oral Rehabil 2005;32:830–837.

[32] Frush JP, Fisher RD. The dynesthetic interpretation of the dentogenic concept. J Prosthet Dent 1958;8:558–581.

[33] Moore T, Southard KA, Casko JS, Qian F, Southard TE. Buccal corridors and smile esthetics. Am J Orthod Dentofacial Orthop 2005;127(2):208–213; quiz 261.

[34] Rosenstiel SF, Ward DH, Rashid RG. Dentists' preferences of anterior tooth proportion – a web-based study. J Prosthodont 2000;9:123–136.

[35] Martin AJ, Buschang Ph, Bolez JC, Tazlor RW. The impact of buccal corridors on smile attractiveness. Eur J Orthod 2007;29:530–537.

[36] Roden-Johnston D, Gallerano R, English J. The effect of buccal corridor spaces and arch form on smile esthetics. Am J Orthod Dentofacial Orthop 2005;127:343–350.

[37] Parekh SM, Fields HW, Beck M, Rosenstiel S. Attractiveness of variations in the smile arc and buccal corridor space as judged by orthodontists and laymen. Angle Orthod 2006;76:557–563.

[38] Parekh S, Fields HW, Beck FM, Rosenstiel SF. The acceptability of variations in smile arc and buccal corridor space. Orthod Craniofacial Res 2007;10:15–21.

[39] Hulsey CM. An esthetic evaluation of lip–teeth relationships present in the smile. Am J Orthod 1970;57:132–144.

[40] Ackerman JL, Ackerman MB, Brensinger CM, Landis JR. A morphometric analysis of the posed smile. Clin Orthod Res 1998;1:2–11.

[41] Shillingburg HT Jr. Fundamentals of Fixed Prosthodontics, ed 3. Quintessence, 1997.

[42] Johnston CD, Burden DJ, Stevenson MR. The influence of dental to facial midline discrepancies on dental attractiveness ratings. Eur J Orthod 1999;21:517–522.

[43] Shyagali TR, Chandralekha B, Bhayya DP, Kumar S, Balasubramanyam G. Are ratings of dentofacial attractiveness influenced by dentofacial midline discrepancies? Aust Orthod J 2008;24:91–95.

[44] Janson G, Branco NC, Freire Fernandez TM, Sathler R, Garib D, Pereira Lauris JR. Influence of orthodontic treatment, midline position, buccal corridor and smile

arc on smile attractiveness. Angle Orthod 2011;81:153–161.

[45] Kokich VO Jr, Kiyak HA, Shapiro PA. Comparing the perception of dentists and lay people to altered dental esthetics. J Esthet Dent 1999;11:311–324.

[46] Thomas JL, Hazes C, Zawaideh S. The effect of axial midline angulation on dental esthetics. Angle Orthod 2003;73:359–364.

[47] Levin EI. Dental esthetics and the golden proportion. J Prosthet Dent 1978;40:244–252.

[48] Preston JD. The golden proportion revisited. J Esthet Dent 1993;5:247–251.

[49] Albers HA. Esthetic treatment planning. Adept Report 1992;3:45–52.

[50] Ward DH. A study of dentists' preferred maxillary anterior width proportions: Comparing the recurring esthetic dental proportion to other mathematical and naturally occurring proportions. J Esthet Restor Dent 2007;19:324–339.

[51] Mahshid M, Khoshvaghti A, Varshosaz M, Vallaei N. Evaluation of "golden proportion" in individuals with esthetic smile. J Esthet Restor Dent 2004;16:185–192.

[52] Basting RT, Trindade RS, Flório FM. Comparative study of smile analysis by subjective and computerized methods. Oper Dent 2006;31:652–659.

[53] Lombardi RE. The principles of visual perception and their clinical application to denture esthetics. J Prosthet Dent 1973;29:358–382.

[54] Snow SR. Esthetic smile analysis of anterior tooth width: The golden percentage. J Esthet Dent 1999;11:177–184.

[55] Schluger S, Yuodelis R, Page RC, Johnson RH. Periodontal Diseases, ed 2. Philadelphia: Lea & Febiger, 1990.

[56] Williams JL. A new classification of human tooth forms with special reference to a new system of artificial teeth. Dent Cosmos 1914;56:627.

[57] Bukhary SMN, Gill DS, Tredwin CJ, Moles DR. The influence of varying maxillary lateral incisor dimensions on perceived smile aesthetics. Br Dent J 2007;203:687–693.

[58] Chiche GJ, Pinault A. Esthetics of Anterior Fixed Prosthodontics. Chicago: Quintessence, 1994.

[59] Gerber A. Proportonen und Stellung der Frontzähne im natürlichen und küstlichen zahnbogen. Quintessence 1965:16:33–42.

[60] Bolton WA. Disharmony in tooth size and its relation to the analysis and treatment of malocclusion. Angle Orthod 1958;28:113–130.

[61] Ahmad I. Anterior dental aesthetics: Dental perspective. Br Dent J 2005;199:135–141.

[62] Touati B, Nathanson D, Miara P. Esthetic Dentistry and Ceramic Restoration. Martin Dunitz, 1999.

[63] Chu SJ, Devigus A, Mieleszo A. Fundamentals of color: Shade matching and communication in esthetic dentistry. Tokyo: Quintessence, 2004.

[64] Paravina RD, Power JM. Esthetic Color Training in Dentistry. St Louis: Mosby, 2004.

[65] Browning WD, Contreras-Bulnes R, Brackett WW. Color differences: Polymerized composite and corresponding Vitapan Classical. J Dent 2009;37(suppl 1):e34-e39.

[66] Eimar H, Marelli B, Nazhat SN, et al. The role of enamel crystallography on tooth shade. J Dent 2011;39(suppl 1):e3–e10.

[67] Luo W, Westland S, Ellwood R, Pretty I, Cheung V. Development of a whiteness index for dentistry. J Dent 2009;37(suppl 1):e21–e26.

[68] Vanini L. Conservative cosmetic restorations that mimic nature. A step-by-step anatomical stratification technique. J Cosmet Dent 2010;26(3):80–98.

[69] Paravina RD. Performance assessment of dental shade guides. J Dent 2009;37(suppl 1):e15–e20.

[70] Paravina RD, Johnston WM, Powers JM. New shade guide for evaluation of tooth whitening – Colorimetric study. J Esthet Restor Dent 2007;19:276–283.

[71] Paravina RD. Evaluation of a newly developed visual shade matching apparatus. Int J Prosthodont 2002;15:528–534.

[72] Lasserre JF, Pop IS, d'Incau E. La couleur en odontologie 1re partie: determination vissuelles et instrumentales. Cah Prothese 2006;135:25–39.

[73] Kuehni RG, Marcus RT. An experiment in visual scaling of small color differences. Color Research and Application 1979;4:83–91.

[74] Wee AG, Monaghan P, Johnston M. Variation in color between intended matched shade and fabricated shade of dental porcelain. J Prosthet Dent 2002;87:657–666.

[75] Johnston WM, Kao EC. Assessment of appearance match by visual observation and clinical colorimeter. J Dent Res 1989;68:819–822.

[76] Johnston WM. Color measurement in dentistry. J Dent 2009;37(suppl 1):e2–e6.

[77] Chu SJ, Trushkowski RD, Paravina RD. Dental color matching instruments and systems. Review of clinical and research aspects. J Dent 2010;38(suppl 1):e2–e16.

[78] Curd FM, Jasinevicius R, Graves A, Cox V, Sadan A. Comparison of the shade matching ability of dental students using two light sources. J Prosthet Dent 2006;96:391–396.

[79] Borbely J, Varsanyi B, Fejerdi P, Heismann P, Jackstat HA. Toothguide Trainer tests with color vision deficiency simulation monitor. J Dent 2010;38(suppl 2):e41–e49.

[80] Paravina RD, Kimura M, Powers JM. Color compatibility of resin composites of identical shade designation. Quint Int 2006;37:713–719.

[81] Davison SP, Myslinski NR. Shade selection by color-vision defective dental personnel. J Prosthet Dent 1990;63:97–101.

[82] Hammad IA. Intrarater repeatability of shade selections with two shade guides. J Prosthet Dent 2003;89:50–53.

[83] Ishikawa-Nagai S, Yoshida A, Sakai M, Kristiansen J, DaSilva JD. Clinical evaluation of perceptibility of color differences between natural teeth and all ceramic crowns. J Dent 2009;37(suppl 1):e57–e63.

[84] Magne P, Belser U. Bonded Porcelain Restorations in the Anterior Dentition. A Biomimetic Approach. Carol Stream: Quintessence, 2002:58–64.

[85] Chu SJ, Tan JHP, Stappert CFJ, Tarnow DP. Gingival zenith positions and levels of the maxillary anterior dentition. J Esthet Restor Dent 2009;21:113–121.

[86] Rufenacht CR. Fundamentals of Esthetics. Berlin: Quintessence, 1990.

[87] Munsell Color Tree. http://munsellcolor.webnode.pt/munsell-color-tree/. Accessed July 2014.

[88] Color Theory Overview. http://vident.com/products/shade-management/color-theory/understanding-color-overview/. Accessed July 2014.

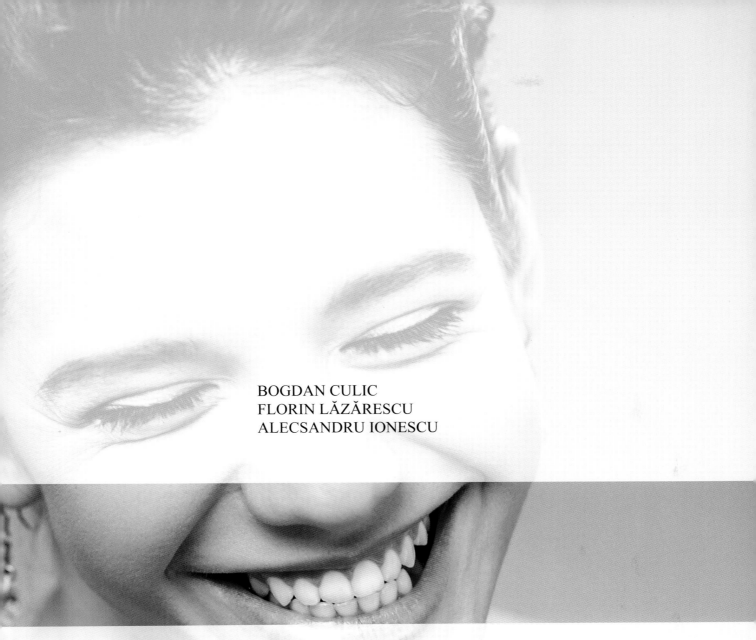

BOGDAN CULIC
FLORIN LĂZĂRESCU
ALECSANDRU IONESCU

第三章
Chapter III

摄影检查
THE PHOTOGRAPHIC EXAMINATION

3.1 口腔数码摄影基本原理
FUNDAMENTALS OF DIGITAL DENTAL PHOTOGRAPHY

医学工作中经常使用到摄影技术，牙医学作为医学的一个分支，在它的多个领域中都有数码摄影技术的应用：

· 病例资料收集和整理。

· 与患者交流。

· 与技师沟通。

· 医疗案件诉讼。

· 医学教育。

· 口腔诊所市场推广，专业著作的插图。

牙科数码摄影的要点：

· 正确的口腔内曝光（亮度）。

· 足够的景深。

· 适当的拍摄距离。

· 合适的放大率。

· 正确的构图。

· 再现牙齿和软组织的天然颜色。

· 迅速完成拍摄。

在摄影技术中，无论是艺术、医学、牙医学或者其他天然事物的拍摄，其基本原理是一样的。必须要知道这些基本原理，才能理解相机的工作原理，拍摄好的照片。

3.1.1 曝光

无论是传统的底片或者数码感应器，曝光决定了照亮感光表面的光的数量。

在所有的相机中，有两个联合装置让拍照者"引导"光线：

a. 光圈：就像人眼的虹膜一样，根据其开孔大小调节进入相机的光线。理论上，如果照亮被拍摄物体的光源较强，就需要较小的光圈孔径值。当光照强度降低，则需要较大的孔径。由于相机使用的透镜的焦距不同，为了简化曝光参数的确定，我们采用了"f值"的概念。它代表了透镜焦距（f）和光圈直径（D），记作f/D。例如焦距200mm的透镜和50mm光圈，f值就是200／50=4，记作f：4。考虑到光圈是一个圆形的透光孔，光线的透过量取决于整个透光孔面积，因此若透光量翻倍，则光圈直径成比例地变化至1.4倍。相反的，透光量减半则需要缩小光圈至1/1.4。鉴于这种数学公式，广泛使用的f值水平序列为比率为1.4的等比数列：f/1、1.4、2、2.8、4、5.6、8、11、16、22、32、45、64等（图3-1）。在相机中，通常是用独立的"光圈级数"（f-stop）来调整光圈设置。

b. 快门：是一个调节感光表面曝光时间的元件。这种曝光的持续，也称作快门速度，往往只需要不到1秒就能完成。同光圈值一样，快门的数据也有国际化标准。1/500秒的曝光时间仅允许少量的光照射到感光元件上；0.5秒的慢速曝光则允许相对较大量的光，但拍摄者或者被拍摄物的移动会导致最终模糊的影像。

曝光量是由光圈和曝光时间两个参数所决定（图3-2）。

理论上，相关原理表明小的光圈需要用较长曝光时间来补充，这样可以得到口腔摄影所需要的更大景深[1-2]。

3.1.2　景深

景深被定义为焦平面前后能在照片上把所有物体拍摄清晰的范围。清晰的拍照范围对于口腔摄影非常重要，它显示了焦平面的位置，取决于多个参数。

图3-1

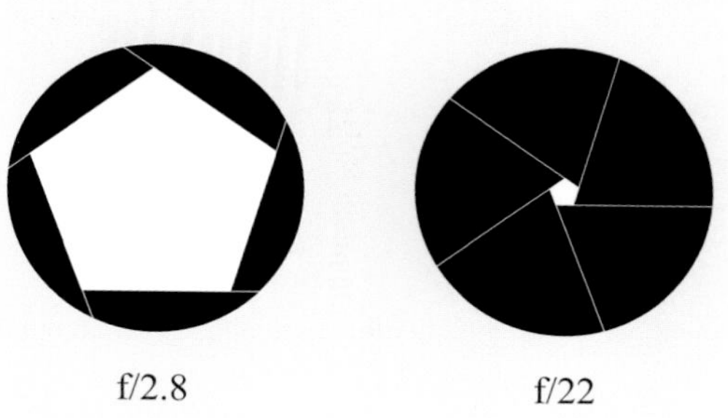

f/2.8　　　　　　　f/22

图3-1　f数值。

1．光圈大小与景深成反比（图3-3）。这意味着为了获得大的景深（清晰地拍摄到切牙和磨牙），必须使用小的光圈（标准f/16或f/22）。理论上，要获得最大的景深，就应该尽可能缩小光圈，直至f/32，但是这样会引起衍射，图像会扭曲。然而，对于牙科摄影，小光

图3-2　曝光参数。
图3-3　景深与光圈的关系。

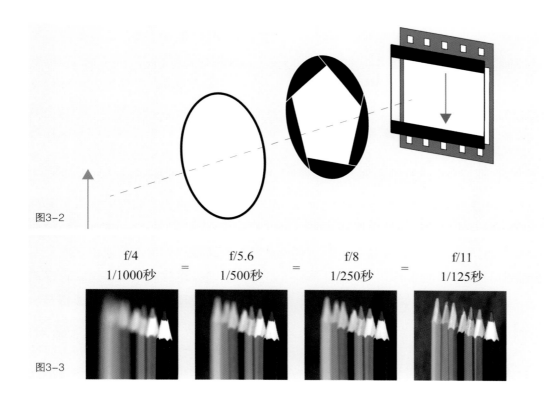

图3-2

f/4
1/1000秒
=
f/5.6
1/500秒
=
f/8
1/250秒
=
f/11
1/125秒

图3-3

图3-4 景深1/3分布在焦平面前，2/3在焦平面之后。如果对焦在切牙，唇和尖牙、前磨牙都能清晰显示。如果对焦在尖牙（图中对焦的位置是在第一前磨牙），切牙和磨牙都能清晰显示。

图3-5 获得最大景深的对焦区域。

图3-6 放大率分别为2∶1和1∶2。

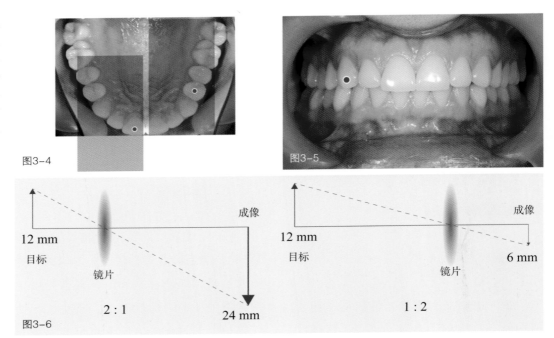

图3-4

图3-5

图3-6

圈必须要有强闪光灯来补充光源，比如环形闪光灯或者双头闪光灯。

2. 拍摄距离与景深成正比。当拍摄10m远的物体时，景深是拍摄5m远物体的两倍。

景深（照片中清晰的范围）分布如下：1/3位于被拍摄物之前，2/3位于其后（图3-4）。

如果需要拍摄整个牙弓的照片，为了利用好整个景深，使切牙和磨牙都能清晰拍摄到，应在尖牙位置对焦，再调整构图，然后拍摄（图3-5）[3-4]。

3.1.3 放大率

放大率是指物体真实尺寸与它在35mm胶卷或者全画幅传感器上投影尺寸之间的比例（图3-6）。

为了统一起见，放大率应该以35mm胶卷（24mm×36mm）作为参考进行计算[5]。放大率1∶2意味着物体在胶卷上的投影为真实尺寸的一半。而放大率2∶1则表示物体在胶卷上有两倍的尺寸（图3-7）。

牙科摄影所使用的微距镜头上都标有放大率。如果在非全画幅数码相机上使用常规透镜，表现出的放大率则会不一致。非全画幅数码相机使用的传感器尺寸不一。通常情况下，这些传感器尺寸要小于传统的35mm底片（例如尼康D7000传感器为15.6mm×23.6mm）。传统底片对角线与数码相机传感器对角线

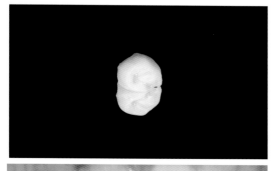

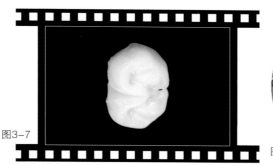

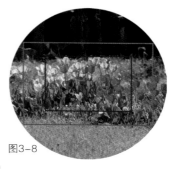

图3-7

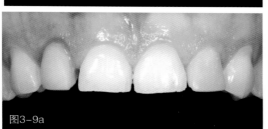

图3-9a

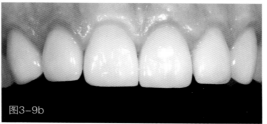

图3-9b

图3-7 放大率2：1，
左：物体真实尺寸；
右：底片上物体成像。

图3-8 焦距转化系数。
同样镜头拍摄的照片。
红框内是35mm底片上的
图像，蓝框显示的是1.5
转换系数传感器上的图
像。

图3-9 a、b. 标准化的
治疗前后照片。放大率
1：1.2。选择同样的放大
率，照片中可以呈现统
一的牙齿结构，观众的
注意力会更集中在治疗
本身。本病例中，13至
23全瓷贴面修复。

的比值，就是数码单反相机的焦距转换系数。对于大多数数码单反相机，焦距转换系数在1.3～2之间（例如尼康D7000为1.5）（图3-8）。

这意味着尼康7000数码相机和传统镜头所获得的放大率实际上是1.5：1（目前市场上90%的系统都有这样的特点）。100mm焦距传统镜头安装到佳能机身上，焦距将变为160mm（焦距转换系数为1.6）。

放大率对于照片的标准化和可重复性非常重要（图3-9a、b），在牙科中应用如下：

· 1：10——肖像。

· 1：2 ——全牙列。

· 1：1.2——尖牙至尖牙。

· 1：1——4颗切牙。

· 1.5：1——中切牙细节展示（图3-10a～f）。

3.1.4 焦距

焦距等于平行光入射时镜片中心至聚焦点的距离，以毫米为单位。镜头的焦距与放大率相关，也与被拍摄物体的观察角度相关（图3-11）。

镜头可以分为两大类：长焦距镜头（400mm、300mm、200mm、100mm），具有较长焦距，可以将物体拉近，但观察角度小；短焦距镜头（10mm、17mm、22mm），有较大的观察角。

如果照片拍摄距离过近，可能会出现图像变形和不规则曝光。一个有用的规则是拍摄距离应该1.5倍于环闪直径，

图3-10 a~f. 不同的照片需要不同的放大率。

图3-11 不同焦距镜头拍摄的照片。随焦距增加，视野缩小。

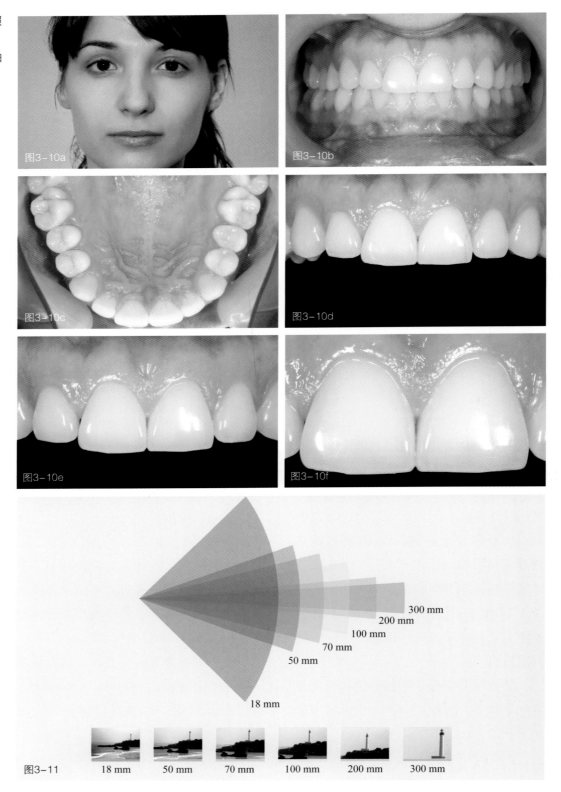

图3-10a

图3-10b

图3-10c

图3-10d

图3-10e

图3-10f

300 mm

200 mm

100 mm

70 mm

50 mm

18 mm

图3-11   18 mm   50 mm   70 mm   100 mm   200 mm   300 mm

或者双头闪光灯之间的距离[4]。推荐牙科使用焦距在60~105mm的微距镜头，100mm是最标准的。这些长焦距镜头确保了在即使是高放大率（1∶1）时也能有较为舒适的拍摄距离。

感光度，是由国际标准化组织定义的，用来代表底片或者传感器对光线敏感程度的一个数值，越高表示传感器敏感程度越高。例如，相比感光度100来说，感光度400需要更少的光照。提高感光度同样也会带来负面影响，传感器同时也会捕捉到噪点。噪点表现为图像中一定程度的颗粒，随感光度升高而增加，导致色彩失真和干扰效果。牙科摄影使用的光源较强，故而推荐使用100或者更低的感光度来获得清晰、高质量的画面。

3.1.5 选择设备

相机可以分为各有优缺点的两个类别：

· 袖珍／普通消费型数码相机。
· 专业相机。

3.1.5.1 袖珍／普通消费型数码相机

普通消费型数码相机又分为两个类型：大众型和半专业型（图3-12）。

第一种类型的相机花费在150~500美元，有较好的数码传感器，软件也并不复杂。它们绝大多数都不能选择曝光模式，变焦功能也弱。即使有"微距"模式，也不能保证可重复拍摄到高质量照片（曝光不足，存在阴影、变形、色彩失真）。这类相机只能用于口腔外摄影[6]。

半专业型相机花费在500~1500美元，有很好的数码传感器，软件更加复杂。光学变焦性能强大，微距模式允许近距离对焦被拍摄物体。它们可以选择曝光模式，特别是"光圈优先"模式可以辅助调节景深。LCD屏幕又可以即刻检查对焦情况。

3.1.5.2 专业相机

专业相机最适合于牙科口内拍照。数码单反相机可更换镜头，当使用微焦

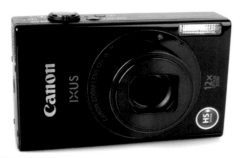

图3-12a

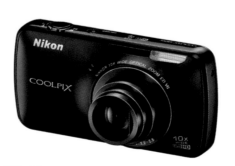

图3-12b

图3-12　a、b. 袖珍相机。

图3-13　a~d. 数码单反相机机身。

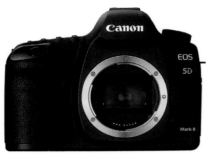

图3-13a

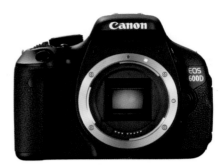

图3-13b

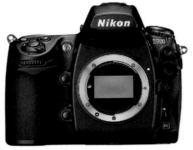

图3-13c

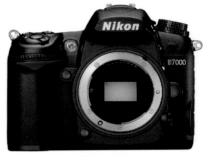

图3-13d

距镜头和相匹配的闪光灯时，最适合进行口腔内影像的拍摄[7]。

　　我们认为牙科口内拍照使用中低档的数码单反相机最合适（图3-13）。它们拥有满足我们目的的所有特征，价格公道，而相比之下，与高档相机的功能相差无几。因此，我们建议购买中档机身，以及高质量的镜头和闪光灯。

　　数码单反相机和一些普通消费型数码相机（常常超过1000万像素）的高分辨率导致文件很大，而使用困难。通常商家把很高的像素标榜为数码相机的重要性能，而如果是在1920×1080分辨率（2100万像素）的显示器上观看，这实际上并不一定能带来更高质量的图像。因此，高分辨率的数码传感器对于口腔数码摄影并不重要；牙医拍照是为了记录病历资料，而不是大尺寸打印[8]。

数码单反相机有不同的工作模式：

　　·自动模式：相机根据周围环境自动设定光圈、曝光时间、感光度等。

　　·光圈优先模式（A）：拍摄者设置光圈，相机自动设定曝光时间。

　　·快门优先模式（S）：拍摄者选择所需曝光时间，相机选择适当的光圈。

　　·手动模式（M）：拍摄者设定所有曝光设置。推荐口腔数码摄影使用该模式（图3-14）。

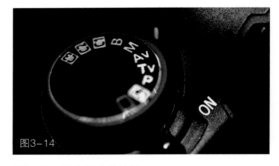

图3-14　工作模式的选择。

图3-15a~e

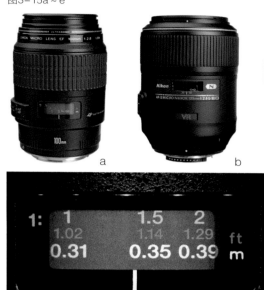
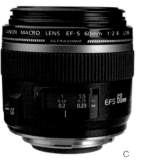
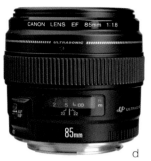
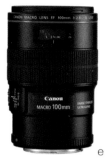

图3-15　a~e.牙科摄影使用的镜头。

图3-16　在变焦窗口中选择放大率（黄色）。

图3-17　普通消费型数码相机开闪光灯拍摄的口内照片。请注意对焦不良，缺乏景深，牙齿反光不正常。

3.1.6　镜头

镜头或许是使用数码单反相机时最重要的元素，必须具备足够长的焦距，因为放大率与镜头和数码传感器间距成正比。合适的"微距"镜头只需简单旋转聚焦环就能从无限远焦点连续变焦至1：1比例焦点[9]。所有的制造商都提供了焦距在35~200mm的镜头。口腔摄影最佳的镜头焦距为100~105mm（图3-15），它们的放大率可达1.6：6（100mm镜头，焦距转换系数为1.6）（图3-16）。

根据焦距不同，市场上的定焦镜头（焦距固定，例如100mm）和变焦镜头（焦距可变，例如18~55mm）都可以分为多个种类。建议口腔摄影使用定焦镜头，因为变焦镜头很少能够选择超过1：4的放大率。

3.1.7　闪光灯

闪光灯是口腔摄影不可缺少的。由于曝光不足、出现阴影、精确对焦困难这些原因，拍摄高质量的口腔正面、殆面和侧面影像难度较高。这些问题可以通过使用闪光灯来解决。不推荐使用普通消费型数码相机及其内置闪光灯（图3-17）。然而，使用普通消费型数码相

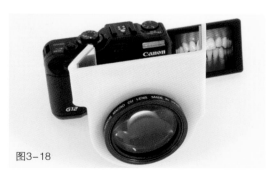

图3-18　普通消费型数码相机搭载外置扩散器。

图3-19 a、b. 环闪和双闪。

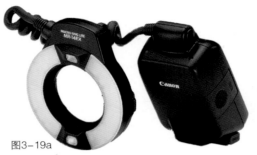
图3-19a

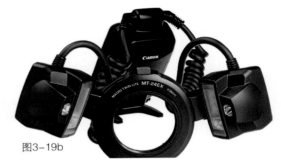
图3-19b

机和外置光源扩散器（图3-18），可以将光线均匀地扩散至被拍摄物体上，完成拍摄。

目前，口腔摄影使用最多的光源是环形闪光灯（环闪）和双头闪光灯（双闪）（卫星系统）。它们被固定在一个圆环之上，与镜头相连，并带有自动测光功能（through the lens，TTL），可以根据拍照时物体的具体情况自动调节闪光灯功率（图3-19a、b）。

环闪容易安装，适用于拍摄后牙和困难区域，能更好地记录外科手术中形态和功能。这种类型闪光灯主要的缺点是光照过于均匀而没有阴影，使得图像缺乏立体感。因此，在美学极为重要的前牙区摄影时，不推荐使用环闪，因为均匀的光照不利于细节和半透明性的显示，也可能引起干扰性的反射光。推荐使用双头闪光灯，可以获得更自然的画面，用它得到的色彩、形态细节、表面质地和半透明性显示更佳（图3-20a、b）。

相机的自动设置倾向于获得中等程度的曝光。首先，闪光灯在主要闪光之前产生预闪光，在物体表面反射入相机。如果物体反射的光线较强，闪光灯功率会自动减弱，以获得均衡的曝光；如果物体反射的光线较弱，闪光灯功率则自动升高。由于牙科拍摄物体的色谱，自动调节曝光（TTL Ⅱ）所获得的图像会因为曝光衰减而偏暗。在此情况下，需要曝光补偿（+2/3），以修正曝光（图3-21a～c）。

图3-20 a. 环闪拍摄的照片。
b. 双闪拍摄的照片（同样的被拍摄物、同样的机身、同样的镜头——不同的闪光灯）。

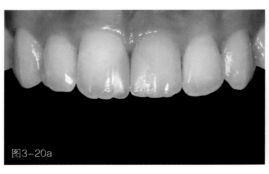
图3-20a

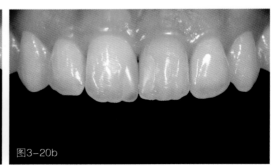
图3-20b

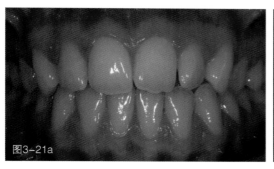
图3-21a

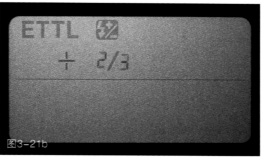
图3-21b

图3-21 a～c. 闪光灯曝光补偿。

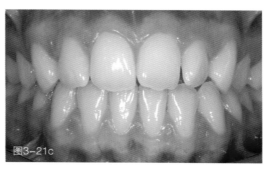
图3-21c

推荐使用无线双头闪光灯（尼康R1）进行口内拍摄，这种闪光灯通过一个主环固定在镜头上（图3-22）。

根据不同的机身，双闪的主控制器可以内置于机身或者需要额外的控制系统。主环上可以增加至最多4个闪光灯，但实际中只需要2个就够了。手动模式下使用这种闪光灯时，有必要进行修正曝光的闪光灯补充设置。在这种情况下，拍摄者需要几次尝试才能决定拍摄新照片所需的曝光量。

使用闪光灯手动模式的优点有：

· 可以根据放大率来优化曝光。

· 曝光和色彩更加准确。

· 色域更广。

· 画面更加清晰。

3.1.8　数码摄影中图片文件格式

数码摄影中最常用的图片文件格式有JPEG、TIFF和RAW，后者被认为是真正的"数码底片"。虽然日常的牙科摄影中使用的JPEG格式一般都能达到良好结果，但是要展示或者打印图片，这种格式可能还无法满足当前需要。

JPEG的特点

· 图片是被压缩的。

· 每次保存图片都会降低质量。

· 可减少图片需要的储存空间（原始大小的1/2～1/50)。

· 图片可处理，但每次旋转都会导致一次新的压缩。

TIFF的特点

· 再次保存时不会压缩。

· 保存图片所需的空间为原始尺寸

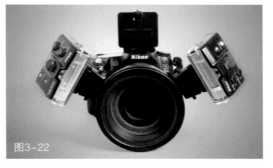
图3-22

图3-22　尼康R1无线双闪。

的一半。

· 图片打印出来的质量非常好。

· 图片可处理。

RAW的特点

· 原始数据储存为二进制非压缩格式。

· 它相当于未处理的35mm底片。

· 需要特殊的后期图像处理软件。

· 图片可以编辑或者修改。

· 图片拥有最高的质量。

· 文件特别大。

在图片后期处理软件（例如Adobe Lightroom）协助下，使用、处理、存储和归档图片，可以用于不同的目的：

· 初诊和治疗设计。

· 病例和个人资料归档。

· 美学评估、自我评估，以及美学重建病例的模拟。

· 与技工室沟通。

· 展示和发表。

· 市场推广[10]。

3.1.9　白平衡

口腔摄影的一个重要目的就是获得自然色彩再现的图片。白平衡调节失误可能会导致图片色彩与天然色彩有差别

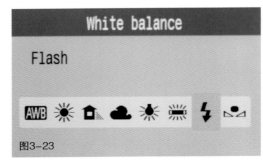

图3-23

图3-23　将白平衡设置为闪光灯模式。

而不能反映真实情况，影响与技工室等环节的沟通。

根据拍照时的光照条件，白平衡有多种设置。日光以5500K色温为特征，阴天是6500～8000K，荧光是4000K，钨丝灯泡是2800K。当拍摄者设定了拍照时的主要光源后，白平衡会调节图片颜色，尽可能地接近自然日光照射下的情况。

对于口腔摄影而言，主要光源由闪光灯提供（电子闪光灯光源主要色温是5500K，代表标准自然光照），白平衡必须设置为闪光灯模式（图3-23）。

不推荐使用自动白平衡进行口腔摄影，而手动调节也应该由有经验的拍摄者来完成；此外，手动调节白平衡也不一定可以得到更自然的色彩再现。

（余涛　李祎）

3.2 口内摄影
INTRAORAL PHOTOGRAPHY

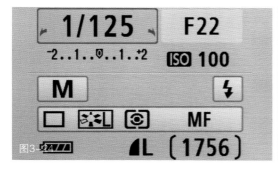

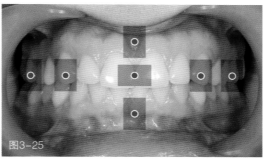

图3-24 口内摄影用标准相机参数设置示例。
图3-25 对准被摄对象构图。

3.2.1 口内摄影的参数设置

拍摄口内图像时相机的参数应当如何设置呢?

在日常口腔摄影中,推荐使用能够获得高质量影像的标准设置。而如果希望获得更加艺术的影像或表现一些特殊的细节,这些参数设置可以进行调整。

为了获得较大的景深,应当设置较小的光圈孔径(f/6 ~ f/22)。这意味着透过孔径到达感光元件的光的量比较少。

理论上,这时应当采用较长的曝光时间以使被摄对象获得足够的照明。然而如果延长曝光时间,那么有可能由于摄影者或被摄对象在曝光时的移动而引起最终影像模糊(口腔摄影需要摄影者手持相机拍摄而不是架设在三脚架上)[4]。使用环形或双头闪光灯提供充足的闪光照明可以将快门速度缩短至1/125 ~ 1/250以获得正确的曝光。在带有M(手动)模式的相机上可以非常容易地

进行这样的参数设置。

口内摄影的标准参数设置(图3-24):

· 手动操作模式(M)。

· 对焦模式——手动模式(MF)。

· 光圈孔径:f/6 ~ f/22。

· 曝光时间(快门速度):1/125 ~ 1/250秒。

· 选择相对放大率:按比例。

· ISO(感光度)100。

· WB(白平衡)——闪光灯模式。

· 闪光灯——设置为TTL(通过镜头测光)功能。

采用这些标准参数设置,并按以下介绍的方法使用摄影设备:

· 口腔摄影要求手持相机拍摄。

· 根据需要拍摄的区域选定已知数值来设置放大率。

· 手持相机对准被摄区域前后移动,通过多次尝试获得精确的对焦。

· 对被摄对象进行取景时应通过

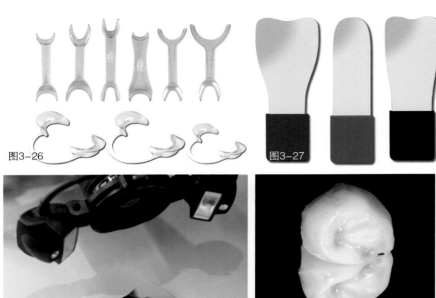

图3-29

图3-28a

图3-28b

图3-26　口内牵拉器。
（感谢Doctoreyes公司供图）

图3-27　口腔摄影用反光板。（感谢Doctoreyes公司供图）

图3-28　拍摄小尺寸的修复体：a. 摆放；b. 拍摄。黑色的背景和修复体的倒影来自于对镜面的强照明。

图3-29　黑色背景板。

取景器，并将𬌗平面摆在水平网格线上，将切牙间线与垂直网格线对齐（图3-25）。

3.2.2　口内摄影的辅助工具

牵拉器

不使用颊牵拉器是无法获得高质量的口内影像的。多种尺寸和形状的透明聚碳酸酯牵拉器是最常用的，对于患者而言使用起来也是比较舒适，而且必要时便于调改。可以将它们置于高压灭菌器内，在121℃或134℃下灭菌。

使用个性化的牵拉器，可以成对使用，可以将口唇适当牵拉和引导，以便暴露希望拍摄的区域。这种牵拉器可以很方便地截半使用，使拍摄者在使用反光板拍摄𬌗面时可以更加方便地牵拉口唇（图3-26）。

反光板

在拍摄𬌗面和牙齿的侧方影像时，反光板是不可或缺的（图3-27）。在特写拍摄小尺寸的修复体时也会用到反光板作为背景（图3-28a、b）。

有不同形状和尺寸的反光板可供使用。反光板套装至少应包括𬌗面反光板和侧方反光板。有了这些反光板，可以进行下列拍摄：

· 上下颌牙列的𬌗面影像。

· 牙齿侧方颊面影像。

反光板的外表面必须特殊处理达到85%～99%的光反射。高度反光的外表面可以防止反光板内外表面同时反射光线形成重影。推荐使用镀铑反光板进行口腔摄影。放入口内前，可将反光板预热（可放入热水，或用热源加热）以免表面起雾。助手在拍摄时也可轻轻向表面吹气以去除雾气[11-12]。

黑色背景板

黑色背景板用于在拍摄前牙区域时创造黑背景（图3-29）。口腔内牙列后方的结构被挡住，并且牙齿切端的透光性被突显出来（图3-30）。

黑色背景板采用黑色阳极氧化铝或可弯曲的铜片表面进行硅胶注塑制成，也可使用黑色硬卡纸剪成相应形状制成[13]。

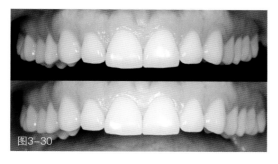

图3-30

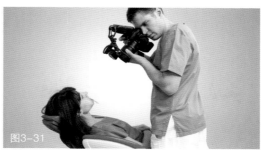

图3-31

图3-30 使用了黑背景和没有使用黑背景的影像。切端的透明性在使用黑背景后被突显了出来。
图3-31 拍摄者的体位。

3.2.3 拍摄口内影像

推荐在标准的、可重复的条件下拍摄口内影像。

任何一位诊室的工作人员只要遵循了相机的参数设置和操作流程都应能够简便快速地拍摄到优质的影像。口腔摄影的标准化对于最为简便地获取最佳拍摄效果是至关重要的。

应让患者舒适地坐在牙椅上，他／她的头应略低于相机或与相机位于同一水平。拍摄的医师或助手应当找到一个舒适而稳定的体位，因为相机需要手持拍摄并且有时会有相当的重量。右手持握相机机身，左手稳定镜头的前部。一只眼睛应当透过取景器观察，另一只眼睛应当保持张开（图3-31）。

下一步是选定正确的放大率，然后相对于被摄对象前后移动以进行对焦，最后按下快门。

1. 正面影像

a. 牙列正面影像（磨牙到磨牙）。

·用一对可扩张牵拉器拉开软组织。

·放大率1：2（图3-32）。

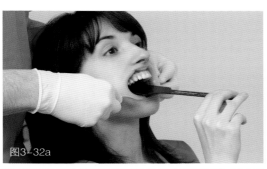

图3-32a

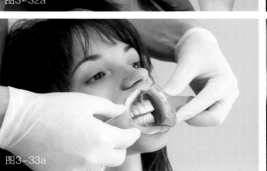

图3-33a

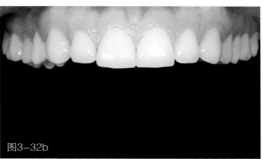

图3-32b

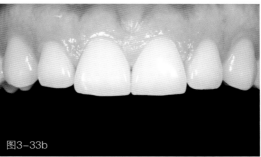

图3-33b

图3-32 正面影像。a. 体位。b. 所得影像，放大率1：2。
图3-33 正面影像细节。a. 体位。b. 所得影像，放大率1：1.2。c. 放大率1：1。d. 放大率1.5：1。

第三章 摄影检查 | **63**

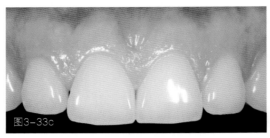

图3-33c

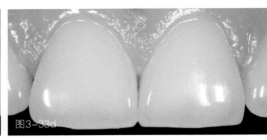

图3-33d

b. 前牙正面影像。

・一对可扩张牵拉器。

・放大率1：1.2（尖牙到尖牙）或 1：1（拍摄切牙）（图3-33a～d）。

2. 侧方影像

a. 上下颌象限同侧影像。

・使用一对牵拉器，将待拍摄侧牵拉至最大暴露范围。

图3-34 侧方影像。a. 体位。b. 所得影像。

图3-35 侧方影像。牵拉器和侧方反光板的位置。a. 体位。b. 所得影像。

图3-36 上牙列𬌗方影像。a. 体位。b. 所得影像。

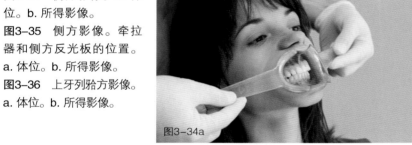

图3-34a

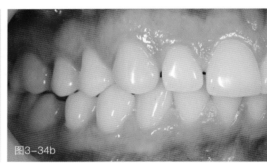

图3-34b

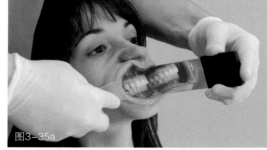

图3-35a

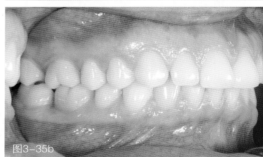

图3-35b

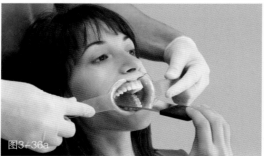

图3-36a

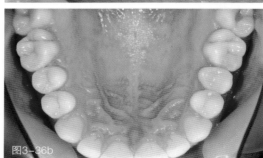

图3-36b

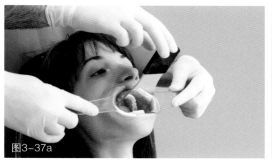

图3-37a

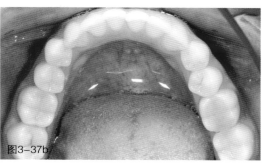

图3-37b

图3-37 下牙列殆面影像。a. 体位。b. 所得影像。

・放大率1：1.5（图3-34a、b）。

b. 牙列颊面咬合影像。

・使用一只侧方反光板，将其置于待拍摄侧牙列旁，反光板远端应触及最后磨牙的远中面，在软组织弹性允许范围内尽量扩大暴露范围。对侧放置一个牵拉器。

・放大率1：1.5～1：1（图3-35a、b）。

3. 上牙列殆面影像

・获取上牙列殆面影像。

・使用一只殆面反光板放置在口腔内，反光板应与上颌最后磨牙远中的龈黏膜接触，并可利用下牙列切端获得支点，使用牵拉器从上唇区牵开软组织。

・放大率1：2（图3-36a、b）。

4. 下牙列殆面影像

・获取下牙列殆面影像。

・使用一只殆面反光板放置在口腔内，反光板应与下颌最后磨牙远中的龈黏膜接触，并可利用上牙列切端获得支点。

嘱患者将舌向腭方抬起并用鼻呼吸。使用牵拉器从下唇区牵开软组织。

・放大率1：2（图3-37a、b）。

患者完整的影像资料包含以下影像（图3-38），这些影像是采用标准的、可重复的标准模式下拍摄的。这些影像

图3-38 患者的拍摄状态。
图3-39 口腔内一些特殊部位的影像。

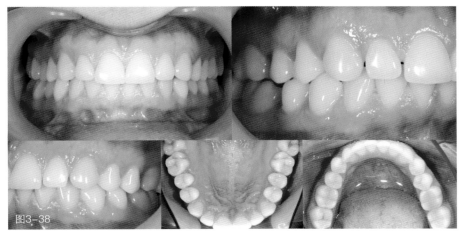

图3-38

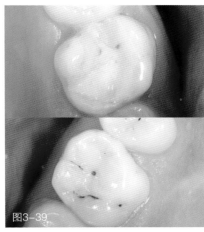

图3-39

需要在治疗中和完成后都进行拍摄[14-15]。

除了如前所述在标准位置拍摄牙列的影像外，还可以拍摄一系列影像用于强调口腔内一些特定区域的细节影像（图3-39）。

3.2.4　拍摄正面及侧面面像

正面面像主要用于美学、修复、外科以及正畸治疗。如果这些影像要进行存档，那么患者必须根据特定的工作要求摆好姿势。

3.2.4.1　背景颜色

并无严格的标准背景颜色，然而不推荐使用多种颜色的背景，那样会使观看病例展示的观众或读者产生视觉疲劳。

灰色的背景不会影响被摄主体的颜色。作为背景的颜色可以选择纯色或渐变色（后一种会给图像一定深度感）。白色背景可用于需要强调暗色的被摄主体时[2]。黑色背景是最为有效的，因为它能强调被摄主体的照明并营造出三维的效果。

3.2.4.2　选择口外摄影的设备

除了环形闪光灯此时并无用处外，其他用于口内的摄影系统都可应用。如果实际工作中需要经常拍摄口外影像，建议为此特意开辟一处工作区域。这一区域中的背景应当为单色，且推荐应为中性色（例如灰色）[16]。可以使用影棚布光或强力闪光灯来进行足够的照明，使曝光时可使用f/11的光圈（图3-40）。

经过人体测量的参考点来指引患者就位于正确的位置进行正面和侧面的拍摄。

图3-40　正面面像摄影时的环境设置。
图3-41　正面面像。
图3-42　侧面面像。

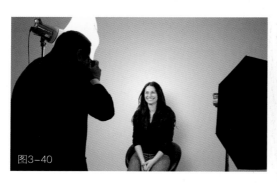

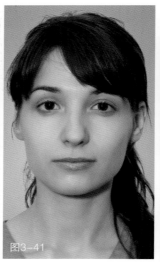

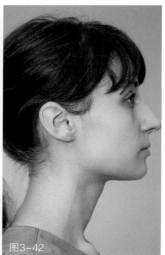

对于正面面像，患者的头部必须处于瞳孔连线在画面中水平的位置。

对被摄对象进行构图时，应确保影像的上缘高于头顶最高处的水平，下缘低于咽喉区域。推荐的标准放大率为1：10（图3-41）。

对于侧面面像，眶耳平面应与画面水平线平行。患者放松并目视前方。以下内容应包含在取景范围内：上端——头发；下端——咽喉区域；侧方——耳垂（头发应扎在脑后，使耳垂可见）；以及侧貌轮廓。应进行位于患者前、后的双侧布光以获得照明。当仅能使用一只外接光源时，应从前方区域照明，以防患者的侧貌造成阴影区（图3-42）。

对于需要记录美学修复效果的患者，拍摄口外影像时，侧斜位或半侧貌影像应予记录。推荐放大率在1：8～1：10之间，但为了简化，也可以使用正面或侧面面像的放大率。

（余涛　刘欣然）

参考文献

[1] Bengel W. Digital photography in the dental practice: An overview (I). Int J Comput Dent 2000;3(1):25–32;138–143.

[2] McLaren EA, Terry DA. Photography in dentistry. J Calif Dental Assoc 2001;29(10):735–742.

[3] Ahmad I. Dental Photography. Chicago: Quintessence, 2004.

[4] Bengel W. Mastering Digital Dental Photography. London: Quintessence, 2006.

[5] Sandler J, Murray A. Clinical photographs – the gold standard. J Orthod 2002;29(2):158–167.

[6] D'Incau E. Photographie dentaire: Le matériel. Inf Dentaire 2006;88(36):2243–2248.

[7] Bengel W. Digital photography in the dental practice: An overview (II). Int J Comput Dent 2000;3(2):121–132.

[8] Vargas MA. Photographs of the face for publication and presentations. J Prosthodont 2003;12(1):47–50.

[9] D'Incau E. Photographie dentaire: Les méthods. Inf Dentaire 2006;88(41):2649–2653.

[10] Goldstein CE, Goldstein RE, Garber DA. Imaging in Esthetic Dentistry. Chicago: Quintessence, 1998.

[11] Vargas MA. Maxillary and mandibular occlusal photographs. J Prosthodont 2003;12(2):149–151.

[12] Vargas MA. Maxillary and mandibular lateral view photographs. J Prosthodont 2003;12(3):227–229.

[13] Vargas MA. Photographing a view of the maxillary anterior teeth with a black background. J Prosthodont 2002;11(3):208–210.

[14] Chu SJ, Devigus Al, Mieleszko A. Fundamentals of Color. Shade Maching and Communication in Esthetic Dentistry. Chicago: Quintessence, 2004.

[15] Touati B. Esthetic Dentistry and Ceramic Restoration. London: Martin Dunitz, 1999.

[16] Paravina RD, Power JM. Esthetic Color Training in Dentistry. St Louis: Mosby, 2004.

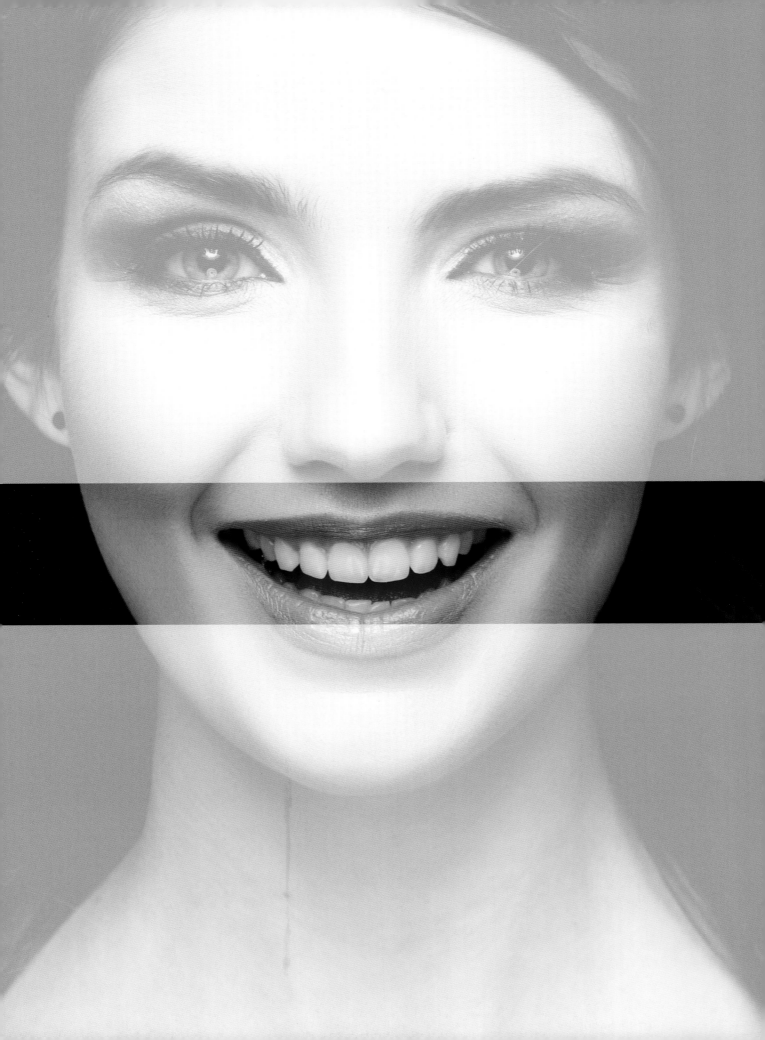

SMARANDA BUDURU
RAREȘ BUDURU

第四章
Chapter IV

美学分析中的医患沟通以及治疗计划中临时美学重建的作用

DENTIST–PATIENT COMMUNICATION DURING ESTHETIC ANALYSIS INTEGRATING PROVISIONAL ESTHETIC REHABILITATION IN THE TREATMENT PLAN

4.1 美学分析中的医患沟通
DENTIST–PATIENT COMMUNICATION DURING ESTHETIC ANALYSIS

图4-1 牙齿磨损。
图4-2 牙齿前突。
图4-3 牙齿间隙。
图4-4 牙齿后缩。

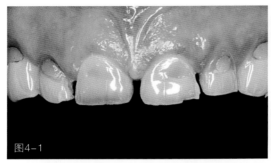

图4-1

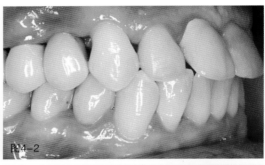

图4-2

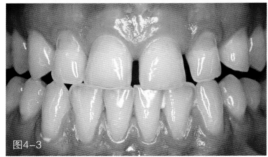

图4-3

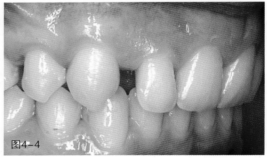

图4-4

美学牙科是一项可选择的口腔修复治疗，其中的主要挑战之一是在治疗开始前确定患者的需求和预期；换句话说，就是清楚地区分开患者实际的和不切实际的需要。这一步骤必须在治疗开始前或是对牙体牙周组织结构做出不可逆的改变前完成。

因此我们相信，口腔医师在采集病史时要像一位会读心术的"魔术师"一样，这样才能尽可能多地获取患者的相关信息。在心理学上，患者被分为以下几种类型：

· 知道自己需要什么的患者。

· 不知道自己需要什么的患者。

· 有合理预期的患者。

· 永不满足的患者。

· 认为任何治疗都是完美的理想患者。

除了在初次就诊时了解患者的需求之外，还可以通过一些客观的技术方法来预期一例病例的治疗过程和最终的修复效果。在治疗开始之前，建议拍摄一套标准的临床照片（参见第三章），用于术前和患者的交流或是医师间的讨论。

由于一些人在照相时会感到尴尬或害羞，这时建议采用录制视频的方法来记录患者说话和微笑时的表情，以获得他/她唇部的形态、牙齿的暴露程度和日常各种表情的准确图像。

在与患者进行充分的交谈之后，需要在就诊记录中记下患者的综合美学和功能分析信息。之后这份病历被完整地保存并可以指导预览最终的修复效果。

预览的技术包括：

· 直接法诊断饰面。
· 诊断蜡型。
· 间接法诊断饰面。
· 数字化微笑设计。

4.1.1 直接法诊断饰面

定义

直接诊断饰面是指在不使用粘接剂的条件下，在牙齿表面堆塑光固化复合树脂来改变牙齿的大小、形态、颜色和位置，以达到预测修复效果的目的。

这项技术可以应用于临床冠较短或有散在间隙的牙齿以及唇侧丰满度不足的牙齿，然而无法适用于需要缩短临床冠的殆龈径或是纠正牙齿前突的情况（图4-1～图4-4）。

器械设备

· 多种颜色的光固化复合树脂（通常推荐使用浅色系的树脂）；也可以使用流动树脂。

· 成型器械。

· 修形车针、切盘、橡皮轮、抛光膏。

方法

治疗开始时，通常将复合树脂堆塑于中切牙的切端，这是修复治疗的关键起点。所得到的新的临床冠长度在美学、语音和功能（切导）三方面对于患者都应是可接受的[2-5]。

在中切牙的切端位置和临床冠长度确定以后，需要进一步确定牙冠近远中向的宽度，并达到75%～85%的理想长/宽比。

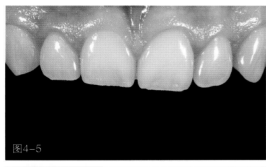

图4-5

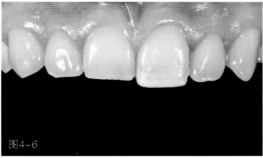

图4-6

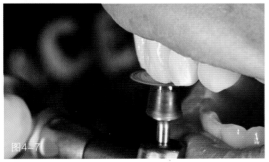

图4-7

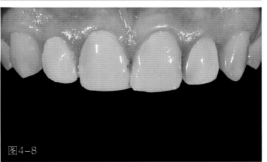

图4-8

图4-5 初始情况。
图4-6 直接法诊断饰面：确定切端的位置。
图4-7 修整诊断饰面。
图4-8 直接法诊断饰面：最终的形态。

在这之后恢复中切牙的唇面形态，注意在重塑唇面的轮廓和曲线时要参照与上唇长度的关系，以保证合适的比例。

完成中切牙的堆塑之后，继续对侧切牙、尖牙和前磨牙进行修复，治疗过程中要保证牙齿间最合适的比例并遵从所有美学修复的原则：切端的连线要与下唇的曲线平行；保证理想的牙间接触区和外展隙（参见第二章）。最后，对树脂进行精修以获得合适的形态和长度。这一步骤需要十分细致，不能伤害到牙体组织[6]。

推荐使用浅色系的复合树脂材料是出于两种因素的考虑：其一，患者常常希望有更洁白的牙齿；其二，浅色系的树脂更易于与牙体组织区分（图4-5～图4-8）。

结论

树脂诊断饰面可以使患者在较短的时间内看到预期的修复效果，对最终的结果提出意见并对之后的改进提出自己的建议。

与此同时，直接诊断饰面技术可以更准确地展现牙医想象中的治疗效果，并且可以客观地验证美学、语音和功能的可行性。主观意义上讲，他/她也可以更好地理解患者的预期。

图4-9 初始情况。
图4-10 直接法诊断饰面。
图4-11 延伸至牙龈的诊断饰面。
图4-12 美学牙周手术。
图4-13 最终的形态。

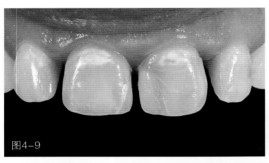

图4-9

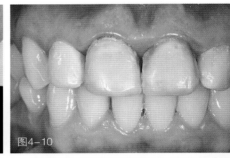

图4-10

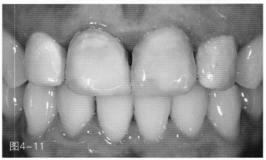

图4-11

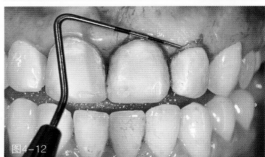

图4-12

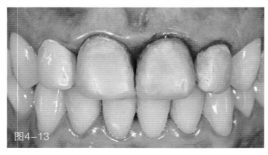

图4-13

在一些情况下，患者上切牙的切端加长后会出现语音障碍或者影响下唇的运动，但即使这样，牙齿的临床冠长度仍旧显得太短，比例依然不协调，此时就要对诊断饰面龈方的形态做出调整，在近龈缘的位置添加树脂以使颈部的轮廓得到重新塑型，这可能需要配合牙周美学手术才能得以实现（图4-9～图4-13）[7]。

一旦医患之间就治疗计划达成了一致，建议取印模并在技工室灌制研究模型，这些步骤是制作诊断蜡型的起点。同时，最好能使用牙科卡尺测量牙齿的外形数据，将记录下的信息传递至技工室。

患者最好可以通过临床照片或视频记录来评估直接诊断饰面，而不是通过照镜子来观察，因为这样更接近周围的人在看他/她时的感觉。绝大多数的专家认为患者通过照镜子进行自我评估是不准确的[8]。

使用诊断饰面的方法简单并可以适当收取一定的费用，能即刻看到最终的效果。这一技术的优势在于可以在与患者达成一致的基础上，快速地开始一项计划好的治疗方案，或是马上终止治疗，且不会造成任何伤害[9-10]。

4.1.2 诊断蜡型

定义

诊断蜡型是在口腔修复治疗前，为了预览最终的修复效果，根据初始研究模型所制作的患者牙列形态。一旦利用间接法诊断饰面在患者口腔中得到确认，诊断蜡型便成为了今后所有治疗方案的起点。

条件

制作准确的诊断蜡型需要一些条件，包括患者初始状况的高质量印模。制取印模的过程建议使用高质量的印模材，比如聚乙烯基硅氧烷橡胶（PVS）。印模灌制模型要遵从技术操作规范，按照产品说明进行。灌制模型的石膏推荐使用Ⅳ型超硬石膏，并且要格外注意去除模型多余的边角以使模型能顺利固定在𬌗架上（图4-14、图4-15）。

模型应被装置在半可调𬌗架上。借助面弓记录，上颌模型固定时可准确复制出上颌与颅底间的位置关系。固定下颌模型时应参照上下颌在最大牙尖交错位或正中关系位时的位置关系，这取决于咬合重建的范围和咬合的稳定性。

为了尽可能精确地模拟下颌运动，

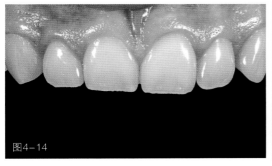

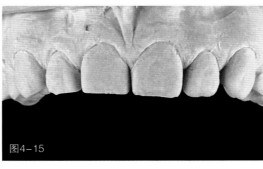

图4-14　初始情况。
图4-15　研究模型。

图4-14

图4-15

图4-16 面弓记录。
图4-17 计算机描记仪记录。
图4-18 模型上半可调殆架。
图4-19 设置切导盘（前导）。
图4-20 计算机描记仪的结果。
图4-21 设置髁导。

图4-16

图4-17

图4-18

图4-19

st	47,4°	46,0°	48,3°	6,2°	43,8°	29,3°
nd	52,7°	47,0°	55,1°	14,1°	52,5°	23,1°
rd	55,4°	49,8°	54,8°	17,3°	51,3°	17,9°
th	54,6°	47,6°	52,8°	16,8°	50,9°	15,8°
th	51,6°	45,0°	54,1°	18,6°	50,3°	15,6°
th		42,4°	52,7°	18,4°	48,4°	14,6°
th		36,7°	48,8°	17,2°	44,6°	13,1°
0th					40,5°	12,5°
4th						

	Retrusion	
1.	63,8°r	68,5°r
2.	49,6°r	58.5°r

Sagittal Condylar Guidance Artex® CR

Right			Left		
3rd mm	5th mm	10th mm	3rd mm	5th mm	10th mm
45°	47°		40°	41°	

Transversal Condylar Guidance Artex® CR

	Right			Left		
	3rd mm	5th mm	10th mm	3rd mm	5th mm	10th mm
Angle	7°	10°	11°	18°	14°	11°
ISS	0.0	0.0	0.0	0.0	0.0	0.0

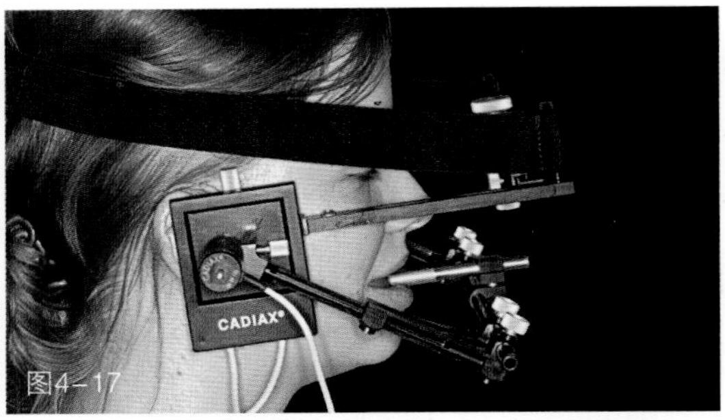

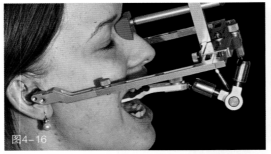

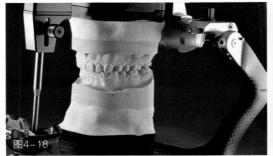

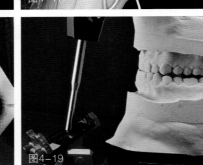

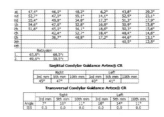

图4-20

图4-21

推荐使用个性化设置的殆架（可设置髁突斜度，Bennett角）。可以使用计算机描记仪或蜡记录的方法来记录下颌前伸和侧方的运动（图4-16～图4-21）[2,11-14]。

器械设备

模型上好殆架之后，牙科技师就可以开始制作诊断蜡型了。为此，他/她需要蜡和配套器械。通常推荐使用白色的模型蜡，因为它对于患者更易被接受。可想而知，如果患者第一眼看到的是灰色、绿色或是其他有颜色的蜡型，他/她的情绪可能会受到影响并且感到失望，或者对治疗失去信心。可以使用模型蜡套装并且通过混合多种颜色的蜡尽可能地复制出未来瓷修复体的色彩效果。根据作者的经验，白的蜡型对于患者有十分积极的作用。

为了尽可能地精确，推荐使用机械或电子卡尺来测量牙齿的外形。使用牙周探针进行矢向和横向的测量也是可以的。

作用

·改变每一颗牙齿的体积、大小、比例和形状。

·复制牙齿宏观和微观的纹理。

·改变牙齿间的比例。

·修改龈外展隙和切外展隙，改变接触点和接触区[16]。

·改变牙龈的轮廓。

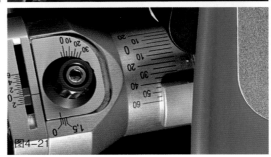

· 设定切缘的位置和方向。

· 强化或弱化切角的形态。

· 改变或重建粭曲线（Spee曲线，Wilson曲线）。

· 恢复上下牙列间稳定、平衡且能同时接触的咬合接触点。

· 改变咬合时的垂直距离。

· 根据功能需要恢复前导（覆粭、覆盖）和侧导（尖导、侧导、前侧导）。

由于不能随意地完成这些改变（涉及美学和功能），医师必须为技工室提供一系列有关诊断模型的额外数据。为了避免在诊室和技工室的沟通中产生误解，必须将这些信息记录下来，对每一颗牙齿做的改变都要有明确的记录。比如"在右上中切牙切缘增加1mm，并向龈方延伸0.5mm以改善右上中切牙的临床冠高度；对原有覆盖增加1～1.5mm，改牙形为三角形"。有时为了大幅度地调整牙齿的位置，技师将不得不去除石膏模型的一部分；这时候技师必须记下所做的改变，这样医师在做间接法诊断饰面时才能清楚模型目前的状况。

与此同时，临床记录中还应包含一套高质量的临床照片（参见第三章），技师在制作蜡型的过程中可以随时参考并且更加准确地理解医师的需求。临床照片最好是数字化的，这样易于存储，可以随意地放大或缩小，还能保证照片的质量长久不变。这些不仅使得医技的远程协作得以实现，也是医技沟通交流的物证。

结论

蜡型反映了医师的初始治疗计划，

面技师在技工室内将此付诸实际。初始治疗计划是在综合了患者的意见、美学及咬合情况的分析、直接法诊断饰面效果的基础上形成的。根据治疗初始的需要，在技工室内制作完成蜡型后，可以利用间接诊断饰面在患者口内得到验证。此时，还可以做出一些调整来进一步完善蜡型。蜡型是达到最终修复效果的基础，它将首先转变为临时修复体，进而在最终的修复体上体现治疗设计。因此，"最终"的效果可以在治疗一开始的时候就得到患者的认同，并且避免一些不可预知的意外情况出现。此外，诊断模型（"蓝图"）接下来将指导修复治疗前的准备工作，并为治疗的成功提供保证：牙周治疗、改变牙齿位置的正畸治疗、非常规或大量牙体预备所需的牙髓治疗、种植治疗。

初始的诊断模型可以令技师在治疗的美学和功能需求间游刃有余。因此，从一开始修复体的功能和外形就被确定了下来，在最后的瓷修复体制作阶段，技师将专注于修复体的颜色和视觉效果。这就意味着在治疗结束后，患者、医师、技师三方中不会有任何一方对最终的结果有意料之外的不满意，更不会因此失眠（图4-22～图4-29）。

4.1.3 间接法诊断饰面

定义

间接法诊断饰面由技师准备，在对牙体牙周组织任何不可逆的改变之前，由医师将蜡型复制到患者的口内。

图4-22 堆塑切缘。

图4-23 测量新的临床冠
长度。

图4-24 检查调整后的牙
齿比例。

图4-25 确定切缘的最终
位置。

图4-26 堆塑新的外形。

图4-27 完成唇面蜡型。

图4-28 堆塑侧切牙蜡型。

图4-29 最终的蜡型。

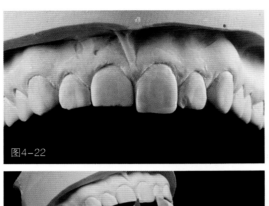
图4-22

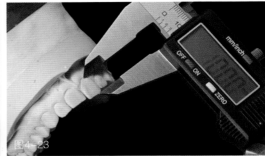
图4-23

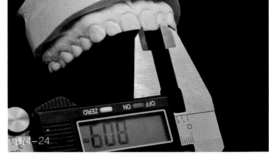
图4-24

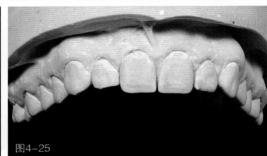
图4-25

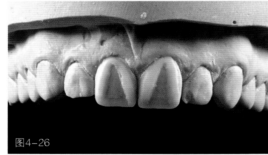
图4-26

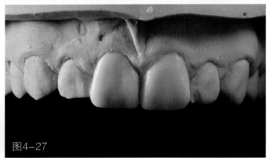
图4-27

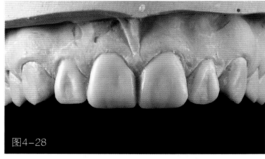
图4-28

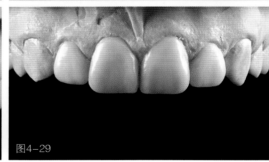
图4-29

作用

· 验证医师治疗计划对患者所带来
的改变；验证初始分析时设想的结果；
验证美学、咬合与语音评估时设想的结
果。

· 患者可以预览最终的修复效果。

· 医师和患者可以根据实际效果达

成共识后，对结果进行修改。

· 可以为患者拍照或录像，以获得
患者对最终修复体更为准确的意见。

· 一些与患者关系密切且意见重要
的人可以对修复效果进行评价。

· 当患者认同最终的修复结果后，
需签署一份同意书，使医师可以完成后

续治疗计划（这是关键的一点，它可以帮助医疗团队避免一些法律问题）。

·确定修复前治疗步骤，开始多学科联合治疗。

·为以修复为目的的牙体预备提供指导（Gürel技术）[19]。

·以此为参考制作临时性修复体。

器械设备

·完成诊断蜡型的石膏模型和/或翻制的石膏模型。

·油泥型硅橡胶或热成型基托材料。

·自凝树脂和/或光固化复合树脂。

·高速涡轮手机和弯机。

·不同大小和粗细的车针。

·切盘、橡皮轮。

·抛光膏。

·暂时性水门汀。

方法

在技工室的诊断模型上完成了蜡型的制作后，就要把全部信息都转移至患者的口内。

不管治疗的范围是局部（仅局限于几颗牙齿）或整个牙列，首先制取印模。当修复多颗牙或整个牙列时选择标准托盘。使用常规或透明的膏状印模材，可以配合使用标准托盘或透明的塑料托盘。后者可以令术者清楚地看到和控制印模材，还可以使光固化灯的光线穿透，具有一定优势。

将带有蜡型印模的托盘在患者口内就位并找到最佳的位置，之后在托盘内注入自凝树脂或光固化的流动树脂，再次在患者口内就位。

材料固化后就可以取下托盘，此时固化的树脂就位于牙面，显示出最终的修复效果。许多专家建议患者在此时不应该通过照镜子来评价修复重建后的美学效果，而是应该通过拍摄的照片来评价。或者也可以考虑拍摄一段短暂的视频来记录唇部的自然运动[8]。

经过抛光和调磨之后，最终的修复效果呈现在患者眼前，他可以据此和医师探讨还可能做哪些改变。

采用透明的油泥型印模材能使树脂中的气泡、溢出的多余材料、潜在的缺陷在直视下变得一目了然。

如果在患者口内对间接法诊断饰面做了调改（与初始的诊断蜡型相比），最好重取一个印模。这样可以确保技师在对初始蜡型做调整时有一个新的石膏模型可供使用。

另外，如果要改变牙齿临床冠的长度，应该用卡尺测量每一颗牙齿的尺寸并在临床记录中记下来，以避免将来出现任何误解（图4-30～图4-33）。

对带有蜡型的石膏模型进行取印模的过程中可能造成蜡型的损坏，某些专家建议复制诊断模型并用超硬石膏灌制一副新的模型。之后，用更加坚硬的热成型基托材料在新的模型上翻制阴模，此阴模可以在制作间接法诊断饰面时承托复合树脂。由于阴模是透明的，因此可以看见牙面上的树脂、可疑的气泡、凹陷和瑕疵，并且不会影响光固化。树脂固化后，接下来的操作与此节的第一部分技术内容相似（图4-34～图4-36）[20-22]。

图4-30　完成诊断蜡型的模型。

图4-31　翻制印模。

图4-32　在印模中注入树脂。

图4-33　间接法诊断饰面。

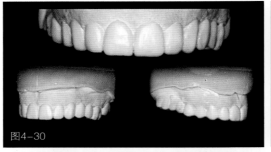
图4-30

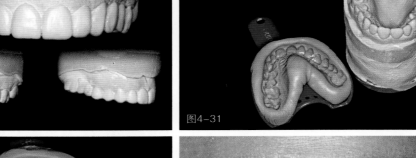
图4-31

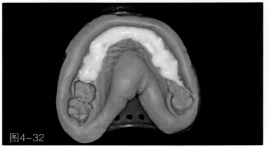
图4-32

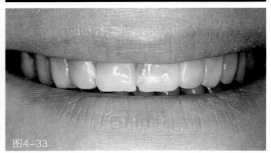
图4-33

结论

此时，一旦分析研究好患者的情况，医师就能发现此病例的局限性、机会和可行性，计划出相应的治疗程序，并能明确患者的期待是否合理。最重要的是，可以保证医师、技师、患者三者之间观点的一致。

制作间接法诊断饰面这一步骤是非常重要的，它可以使我们与患者之间就专业问题建立良好的沟通关系，并且理论上应该可以避免出现一些意料之外的结果和不愉快。一旦患者同意继续按照三方确定的治疗方案进行，他/她需要签署知情同意书，这意味着如果将来他/她单方面要求修改治疗方案，他/她要承担一切责任。由于患者经常会听取一些与他们关系比较好的人的意见，最好能给他们时间回到家中，让他们的家人和朋友也能看到将来修复后的效果，并且听取这些人的意见和建议。

对于大多数的病例，制作诊断饰面的是非常薄的一层树脂（特别是对于一些不齐的牙齿），这就使得很难将其完整取下，除非破坏它们。

因此，在抛光诊断饰面的时候需要十分小心。在一些病例中，可以利用诊断饰面将内倾的牙齿恢复至正常的位置，只有在这种情况下，诊断饰面才有可能保持一定的厚度。此时可以将其取下并用暂粘剂粘固，这样患者就可以戴着它回家。

在抛光的时候，不要接触患者的牙体组织，因为如果接下来的治疗无法按计划进行，患者会指责医师损伤了他/她的天然牙[19,23]。

在分析的过程中不能只关注美学的因素，同时也要考虑功能（咬合）和语音的因素。

另一个建议是在制作过程中尽可能选择颜色明亮一些的树脂，以达到令患者意想不到的效果，同时也可以更清晰地区分开树脂与牙体组织。

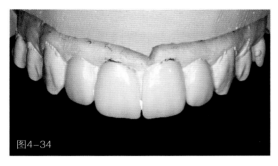

图4-34

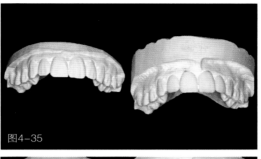

图4-35

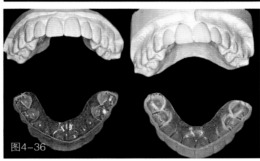

图4-36

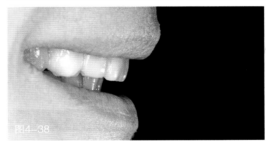

图4-37

图4-34 蜡型。
图4-35 复制蜡型。
图4-36 热成型基托。
图4-37 预备有水平指示沟的间接诊断饰面（Gürel技术）。
图4-38 发音法检查诊断饰面。

还有一个十分重要的方面就是，间接法诊断饰面一旦被患者接受，它就代表了修复体最终的体积。此时可以预备定位指示沟以达到真正意义上的精准牙体预备。医师可以根据定位指示沟极为精准地进行牙体预备以达到微创的目的（图4-37、图4-38）。

笔者认为，如果患者、医师和技师没能就预计的修复效果达成一致，那么想要完成一例满足美学、功能、保守和微创的修复重建病例是不可能的。

4.1.4 数字微笑设计

定义

数字微笑设计（Digital Smile Design, DSD）是通过使用特殊的计算机软件处理患者就诊的初始照片，来形成一幅将来治疗效果的虚拟图像。

数字微笑设计是一个复杂、多功能的治疗步骤，它可以提高诊断、沟通和治疗的可预见性。

笔者指出，对患者牙齿和面部特征的数字化分析，可以使医师发现一些在临床检查中可能被错过的重要内容[24]。

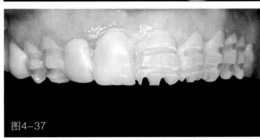

图4-38

器械设备

· 计算机。

· 软件，Keynote或PowerPoint软件。

· 一套患者的临床照片。

作用

· 美学分析：患者的医疗团队可以利用DSD评估他的美学需求，还可以分析某些在临床检查中被忽视的内容。

·沟通：用于医师和技师间的沟通，这样整个团队都可以参与到治疗过程之中。

·患者的管理：数字微笑设计是鼓励患者接受并完成治疗的有效工具；与此同时，它可以帮助患者理解相关治疗的内容和必要性。

·教学：可以向其他患者或者在同行之间进行展示。

方法

·在拍摄一整套临床照片时，3个重要的内容是：静息位和露齿微笑时的正面像，使用拉钩和背景板拍摄的上牙列图像。

·在正面像上标记出参考线（包括平行于瞳孔连线的水平参考线，或是平行、垂直于面中线的参考线）。

·数字面弓转移可以为口腔修复重建提供有用的信息。

·为了发现一些需要修正的偏差，分析微笑情况时要对应坐标轴进行。

·通过改变切缘的位置、牙长轴的倾斜角度、牙龈的轮廓、牙齿的外形和比例等条件可以实现模拟的微笑效果。

·可以将数字微笑设计中修改的参数传递给技师，作为制作诊断蜡型的参考。

·最后通过对初始照片的修改，可以将新设计的微笑图像展示给患者（图4-39～图4-42）。

结论

数字微笑设计可以在很短的时间内创造出一个全新的美学效果。它可以让患者看到他／她预期的修复后效果照片，并且使患者同意继续后续的治疗。

对于参与治疗过程的医疗团队来说，数字微笑设计是一种十分有效的沟通手段，它可以帮助他们评估治疗中需要做出的改变、计划修复前的治疗步骤以及制作极为精确的诊断蜡型。因此，通过数字微笑设计可以实现高度精确的牙体预备，以达到尽量保存牙体组织的目的，同时通过它可以更快地预示最终的修复效果。

（张一　刘园）

图4-39～图4-42　通过数字微笑设计对初始照片进行修改。

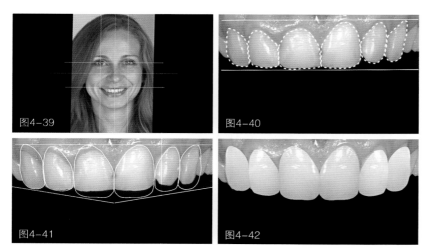

图4-39　图4-40　图4-41　图4-42

4.2 治疗计划中临时美学重建的作用
INTEGRATING PROVISIONAL ESTHETIC REHABILITATION IN THE TREATMENT PLAN

制作临时修复体是治疗准备中的下一个步骤。直至目前为止，本章始终围绕着如何在治疗开始之前预览最终的修复效果进行讨论；换言之，就是通过直接法诊断饰面、蜡型、间接法诊断饰面和数字微笑设计这些技术来创造出一个能预示最终结果的原型。

在对间接法诊断饰面进行验证之后，患者一旦同意开始治疗，就一定要为预备后的牙齿制作临时修复体。这些临时修复体必须能复制出最终诊断蜡型的形态，并且它们必须尽可能准确地复制蜡型上最微小的细节。

临时修复体的功能有时会被低估，它们的作用往往仅被视为用于保护预备体。虽然这一重要的功能不应被忽视，但是作者认为它们的重要性远远超过这一作用。事实上，它们扮演着最终修复体的"验证者"的角色[25-31]。

作用
- 保证患者正常的社会活动。
- 保护牙体组织。
- 进一步验证美学效果。
- 验证临时修复后的发音功能。
- 重建功能性的咬合关系（咬合的稳定性、咬合垂直距离和咬合的引导）[32]。

- 在制取印模之前对牙周组织进行保护和塑型。
- 检查在诊断饰面指导下进行的牙体预备是否正确。
- 掌握适用于修复体的口腔清洁方法。
- 在修复前治疗中如有必要可随时取下。
- 根据检查临时修复体的宽度，医师可以发现牙体预备是否正确。

换句话说，临时修复体应满足对最终修复体的所有要求；唯一的区别仅是二者的材质不一样。

当需要在正中关系位进行全口咬合重建时，临时修复体有重要的作用，它可以帮助医师验证患者对于新建立的颌位关系的适应性。在不少的病例中，让患者在正中关系位重新建𬌗是唯一的治疗方法（如磨牙症、咬合垂直距离降低、严重的磨损）。由于在𬌗架的模型上可以对牙齿预期的位置和"导"进行精确的测量，临时修复体根据测量结果制作而成，所以医师应始终利用像这样经过完美调改的、稳定的临时修复体来验证重建的咬合关系。

进行固定桥修复时，对于缺失前牙的修复和多牙缺失时的种植修复重建，临时修复体在桥体的唇侧外形设计方面有重要的作用。首先，技师在模型上标记出位置，之后医师会在桥体与牙龈接触的部位添加连续的几层树脂材料，这样就可以在缺牙处的牙槽嵴黏膜上形成卵圆凹形的软组织轮廓。一些时候甚至需要在牙槽嵴处用钻针磨出一个小的卵圆凹形区域，使桥体可以形成更加美观的唇侧外形。此种类型的桥体设计在文献中被命名为"卵圆形桥体"，采用这种设计需要患者意识到保持桥体区卫生的重要性并为此积极努力。

在某些临床情况下，临时修复体可以帮助恢复龈乳头的外形。尤其是在前牙区，当龈乳头的高度不同，临时修复体可以帮助关闭牙龈"黑三角"。曾经有人将牙龈乳头视作装了水的气球，对气球施加压力就可以改变它的外形。牙间邻接触点与牙槽骨嵴顶的理想距离是4.5～5mm。结合牙周检查的情况，修复体的边缘位置应位于龈下，并且患者要在临时修复6～8周后复诊对软组织重新塑型[7,33]。

前述的修复治疗需要患者的配合并付出时间和精力，若要利用临时修复体达到完美的美学效果，需要花费很长的时间，在此期间要与患者保持良好的沟通。

对诊断蜡型或诊断法饰面做出的任何改变，只要被患者采纳，就必须如实地复制到临时修复体上。与此同时，临时修复体上包含的所有要素也必须在最终完成的修复体上得到体现（蜡型／诊断饰面→复制／粘贴→临时修复体→复制／粘贴→最终修复体）（图4-43～图4-50）。

口腔领域相关文献描述了4种主要的制作临时修复体的方法：

· 直接法。
· 间接法。
· 改良间接法。
· CAD/CAM技术。

总之，不管使用哪种方法，临时修复体必须具有以下几点特征：

· 易于制作。
· 有多种颜色供选择。
· 费用低廉。
· 从预备体取下时不易破碎。
· 易于取下。
· 可以达到令人满意的美学效果。
· 中度的抗磨损性能。
· 对咀嚼力有较高的承受能力。
· 边缘密合。
· 对牙周组织没有刺激。
· 易于保持良好的口腔卫生。

4.2.1 直接法

定义

临时修复体由医师制作完成。一旦患者的牙齿完成了牙体预备，就可以利

图4-43 初始情况。
图4-44 蜡型。
图4-45 诊断饰面。
图4-46 预备有水平指示沟的诊断饰面。

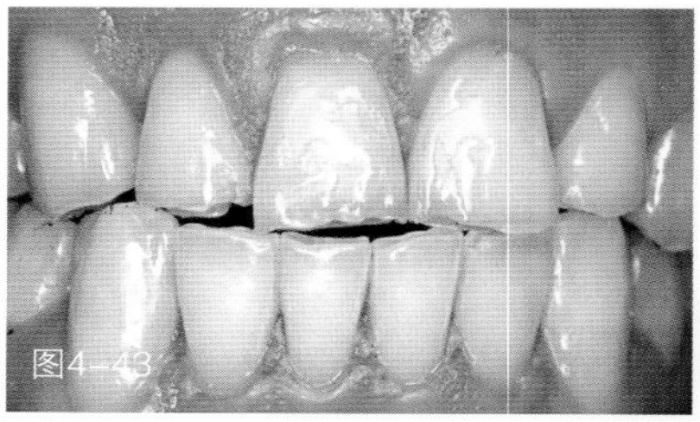

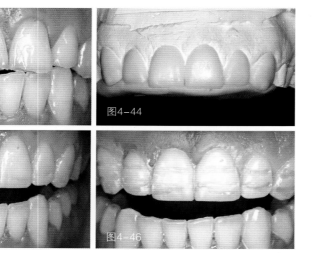

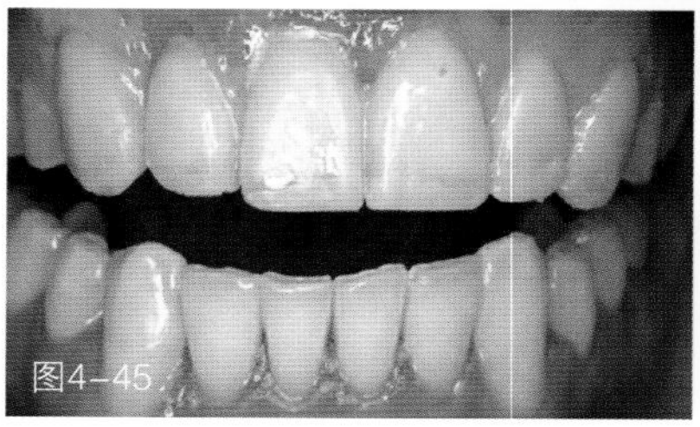

用间接法诊断饰面将之前确定好的蜡型复制到患者口内。制作过程中需要使用油泥状印模材或热成型材料以及丙烯酸树脂或复合树脂材料（图4-51）[2,19,34]。

步骤

版本A

· 制作蜡型。

· 制作间接法诊断饰面。

· 如果需要，做出调改。

· 制取蜡型印模，印模范围应包含治疗的部位以及预备体近远中至少两颗邻牙。

· 将制取的印模在口内就位，检查位置是否正确。

· 在印模组织面相应的部位注入颜色匹配的树脂，然后在口内完全就位。

· 必须根据产品厂商的指导说明进行操作（如固化时间、凝固时间等）。

· 注意所有树脂材料在固化过程中都会放热，活髓牙有可能会因高温产生牙髓反应。因此建议在固化过程中喷水降温[35-37]。

· 树脂通常在聚合过程中会发生一些收缩，因此在固化过程中应不时地移动一下。

· 为了达到更好的美学效果，可以将临时修复体在抛光之后进行染色和上光。

· 使用临时粘接剂对临时修复体进行粘接，但前提是临时粘接剂不能影响最终的修复体和之后的永久粘接[38-39]。

优点

· 操作简便，节约成本，无须借助

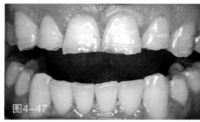
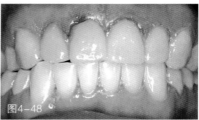
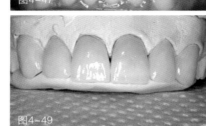
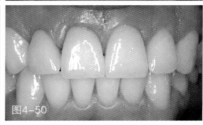

图4-47 微创牙体预备。
图4-48 临时修复体。
图4-49 最终修复体。
图4-50 最终修复体口内像。

技工室。

· 可以即刻获得牙体预备的厚度和聚合度等信息[2,40]。

缺点

· 边缘不够精确。

· 患者会感到较强的产热反应。

· 禁用于多单位修复体。

版本B

· 制作蜡型。

· 制作间接法诊断饰面。

· 如果需要，做出调改。

· 复制蜡型，并灌制超硬石膏模型。

· 使用热成型材料制作基托。

· 在口内试戴基托。

· 在基托内注入树脂。

· 将基托连同树脂完全就位。

其余步骤类似于版本A。

图4-51 热成型导板：确定牙体预备量。

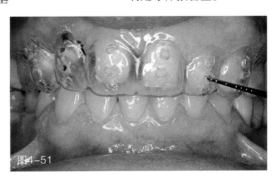

优点

·可以透过基托更好地看到牙体组织的预备量（基托也可以作为牙体预备的导板）。

·可以发现树脂是否存在瑕疵。

缺点

·成本更高，并且需要借助技工室。

·制作时间较长。

此种临时修复体的制作方法类似于制作间接法诊断饰面，区别是此时所需修复的牙齿已完成了牙体预备，而制作间接诊断饰面时牙齿没经过预备。

4.2.2　间接法

定义

临时修复体根据医师所取的印模在技工室内由技师完成制作，它能准确复制出之前预期的形态。

方法

·预览病例。

·在指示沟的引导下进行牙体预备，并尽可能保存牙体组织。

·制取高质量的印模（作为最终修复体的印模）。

·制取对颌牙的印模，取殆记录以及面弓转移记录。

·在技工室中选择丙烯酸树脂或复合树脂材料，采用常规的方法制作成临时修复体。

此种预览方法的好处是它可以在临时修复体上准确复制出修复后牙齿的大

小和体积。

优点

·更好的美学效果。

·与直接法相比更加准确。

·能避免树脂固化的放热反应对活髓牙的影响，并能使患者避免接触挥发的单体[41]。

缺点

·由于树脂固化过程中的聚合收缩（复合树脂相比丙烯酸树脂收缩较小），会产生两方面主要的问题：首先，修复体不易就位（就位时会感到修复体"很紧"）；其次，在牙颈部的位置修复体的边缘会位于龈上（修复体边缘会出现"台阶"或是不密合）。

·上述缺点会对边缘位置的牙周组织带来不好的影响。

·制作需要花费更多时间。

·由于需要技工室协助，所以成本更高[42-47]。

4.2.3　改良间接法

定义

改良间接法，即曾由Fradeani详细介绍过的"罩面技术"，是指先由技工室制作临时修复体，然后再由医师在患者口中对修复体进行重衬。

方法

·直至石膏模型制备完成前，步骤同传统间接法。

·技师使用铅笔，对石膏模型龈缘

下方0.5~1mm的位置进行标记，使蜡型扩展覆盖牙龈边缘。

·这之后在石膏模型上沿之前的标记线刻画一条浅沟槽，从而更明确扩展的边缘位置。

·一旦使用传统间接法完成临时修复体的制作，技师会将修复体与预备体间的间隙做得偏大一些。这样做的结果是修复体的外层是树脂"罩面"，它可以满足医师对外形和颜色的要求，但在预备体上就位时，修复体会非常"松"没有固位力。与此同时，罩面扩展至龈缘下方0.2~0.4mm。

·医师在患者口内使用自凝树脂对树脂"罩面"进行重衬，这样修复体就能完整覆盖预备体的边缘。

·最后，根据边缘位置调整"罩面"，完成制作。

优点

·边缘的密合度优于直接法和传统间接法。

·易于就位。

缺点

·邻接区的位置不明确。

·重衬时很难在口内定位树脂"罩面"准确的位置[50]。

4.2.4　CAD/CAM技术

全新的计算机扫描与制作技术使制作出的临时修复体拥有较高的边缘精密度[51-54]。

直接法

通过使用CAD/CAM技术，操作者可以完成临时冠/桥修复体的制作。然而不是很推荐使用此方法进行单颗牙的临时修复，原因在于单冠的加工和粘接可以同期完成，CAD/CAM技术更加适用于临时桥的修复，因为桥的加工需要技工室的介入。生产瓷块的厂商并不建议使用椅旁CAD/CAM技术进行最终固定桥的修复，但是他们推荐将该技术用于制作临时桥。

应用制作修复体，既可通过扫描在技工室中制作的蜡型，并且参考模型的参数完成制作，也可直接利用计算机设计完成临时修复体的制作。

利用CAD/CAM技术能够快速地制作出临时修复体，它们可以帮助患者更好地适应口内基牙的情况，也便于医患双方对于修复体美学方面进行沟通交流，因此在某些临床情况下使用这项技术是非常理想的选择。

间接法

使用CAD/CAM技术扫描石膏模型，比如诊断蜡型的模型。再根据采集的信息，制作出完美的临时修复体。由于这样制作出来的临时修复体与模型相比在边缘密合度和外形上都十分精确，所以使患者更易于接受（图4-52~图4-54）。

（张一　刘园）

图4-52　扫描蜡型。
图4-53　扫描石膏模型。
图4-54　扫描结果的叠加。

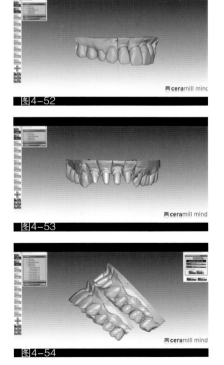

图4-52

图4-53

图4-54

参考文献

[1] Greenwall L, Jameson C. Success Strategies for the Aesthetic Dental Practice. London: Quintessence, 2008.

[2] Fradeani M. Prosthetic Treatment – A Systematic Approach to Esthetic, Biologic, and Functional Integration, vol 2. Chicago: Quintessence, 2008.

[3] Chiche GJ, Pinault A. Esthetics of Anterior Fixed Prosthodontics. Chicago: Quintessence, 1994.

[4] Reshad M, Cascione D, Magne P. Diagnostic mock-ups as an objective tool for predictable outcomes with porcelain laminate veneers in esthetically demanding patients: A clinical report. J Prosthet Dent 2008;99:333–339.

[5] Spear FM. The maxillary central incisor edge: A key to esthetic and functional treatment planning. Compend Contin Educ Dent 1999;20:512–516.

[6] Dietschi D. Free-hand composite resin restorations: A key to anterior aesthetics. Pract Periodont Aesthet Dent 1995;7:15–25.

[7] Zuhr O, Hurzeler M. Plastic-Esthetic Periodontal and Implant Surgery. Chicago: Quintessence, 2012.

[8] Walder JF, Freeman K, Lipp MJ, Nicolay OF, Cisneros GJ. Photographic and videographic assessment of the smile: Objective and subjective evaluations of posed and spontaneous smiles. Am J Orthod Dentofacial Orthop 2013;144:793–801.

[9] Ahmad I. Protocols for Predictable Aesthetic Dental Restoration. Oxford: Blackwell Munksgaard, 2006.

[10] Dalvit DL, Parker MH, Cameron SM. Quick chairside diagnostic wax-up. J Prosthet Dent 2002;87:581–582.

[11] Shillingburg HT Jr, Hobo S, Whitesett LD, Jahobi R, Brackett SE, Fundamentals of Fixed Prosthodontics, ed 3. Chicago: Quintessence, 1997:11–24.

[12] Okeson JP. Management of Temporomandibular Disorders and Occlusion, ed 4. St Louis: Mosby, 1998.

[13] Dawson P. Functional Occlusion from TMJ to Smile Design. St Louis: Mosby, 2007.

[14] Buduru S, Almasan O. Notiuni practice de ocluzologie. Cluj: Napoca Star, 2010.

[15] Kahng LS. Patient–dentist–technician communication within the dental team: Using a colored treatment plan wax-up. J Esthet Restor Dent 2006;18:185–195.

[16] Rufenacht CR. Fundamentals of Esthetics. Chicago: Quintessence, 1990.

[17] Kano P. Challenging Nature: Wax-Up Technique in Aesthetics and Functional Occlusion. London: Quintessence, 2011.

[18] Rosenstiel SF, Land MF, Fujimoto J. Contemporary Fixed Prosthodontics, ed 3. St. Louis: Mosby, 2001.

[19] Gürel G. The Science and Art of Porcelain Laminate Veneers. Chicago: Quintessence, 2003.

[20] McLaren EA. Bonded functional esthetic prototype: An alternative pre-treatment mock-up technique and cost-effective medium-term esthetic solution. Compend Contin Educ Dent 2013;34:596–607.

[21] Magne P, Belser U. Bonded Porcelain Restorations in the Anterior Dentition. A Biomimetic Approach. Chicago: Quintessence, 2002.

[22] Kois DE, Schmidt KK, Raigrodski AJ. Esthetic templates for complex restorative cases: Rationale and management. J Esthet Restor Dent 2008;20:239–250.

[23] Gürel G., Bichacho N. Permanent diagnostic provisional restorations for predictable results when redesigning smiles. Pract Proced Aesthet Dent 2006;18:281–286.

[24] Coachman C. Calamita M. Digital Smile Design: A tool for treatment planing and comunication in esthetic dentistry. QDT 2012;35:103–111.

[25] Burns DR, Beck DA, Nelson SK. A review of selected dental literature on contemporary provisional fixed prosthodontic treatment: Report of the Committee on Research in Fixed Prosthodontics of the Academy of Fixed Prosthodontics. J Prosthet Dent 2003;90:474–497.

[26] Patras M. Naka O, Doukoudakis S, Pissiotis A. Management of provisional restorations' deficiencies: A literature review. J Esthet Restor Dent 2012;24:26–39.

[27] Regish KM, Sharma D, Prithviraj DR. Techinques of fabrication of provisional restoration: An overview. Int J Dent 2011. doi:/10.1155/2011/134659.

[28] Ireland MF, Dixon DL, Breeding LC, Ramp MH. In vitro mechanical property comparison of four resins used for fabrication of provisional fixed restorations. J Prostht Dent 1998;80:158–162.

[29] Dubois RJ, Kyriakakis P, Weiner S, Vaidyanathan TK. Effects of occlusal loading and thermocycling on the marginal gaps of light-polymerized and autopolymerized resin provisional crowns. J Prosthet Dent 1999;82:161–166.

[30] Qualtrough AJE, Satterthwaite JD, Morrow LA, Brunton PA. Principles of Operative Dentistry. London: Blackwell Munksgaard, 2005.

[31] Donovan TE, Cho GC. Diagnostic provisional restorations in restorative dentistry: The blueprint for success. J Can Dent Assoc 1999;65:272–275.

[32] Orthlieb JD. Gnathologie fonctionnelle, vol 2: Occlusion et Reconstruction Prothetique. Paris: Wolters Kluwer, 2011.

[33] Tarnow DP, Magner AW, Fletcher P. The effect of the distance from the contact point to the crest of bone on the presence or absence of the interproximal dental papilla. J Periodontol 1992;63:995–996.

[34] Higginbottom FL. Quality provisional restorations: A must for successful restorative dentistry. Compend Contin Educ Dent 1995;16:442,444–447.

[35] Ogawa T, Aizawa S, Tanaka M, Matsuya S, Hasegawa A, Koyano K. Effect of water temperature on the fit of provisional crown margins during polymerization. J Prosthet Dent 1999;82:658–661.

[36] Michalakis K, Pissiotis A, Hirayama H, Kang K, Kafantaris N. Comparison of temperature increase in the pulp chamber during the polymerization of

materials used for the direct fabrication of provisional restoration. J Prosthet Dent 2006;96:418–423.

[37] Castelnuovo J, Tjan AHL. Temperature rise in pulpal chamber during fabrication of provisional resinous crowns. J Prosthet Dent 1997;78:441–446.

[38] Christensen GJ. Provisional restorations for fixed prosthodontics. J Am Dent Assoc 1996;127:249–252.

[39] Passon C, Goldfoge IM. Direct technique for the fabrication of a visible light-curing resin provisional restoration. Quintessence Int 1990;21:699–703.

[40] Ahmad I. Predetermining factors governing calculated tooth preparation for anterior crowns. QDT 2001;24:57–68.

[41] Hansen PA, Sigler E, Husemann RH. Making multiple predictable single-unit provisional restorations using an indirect technique. J Prosthet Dent 2009;102:260–263.

[42] Hazelton LR, Brudvik JS. A new procedure to reinforce fixed provisional restorations. J Prosthet Dent 1995;74:110–113.

[43] Hansen PA, Sigler E, Husemann RH. Making multiple predictable single-unit provisional restorations using an indirect technique. J Prosthet Dent 2009;102:260–263.

[44] Burke FJ, Murray MC, Shortall AC. Trends in indirect dentistry: 6. Provisional restorations, more than just a temporary. Dent Update 2005;32:443–444, 447–448, 450–452.

[45] Luthardt RG, Stossel M, Hinz M, Vollandt R. Clinical performance and periodontal outcome of temporary crowns and fixed partial dentures: A randomized clinical trial. J Prosthet Dent 2000;83:32–39.

[46] Tjan AH, Castelnuovo J, Shiotsu G. Marginal fidelity of crowns fabricated from six proprietary provisional materials. J Prosthet Dent 1997;77:482–485.

[47] Small BW. Indirect provisional restoration. Gen Dent 1999;47:140–142.

[48] Ozcelik TB, Yilmaz B. A modified technique for the fabrication of fixed interim restorations. J Prosthet Dent 2008;100:328–329.

[49] Ferencz JL. Fabrication of provisional crowns and fixed partial dentures utilizing a "shell" technique. N Y J Dent 1981;51:201–206.

[50] Simeone P, Pilloni A. Temporary crowns: Repositioning key as a new technical approach in the clinical relining phase. J Esthet Restor Dent 2004;16:284–289.

[51] Perry RD, Magnuson B. Provisional materials: Key components of interim fixed restorations. Compend Contin Educ Dent 2012;33:59–60, 62.

[52] Kurbad A. CAD/CAM-based polymer provisionals as treatment adjuncts. Int J Comput Dent 2013;16:327–346.

[53] Gürel G, Shayder A, Paolucci, Braulio; Bichacho N. Anterior Esthetics with APT: Are CAD-CAM Systems Ready for the High-End Anterior Esthetics Challenge? QDT 2013;36:77.

[54] Stawarczyk B, Sener B, Trottmann A, Roos M, Özcan, Hammerle CHF. Discoloration of manually fabricated resins and industrially fabricated CAD/CAM blocks versus glass-ceramic: effect of storage media, duration, and subsequent polishing. Dent Mater J 2012;31:377.

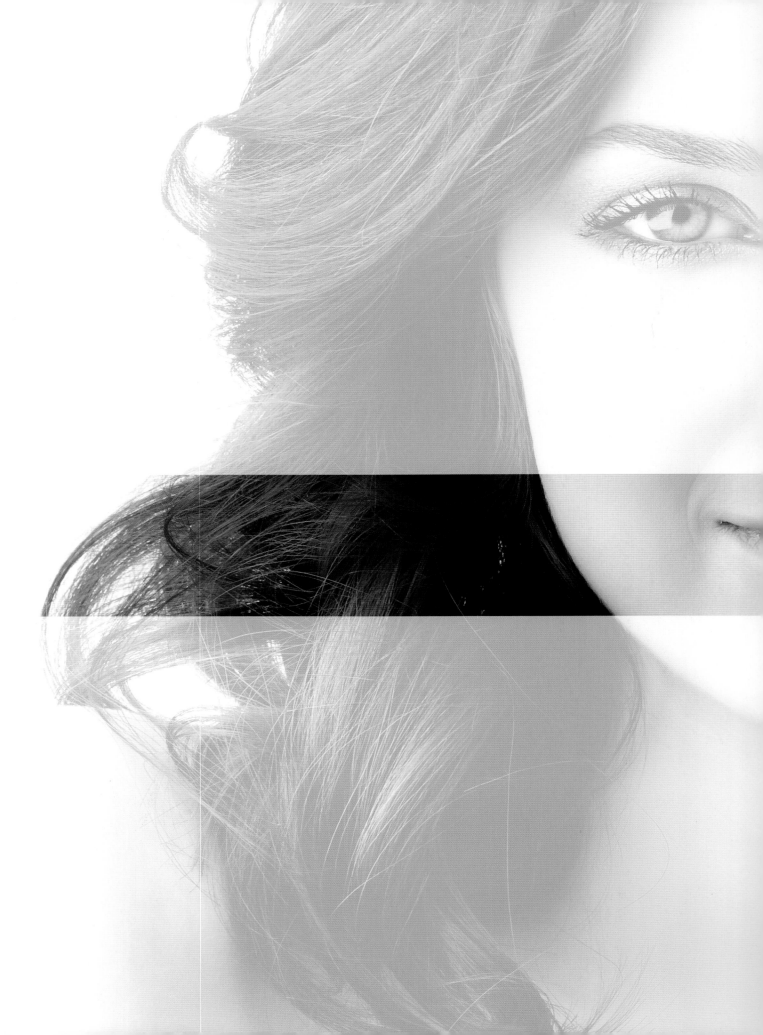

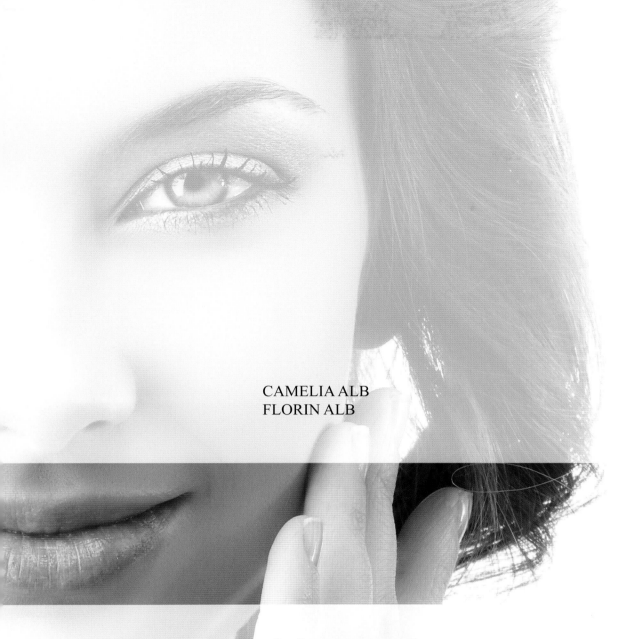

CAMELIA ALB
FLORIN ALB

第五章
Chapter V

用于美学修复体中的陶瓷材料
CERAMICS USED IN ESTHETIC RESTORATIONS

5.1 用于美学修复体的陶瓷材料
CERAMICS USED IN ESTHETIC RESTORATIONS

5.1.1 介绍

陶瓷材料是目前唯一能够尽可能完美再现人类牙齿天然特性的材料，并且在所有牙科材料中生物相容性最佳。但是，在相当长的一段时间里，有两个不利因素限制了全瓷系统在各类修复体中的应用：（1）抗挠曲能力低；（2）相对于金属、烤瓷和树脂修复体，其技工加工工艺更为复杂，花费的时间更多[1]。

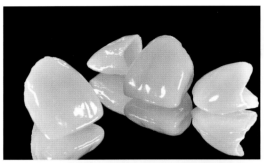

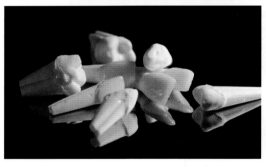

过去20年全瓷修复体取得了重要的进步，特别是高强度瓷机械性能的改善和新型简化加工步骤的发展，使其具备更好的再现能力。这些进步使陶瓷材料在一些国家中的临床应用已经超过了金属烤瓷技术。全瓷系统在牙科所有领域的应用趋势持续扩大，原因包括其良好的美学效果以及CAD/CAM技术的应用使得加工费用比金属烤瓷修复体更低[2]。我们有理由相信：全瓷修复系统终有一日会占据口腔修复学领域的主流。

近些年市面上涌现了大量的陶瓷系统，既有最微创的、可以不进行任何牙体预备的材料，也有使用范围可以扩展至无牙颌区域的材料。这些系统具有不同的特性，采用不同的技工室材料和技术，因而有不同的临床适应证。一些不是十分了解牙科材料的口腔全科医师可能会对其感到困惑。本章节详细介绍现有的陶瓷系统，以及如何在临床实际中应用。目的是帮助使用者更好地理解当前可用的全瓷系统。

（韦金奇　刘诗铭）

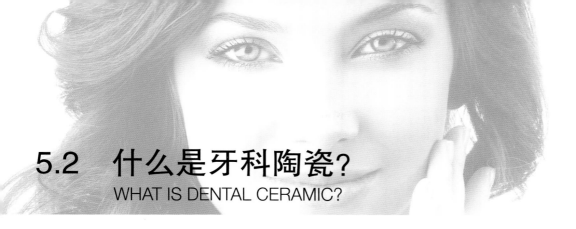

5.2　什么是牙科陶瓷？
WHAT IS DENTAL CERAMIC?

5.2.1　牙科陶瓷简史

英文"ceramic"一词由希腊语"keramos"衍生而来，意为"烧过的黏土"。陶瓷的基本成分就是黏土（也叫陶土），在熔炉里加热后，可以制成坚硬但是易碎的物品，比如陶罐。制作瓷器（最珍贵的陶瓷产品）的技术起源于公元前2697年的中国，到15世纪末才经由威尼斯传入欧洲[3]。

1774年，法国药剂师Alexis Duchateau第一次尝试使用陶瓷人工牙制作义齿。1844年，Samuel Stockton White开始在美国费城大规模生产用于活动义齿的陶瓷牙。1886年，被誉为牙科陶瓷之父的Charles H Land用铂箔在患者口内制取印模，并以此印模为基础制作了第一个瓷嵌体。1903年，在底特律，Land将高熔点陶瓷烧结在代型里的铂箔上，制作出第一个全覆盖的陶瓷冠（the jacket crown）。这种陶瓷冠的抗折强度很差，只能用于前牙。

在20世纪初期，由于人们对材料特性和适用范围认识的不足，这些陶瓷产品的品质很差。这导致陶瓷在烧结的时候出现裂纹或者修复体脱粘接。修复体频繁脱落的另一个原因是，当时所使用的是粘接能力较弱的磷酸水门汀。19世

纪40年代发现丙烯酸树脂之后，陶瓷的普及度进一步下降。陶瓷材料的使用率越来越低，直到丙烯酸树脂的缺点在临床上开始出现（比如随着使用时间的延长抗磨耗能力下降及颜色变化）。

1962年，Weinstein申请了一种基于白榴石的硅酸铝质新型陶瓷专利，这种陶瓷具有较高的热膨胀系数（CTE），这项发现使得陶瓷的CTE与合金接近，于是产生了具有良好性能的金属—烤瓷固定修复体。因此，19世纪60年代被认为是金属—烤瓷修复体的开端[4]。

提高陶瓷美学性能的一个重要节点是真空烧结的引入，该技术降低了陶瓷的孔隙率，使得产品质地更均匀且通透性更高。

5.2.2　陶瓷的结构与特性

陶瓷是一种含有金属元素（铝、钙、镁、钾）和非金属元素（硅、氧、硼、氟）的无机材料，这些元素来源于氧化物、氮化物、硼化物、硅酸盐以及它们的混合物。陶瓷材料分子间的连接可以是离子，也可以是共价键；这些连接的不同比例造成了其化学特性的差异。大部分陶瓷（不仅仅牙科陶瓷）需要通过加热粉末或者溶有粉末颗粒的液

体达到一定温度，使得颗粒熔化而形成块状固体。结果就是形成具有特定性质的材料：高熔化温度、高强度（虽然易碎）、高耐磨性（但是抗拉伸能力差），高抗压缩能力以及良好的电、热绝缘体。通过加入添加剂，这些材料被改性从而呈现出各种色彩[5]。每种陶瓷的临床相关分子结构体现在光学特性上：当玻璃基质（非结晶相）为主要成分，陶瓷表现为更高的通透性，反之通透性降低；例如结晶含量增高的时候陶瓷通透性下降[6]。

一般来说，牙科医师使用"ceramic"这个词，仅代表用于间接修复体的有限的几种材料。值得注意的是，基于材料结构和性质的分类，还有其他一些"非传统"陶瓷在牙科领域有一定范围的使用，比如作为包埋材料中的一些成分，复合树脂以及玻璃离子水门汀（GICs）的无机填料[5]。

5.2.3 牙科陶瓷的成分

广泛应用于厨具、计算机部件、交通工具隔热层的陶瓷为陶土陶瓷（英文称为"pottery ceramics"或者"clays"）。主要由3种基本物质组成：长石（主要成分）、各种比例的石英和高岭土。牙科陶瓷的成分与一般生活中使用的陶瓷不同，虽然最初的时候使用了一定比例的高岭土（4%~5%），但现代牙科陶瓷已经完全不再使用了。

由于主要为玻璃产品，牙科陶瓷含有矿物成分如长石（$K_2OAl_2O_36SiO_2$）（80%）；大量的硅土，硅土是地球上最常见的矿物质（SiO_2）（14%~18%）；少量的氧化铝（Al_2O_3）（2%）；还有其他能显著影响其特性的微量氧化物。

除这些基本成分之外，还有一些其他物质也用于牙科陶瓷中：

· 用于陶瓷上色的染料：黄／棕色的氧化钛；紫色的氧化镁；棕色的氧化铁；绿色的氧化铜；以及蓝色的氧化钴。

· 过去，氧化铀曾被加入以使得陶瓷获得荧光性，但由于存在放射性已经被镧系氧化物替代[7]。

总而言之，现代牙科陶瓷有两种基本组成：一种无定形的玻璃基质，即由二氧化硅组成的网络以及一个结晶相。后者决定了牙科材料的机械、物理、化学和光学特性。二组分的比例可以改变；玻璃含量越高，通透性越好，但是对裂纹扩展的抵抗能力下降。一般来讲，全瓷系统的陶瓷中含有35%~90%的结晶相以提高机械性能[7]。

第1代长石质陶瓷（现在称为传统长石质瓷）有几个缺点：烧结收缩率高于40%；高折裂风险（因此只用于前牙）；低抗挠曲能力。虽然易碎，但是它们的硬度非常高。目前已经研发出新的技术和材料增加了其对拉伸和挠曲的抵抗力。

5.2.4 牙科陶瓷的性质

机械特性
· 极高弹性模量（氧化铝=380MPa）。
· 高抗压强度（150~900MPa）。
· 低拉伸抗力（20~60MPa）。

· 缺乏抗折裂能力。

· 最大抗形变能力为0.1%。

· 对表面微裂纹极为敏感。

· 传统陶瓷的硬度为460～600VHN（维氏硬度数值），因此它们比天然牙釉质更硬，容易造成对颌牙磨耗。低熔化温度的新型陶瓷维氏硬度数值为380VHN，与天然牙釉质硬度非常接近。用于内冠的陶瓷硬度非常高，达到1200VHN（比如氧化铝），通常在外边覆盖一层长石质或者玻璃陶瓷[5]。

· 平均密度相当于1.0～3.8g/cm^3——密度决定了一个陶瓷修复体的重量（比金属结构轻）。

· 陶瓷是一种具有高熔化温度的耐火材料。

· 较低的热膨胀系数：1×10^6～15×10^6/℃。这对于全瓷冠来讲是一个优点，因为可以作为一个良好的阻热体，而对于金属—烤瓷冠来说就不方便了。这就是为什么使用低熔点的陶瓷，其熔化温度比合金的固化温度低100～200℃。

陶瓷的光学特性会引起患者的较多关注，因为它们与美学效果直接相关。

就如在讲述牙科陶瓷成分部分（5.1.3）时提到，结晶相增多时陶瓷的通透性降低。因此，玻璃陶瓷和长石质陶瓷具有最好的光学性能（如Empress，Dicor）；而抵抗能力更强的陶瓷如渗透陶瓷（尖晶石、氧化铝、氧化锆）因含有更多结晶相，所以通透性更低，不透明性更高[6]。

化学特性

· 陶瓷具有较低反应性，在口腔环境中被认为是一种惰性材料。

· 陶瓷不会受口腔大范围变化的pH所影响，比如，它们不会被口腔内存在的酸侵蚀[5]。

生物学特性

· 陶瓷是具有良好生物相容性的牙科材料，与口内几乎所有的组织都不发生反应。饰面瓷是一种抗菌斑附着的材料，因此对牙周组织很友好。

（韦金奇　刘诗铭）

5.3 牙科用陶瓷
CERAMICS USED IN DENTISTRY

由于牙科材料市场有众多的全瓷系统，本文对它们分成几类以便整理。分类的标准：熔化温度、陶瓷成分、技工技术以及它们的临床适应证。

基于熔化温度的分类：

· 高熔化温度：高于1300℃；

· 中等熔化温度：1100～1300℃；

· 低熔化温度：850～1100℃；

· 极低熔化温度：680～850℃[7]。

基于陶瓷成分的分类：

· 第一类：玻璃陶瓷（主要含二氧化硅／石英）；

· 第二类：含结晶填料的玻璃陶瓷（通常为白榴石或其他高熔化温度玻璃）；

· 第三类：含玻璃填料的结晶陶瓷（主要为氧化铝）；

· 第四类：多晶陶瓷（氧化铝和氧化锆）[8]。

基于技工技术的分类：

添加系统：

· 分层技术（Optec HSP, Vitadur, Duceram LFC）；

· 铸造陶瓷（Cerapearl, Dicor）；

· 渗透及烧结（In-Ceram）；

· 热压铸造技术（PS Empress, Cerestore, Optec, OPC, Cerapress）。

回切系统：

· 机械研磨；

· 计算机研磨：CAD/CAM。

基于临床适应证的分类：

· 饰面瓷：覆盖于金属结构或者氧化物陶瓷内冠表面；

· 用于可摘局部义齿支架的陶瓷；

· 用于种植体上部结构的陶瓷。

本书作者决定只详细介绍Giordano和McLaren提出的两种分类[8]，相信这有助于理解不同陶瓷系统的差异。

5.3.1 基于它们微观结构的陶瓷种类

有四大类：

· 第一类：玻璃陶瓷（主要含二氧化硅）；

· 第二类：含有结晶填料的玻璃陶瓷（通常基于白榴石或者其他具有高熔化温度的玻璃）；

· 第三类：结晶陶瓷（主要为含有玻璃基质的氧化铝）；

· 第四类：多晶陶瓷（氧化铝和氧化锆）[9]。

5.3.1.1 无定形玻璃陶瓷

无定形玻璃陶瓷主要含二氧化硅（也就是石英）以及不同比例的氧化铝-铝硅酸盐。它们的机械强度低：抗挠曲强度为60~70MPa，因此它们一般用于金属-烤瓷修复体（传统的长石质陶瓷）或者其他陶瓷支架（在高强度陶瓷上方）的饰面材料。这类陶瓷也用来在耐火代型上或者通过铂箔技术制作瓷贴面。

5.3.1.2 含有二级结晶相的玻璃陶瓷

这种陶瓷里的玻璃基质与无定形玻璃陶瓷是一样的，区别在于引入陶瓷内或者生长在玻璃相内的晶体的数量和种类。目前最常用的陶瓷晶体是白榴石、二硅酸锂和氟磷灰石[8,10]。这些材料通常制成块状用于CEREC系统（Sirona Siemens）的CAD/CAM技术—Vitablocs Mark Ⅱ（Vita Zahnfabrik），原因是它们在嵌体和高嵌体的修复中有最低的失败率（每年大约1%）（图5-1a~c）。

低白榴石含量陶瓷

低白榴石含量陶瓷，通常被误认为是长石质陶瓷，被用作金属支架和陶瓷内冠上的饰面材料，或者用于耐火代型技术制作瓷贴面。第1代进入市场的瓷粉，其白榴石晶体尺寸和分布不均匀，抗挠曲能力很低。新型材料内白榴石晶体分布均匀、耐磨、抗挠曲能力高。这些材料专门用于金属-烤瓷冠，例如Vita VM 13（Vita Zahnfabrik）瓷粉（图

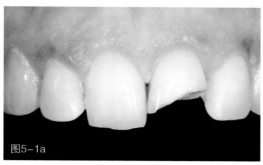
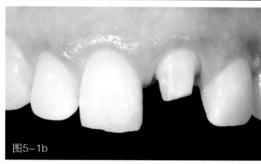
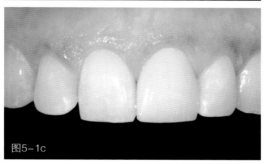

图5-1a

图5-1b

图5-1c

图5-1　a~c. 临床病例：21上的IPS e.max冠。（图片由Florin Lăzărescu医师惠赠）

5-2a~d）[9]。

高白榴石含量玻璃陶瓷

高白榴石含量玻璃陶瓷（大约50%）起始为包绕在一些白榴石晶体的玻璃基质。在二次热处理的时候，它们的尺寸生长并形成可以阻止裂痕扩展的晶体，从而其机械和物理学特性得以改善，如高抗折能力（120MPa）。这些材料的商品名更被人所熟知，如Empress（Ivoclar Vivadent）、Finesse（Dentsply）、PM9（Vita），还有用于CEREC和E4D的Empress CAD研磨瓷块（图5-3a、b）。

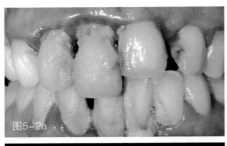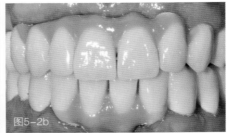
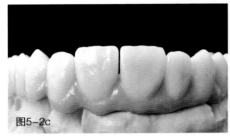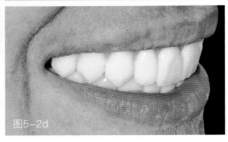

图5-2 a ~ d. 金属 – 烤瓷冠粘接前后的临床修复效果。

e.max，有两种版本，一种用于热压铸造，一种用于CAD/CAM研磨。虽然这种材料具有高比例的结晶相，但是由于二硅酸锂晶体较低的折射率，材料通透性好，能够用于美学修复（如贴面、冠）。而且，由于其良好的机械性能，可以作为陶瓷内冠，在表面修饰一层含氟磷灰石的特殊陶瓷。

5.3.1.3 具有交叉网络的结晶陶瓷

1988年，Vita公司开发了具有交叉网络的结晶陶瓷，称为In-Ceram系统。这种材料含有至少两种从深部到表面互相交叉的成分。首先制备出多孔基质，然后第二相玻璃（硅酸镧玻璃）随后通过毛细吸附作用下渗透至"饱和"。这种系统由于具有高强度的陶瓷核心（抗屈强度：350 ~ 650MPa）[10]，表面可以增加饰面材料（VM），因此作为金属–陶瓷修复体的替代品。目前，这种氧化铝晶体内核可以在复制代型上烧结制作，也可以通过CAD/CAM机器研磨完成（Vita In-Ceram Alumina for inLab）。

5.3.1.4 单相多结晶陶瓷

单相多结晶陶瓷只含有一种结晶相成分，是通过烧结不含玻璃基质的晶体制作而成的，比如氧化铝和氧化锆。

这种系统首先由Procera（Nobel Biocare）开发出来。瓷粉先经过压缩，然后研磨并在1600℃烧结，形成一个非常厚而坚硬的核心（600MPa）。但是这种材

二硅酸锂基玻璃陶瓷

结晶含量为70%，具有更高抗挠曲能力（约360MPa）的二硅酸锂基玻璃陶瓷首先由Ivoclar公司推向市场，名为Empress Ⅱ。目前，这种材料称为IPS

图5-3 a、b. 32-42 Empress全瓷桥修复前后临床效果。（图片由Ionut Brânzan 医师惠赠）

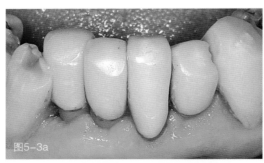
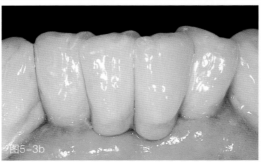

料在烧结后，存在20%的收缩，导致边缘密合度较差。另一种单相陶瓷是二氧化锆，但是在牙科领域应用的并不是纯二氧化锆，而是添加了3%的钇元素来增强稳定性[11]。这种材料的抗挠曲强度比其他任何牙科陶瓷都高，为900~1100MPa，所以能够用来制作长跨度的修复体，比如全牙列桥，复杂的种植体支持支架。可摘局部义齿也可以用这种材料制作，即使在功能应力区域，也能达到与金属支架相似的强度（图5-4a~d，图5-5a、b）[12]。

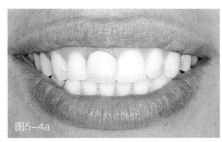
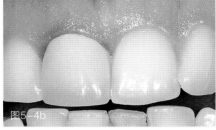
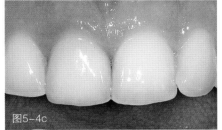
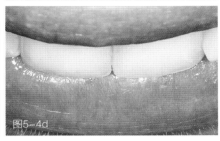

5.3.1.5 实际应用

基于微结构分类的一些实际应用：
·第一和第二类陶瓷可以用氢氟酸处理，所以具有更好的粘接效果，而第三、第四类不能用氢氟酸处理，所以粘接力低一些（图5-6a~d、图5-7a~d）。

·陶瓷材料里的玻璃成分使其更加透明，意味着这类材料可以用于美学区域，即使它的抗挠曲程度较低。在这个系列的另一端，多晶固体具有最好的机械性能，但是它们非常的不透明，因而只用于内冠或者长桥的基底结构，以及和其他饰面瓷一起用于功能应力区[8-9]。

图5-4 a~d. 病例展示：11 IPS e.max 冠修复前后。（Ionut Brânzan 医师惠赠）

图5-5 a、b. 病例展示：21, 22 In-Ceram 冠修复前后。（Ionut Brânzan 医师惠赠）

图5-6 a~d. 病例展示：上中切牙微创贴面粘接前后。

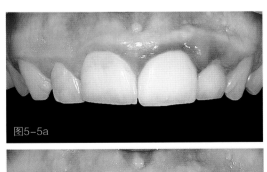
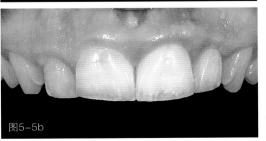
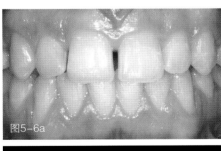
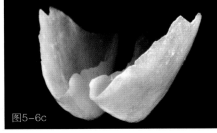
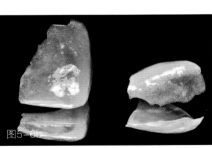
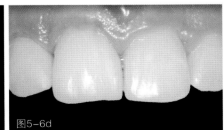

图5-7 a. 耐火代型上制作薄贴面。
b. e.max热压铸造冠。
c. 全氧化锆冠。
d. In-Ceram 冠。

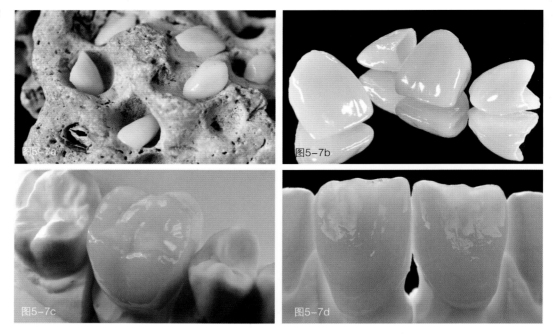

5.3.2 基于制造工艺的全瓷系统分类

目前最流行的陶瓷系统分类是基于技工技术的分类，包括4种类别：

1. 粉／液系统：在耐火模型或者铂基底上分层制作；

2. 热压铸造陶瓷；

3. 结晶陶瓷：在多孔结构上经玻璃渗透而成；

4. CAD/CAM技术。

5.3.2.1 耐火代型技术

这是最古老的陶瓷系统（追溯到1886年），被认为是"手工"陶瓷，与"机械制造"系统（CAD/CAM）相对应。这个系统已经被应用了很长时间，其优点如下：

· 不需要任何特殊的技工技术，使用传统的长石质陶瓷，类似烤瓷融附金属（PFM）技术并使用同样的烤瓷炉。

· 允许极为保守的牙体预备量，这个技术可以制作出0.3 ~ 0.4mm厚的薄贴面。

· 美学效果突出，因为长石质陶瓷是纯玻璃成分，具有最好的通透性，几乎可以模拟天然牙釉质；不需要金属或者陶瓷内核，修复体全层都可以采用分层堆瓷技术，因此可以获得层次感。

· 可以用氢氟酸处理，获得陶瓷和牙体组织之间强大的粘接力（图5-8a ~ h）[13-14]。

这个系统的缺点：

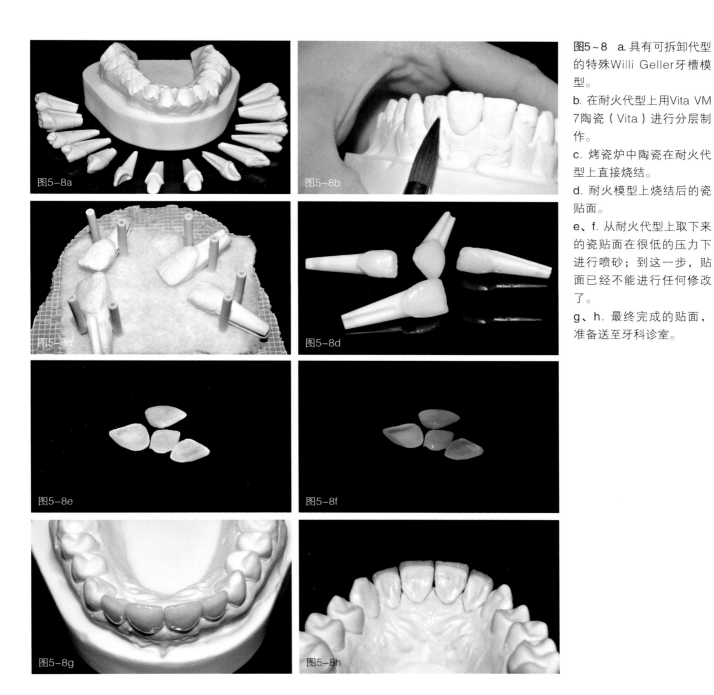

图5~8　a. 具有可拆卸代型的特殊Willi Geller牙槽模型。

b. 在耐火代型上用Vita VM 7陶瓷（Vita）进行分层制作。

c. 烤瓷炉中陶瓷在耐火代型上直接烧结。

d. 耐火模型上烧结后的瓷贴面。

e、f. 从耐火代型上取下来的瓷贴面在很低的压力下进行喷砂；到这一步，贴面已经不能进行任何修改了。

g、h. 最终完成的贴面，准备送至牙科诊室。

·对于医师（在粘接前贴面特别易碎）和技师（试戴之后无法进行任何修正）来说制作技术敏感度极高。

·一个病例需要3副不同的模型，技术非常烦琐。

·目前所有陶瓷系统里长石质陶瓷

的抗挠曲强度是最小的，低于100MPa。

总而言之，这项技术被保留下来只用于瓷贴面，特别是基本局限于只在釉质层进行少量或者极少量牙体预备的病例。对于严重的牙体变色以及冠部大面积缺损或者存在创伤性殆的病例，应选择其他抗力更好的陶瓷系统，以获得良好的美学效果。

在耐火代型上制作瓷贴面的步骤

在耐火代型上制作瓷贴面的步骤包括：

· 在经过完善治疗后的牙齿上进行最微创的牙体预备。该预备必须在经过微笑设计和制作诊断蜡型后，在诊断饰面或者硅橡胶导板指导下进行。

· 制作特殊模型：专用石膏制作可拆卸代型，该代型含有牙根结构和抗旋转沟，然后采用耐火材料（包埋材料）复制这些代型制成可拆卸代型。第二副模型是一个硬质模型，用来上殆架。第三副模型是使用Willi Geller技术完成的牙槽突模型。在这个模型上，石膏可拆卸代型和复制代型均可以完全就位[14-15]。

· 在复制的可拆卸代型上分层堆砌瓷粉，直到完全恢复牙齿的天然解剖形态，然后和耐火代型一起放入烤瓷炉烧结。

· 喷砂（25~50μm粒度）去除贴面周围的包埋材料，这样不会影响陶瓷修复体的边缘密合性。在患者口内试戴后，使用光固化树脂粘接剂将贴面粘固。全瓷修复体具体的粘接步骤会在第十一章详细介绍。

5.3.2.2　热压铸造陶瓷系统

热压铸造陶瓷系统可能是世界上应用最为广泛的全瓷系统，各地的牙科技师都掌握并且热爱失蜡法，其技工技术成本低，用途广泛，可以制作所有类型的陶瓷修复体（从最小的贴面到后牙固定桥）。

第1代热压铸造陶瓷含有白榴石晶体（35%~40%晶体含量）增强的玻璃基陶瓷。其抗挠曲强度是长石质陶瓷的两倍，孔隙率为9%，用于单牙修复体：嵌体、高嵌体、冠以及贴面[6]。新一代的热压铸造陶瓷晶体比例更高（65%），孔隙率为1%。形成了一种在玻璃基质里有相互连接晶体网络的陶瓷材料，在晶体周围形成正切压应力，从而对裂纹有限制作用（原因是两相之间的CTE不同）。第2代热压铸造陶瓷的抗折裂能力是第1代的2倍，比传统陶瓷高4倍[16-17]。

热压铸造陶瓷系统中最著名的代表是20多年前推出的IPS Empress系统（Ivoclar Vivadent）。截至2010年，包括其所有的子系列在内，Empress系统已经被用于制作了超过3700万个修复体。所有的热压陶瓷系统均使用同样的技工技术。首先在石膏模型上，制作出全尺寸修复体或者回切尺寸，也就是内冠的蜡型。然后安放铸道并包埋于耐火材料中；接着失蜡，之后高温加热陶瓷并灌注到获得的模型里[18]。

热压铸造陶瓷的制作步骤
使用IPS Empress2系统进行修复
· 按照全瓷冠操作规范进行牙体预

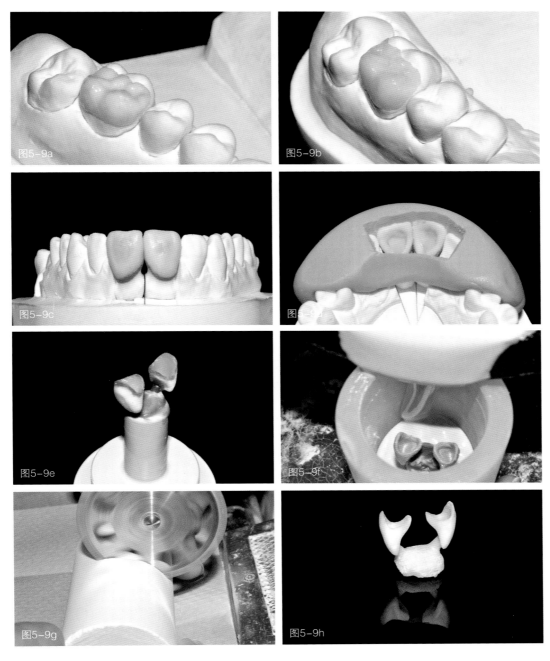

备并用加成型硅橡胶（PVS）或者聚醚硅橡胶制取印模。

· 在技工室灌注专用模型，包括或者不包括可拆卸代型和牙槽突模型（图

5-9a ~ h）。

· 在模型上制作两个不同尺寸的蜡型：

——作为内冠，预留0.2 ~ 0.5mm空

图5-9（续） i. 模型上的热压全解剖牙冠。

j. 回切后的全冠（在唇侧切1/3去除部分瓷层）给长石质瓷粉提供堆砌空间（e.max Ceram）。

k、l. 回切热压陶瓷冠的荧光特性与天然牙类似。

m、n. 义获嘉易美铸瓷仿真效果瓷块（Impulse），2012年已经上市，其与天然牙的荧光特性类似。分层堆塑e.max Ceram效果，可以在牙冠唇侧表面实现个性化效果。

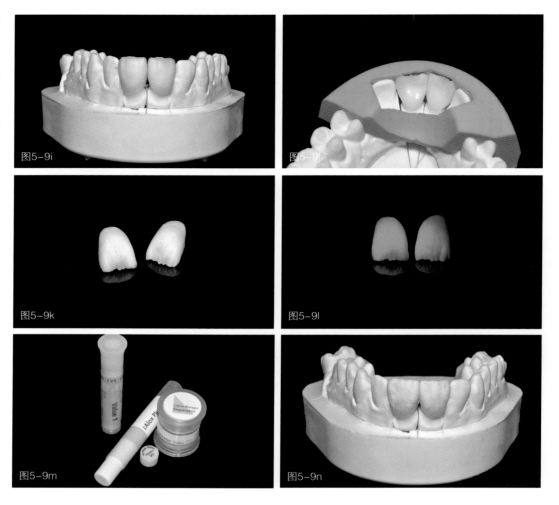

图5-9i

图5-9j

图5-9k

图5-9l

图5-9m

图5-9n

间进行最终个性化分层堆瓷。

——作为最终修复体，与需要修复牙齿的真实尺寸和形态一致。只做表面着色和上釉处理（图5-9i～n）。

·将蜡型浸入专门的磷酸基包埋材料中，制作耐火模型。将模型插入特殊烤瓷炉，进行预热和热处理。

·将模型和陶瓷铸块放入专门的注射熔炉内。陶瓷铸块有5个级别的通透性可供选择：高通透性、低通透性、中不透明、高不透明、特殊颜色和乳光色。这些不同通透性的选择有效地改善了最终美学效果。将陶瓷铸块加热后，在压力下压铸到模型内。

·压铸后，将瓷块从包埋材料里取出，可以得到：

——再现完整结构和形态的修复体，其个性化特征的实现只能通过外染色。该技术主要用于这类材料的第一代产品，现在仍然用于后牙嵌体、高嵌体及单冠。

——回切后的内冠，上方分层堆塑VM e.max Ceram瓷粉。这项技术主要用于美学区域，如前牙贴面、冠和桥（图

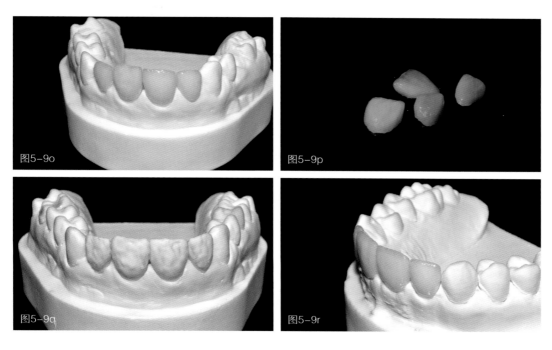

图5-9o

图5-9p

图5-9q

图5-9r

图5-9（续） o、p. 为了用瓷粉获得最终的个性化效果，在蜡型阶段于Empress贴面唇面切1/3进行回切。

q、r. 应用瓷粉的效果以及在主模型上的最终外观。

5-9o～r）。

最终的美学堆塑所需的空间是通过在加工步骤中的两个不同阶段之一采用回切法获得的：

· 选择一：制作全解剖全瓷冠的蜡型；包埋然后压铸；在压铸好的全冠上进行回切。

· 选择二：制作最终结构和形态蜡型；同时在蜡型上进行回切，包埋蜡型；然后进行压铸，得到内冠，在表面用长石质陶瓷分层堆塑。

如果说第一代Empress只适用于嵌体、高嵌体、贴面和冠，那么最新一代e.max Press具有普遍的适用性：可以用于迷你贴面、殆面贴面、嵌体、高嵌体、前牙和后牙冠、前牙和后牙区3单位桥（磨牙区除外）。这种陶瓷在应用于金沉积烤瓷冠或者预成金属基台、前牙及后牙单个种植体、第二前磨牙之前的3单位桥或者套筒冠时具有良好的适应能力。

但并不意味着这个系统可以用于后牙区桥、长跨度桥、龈下边缘、大的缺牙间隙、磨牙症、单端桥以及马里兰桥[19]。对于在前磨牙／磨牙区域的长桥，唯一可以用的陶瓷是具有足够抗力的二氧化锆，但玻璃陶瓷e.max Press可以被热压铸造用于制作氧化锆支架上的饰面，以获得更好的上部美学效果。

5.3.2.3 通过玻璃渗透多孔结构获得的晶体陶瓷

这个系列最著名的成员是In-Ceram系统，由德国Vita公司于1988年生产。这个理念是1985年Sadoun基于PFM技术发展起来的。Sadoun发现氧化铝内冠的抗挠曲能力比其他任何系统高3倍[20]。In-Ceram使用氧化铝或者镁制作高强度氧化物陶瓷，然后将铝硅酸镧玻璃渗透进去，制成内冠。使用类似PFM技术将饰面瓷在内冠上分层堆塑并烧结，最终完成修复体。这个系统在1990年后受到技师们的热烈欢迎，因为其被证明可以在所有类别的全瓷美学修复体（贴面、嵌体、高嵌体、前牙和后牙单冠，甚至短桥）上均获得理想效果：In-Ceram在前牙3年成功率为98%，在前磨牙/磨牙区域为94%[21-22]。

不同的渗透系统使得其适应证广泛，比如：

·In-Ceram Alumina系统（含氧化铝晶体基质）具有较高的抗挠曲能力（450~500MPa）以及通透性，因此它可以用于前牙及后牙的全冠。

·In-Ceram Spinell系统（含氧化镁和氧化铝基质）是最通透的系统，平均机械强度是350MPa，只能用于美学区的全冠。

·In-Ceram Zirconia系统，含30%的氧化铝基质和70%的氧化锆，为抗力最高的系统（650MPa的抗挠曲强度），但同时也是最不透明的，主要用于前磨牙/磨牙区的3单位固定桥[21]。

·In-Ceram Celay系统用于回切的系统，通过机械研磨技术制作陶瓷内冠（Vita Celay），然后用硅酸铝玻璃渗透，并用饰面瓷完成最终修复的形态和颜色。

制作In-Ceram Alumina冠的步骤

用加成型硅橡胶制取工作印模，按照耐火代型技术要求在技工室制作专用模型，包含以下两个步骤：

首先在真空以及超声振荡条件下，将氧化铝粉末与专用液体混合制成氧化铝悬浊液。将悬浊液倒至复制代型上，用手术刀片去除多余部分使得殆面厚度为0.7mm，轴壁厚度为0.5mm。这个结构非常脆并且易碎。氧化铝内冠是在可拆卸代型上，并放入In-Ceram专用熔炉里于1120℃下烧结10小时制作完成。

第一次烧结出来的氧化铝内冠易碎并且多孔，外观呈白垩色。这个时候可以用金刚砂车针低速进行调整。通过放大镜和蓝色染料可以检查出氧化锆内冠上的所有裂纹。

然后将多孔的内冠置于铂箔上，采用铝硅酸镧玻璃进行渗透。在毛细管作用下玻璃渗透进入氧化铝颗粒之间的孔隙。接着在1100℃下烧结4~5小时。用高强度砂石钻去除多余的玻璃，用氧化铝砂粒进行喷砂处理（35~50μm，2bar压力）（图5-10a~h）。

患者口内试戴之后，技师开始在氧化铝内冠上用美学瓷粉进行分层堆塑。

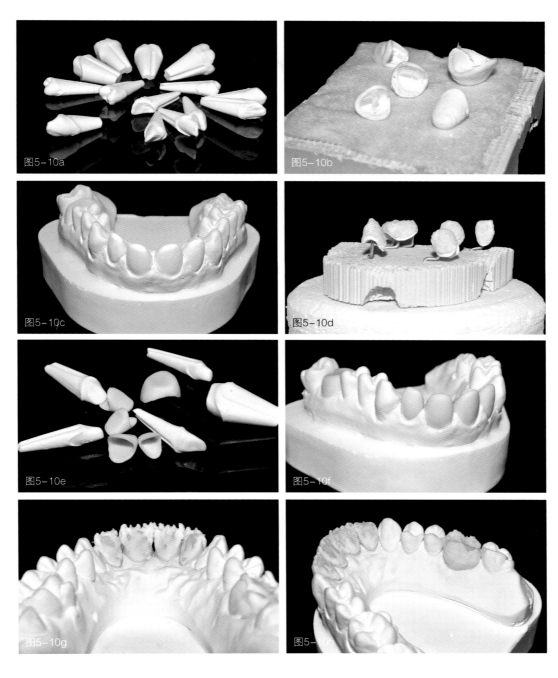

图5-10　a. Willi Geller技术制作的专用牙槽突模型用于制作氧化铝内冠。

b. 烤瓷炉烧结完成的氧化铝内冠。

c. 氧化铝内冠完成机械打磨并在可拆卸代型上就位，此时非常易碎。

d. 铝硅酸镧玻璃对氧化铝内冠进行渗透。

e、f. 在可拆卸代型上去除多余的内冠，准备发往牙科诊室进行试戴。

g. 在分层堆塑其他瓷粉前先使用VM7 套装（Vita）里的内衬粉。

h. 用牙本质瓷粉（Ceramist Csilla Szeredai）分层堆塑修复牙冠的形态。

制作过程跟金属-烤瓷技术非常相似，直到完全形成冠的形态和颜色效果为止。总的来讲，牙科技师会从遮色牙本质瓷层开始，形成外形的骨架，然后制作透明牙本质层，完成最终外形。因为陶瓷烧结时存在收缩，堆塑的形态尺寸上都

图5-10（续） i. In-
Ceram冠表面细微结构。
j~l. 模型上牙冠的最终
外观。因为氧化铝无法
酸蚀，所以在技工室里
对组织面进行喷砂处理
并在临床上使用陶瓷处
理剂（Ceramist Csilla
Szeredai）以提高粘接强
度是非常必要的。

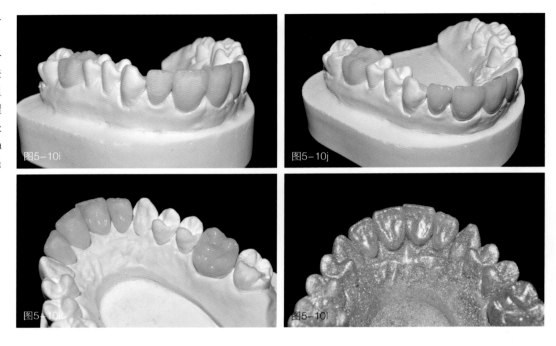

需要放大。

当所有个性化堆塑完成之后，将修
复体放入传统金属-烤瓷修复体使用的
烤瓷炉里进行烧结即可。这意味着技工
室不需要其他额外的投资（烧结温度在
900~930℃）。Vita VM7（Vita）可以用
作饰面瓷（图5-10i~l）。

5.3.2.4 用于研磨预成陶瓷块的CAD／CAM系统

目前数字化技术在牙科领域里越
来越重要，这一趋势有很多原因：所谓
"手工制作陶瓷"的高加工费；人为误
差因素；需要第三方技工室；新型CAD/
CAM系统扫描和研磨技术的持续改进；
在"产业"规模上，新的操作软件使得
每周可以制作数百个修复体，每个修复
体都有完美的边缘密合度和高重复性。

这些都不会受到个人能力的影响或者减
小了技师的影响。

目前牙科材料市场上有数百种CAD/
CAM系统，大部分有4个基本组成部分：

1. 图像采集单元。

2. 在虚拟模型上进行修复体设计的
软件。

3. 加工瓷块制作出修复体的研磨单
元，包括用于临床的CEREC 3椅旁系统
（Sirona）和用于技工室的CEREC inLab
系统（Sirona）。

4. 扫描仪和研磨设备之间的通信系
统。

图像采集系统有两种采集方式：可
以在诊室内通过口内扫描仪直接扫描预
备体（3M True Definition，E4D PlanSan，
CEREC Omnicam），也可以在技工室里
扫描通过传统方法制取印模，经特殊石
膏灌注的模型，后者是最常用的一个方

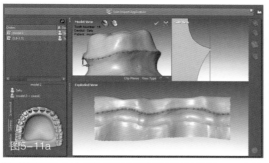

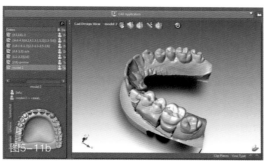

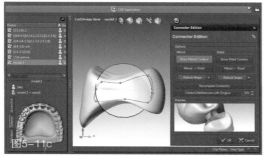

图5-11　a～c. 使用Dental Wings软件设计氧化锆桥的部分步骤。

式。

少数情况下，从诊室发送过来的就是数字印模（CEREC InEox X5，Dentsply Cercon eye）[9]。

专用软件可以将扫描数据生成3D虚拟模型，用于设计最终修复体。这些操作在诊室或者技工室都可以实现。目前可用于诊室的系统有CEREC椅旁系统（Sirona）和Planmeca PlanScan（由E4D Technologies 推出）。修复体的设计可以由牙医完成或者由经过培训的员工完成。操作者通过软件所设计的流程，引导下一步完成最终陶瓷修复体，易于掌握。目前可用于技工室的系统有CEREC inLab和E4D PlanCAD Premium（图5-11a～c）。

设计完成后，研磨机器研磨出修复体。这个过程可以用小的研磨单元在诊

室里进行，也可以在技工室用多轴研磨机进行研磨。目前大多数情况下，修复体是用预烧结的二氧化锆块研磨出来的，之后还需要结晶，所以会有少量的收缩。最终可以获得与主模型完美匹配的修复体，具有完美的边缘密合性。

氧化锆支架有多种研磨方式：可以研磨成最终尺寸的修复体（也称为全解剖形态氧化锆冠），也可以研磨出内冠（即尺寸比最终修复体小一些），为饰面瓷，通常为含晶体相的玻璃陶瓷（e.max，ZirPress，Ivoclar；Vita VM 9或者Vita PM 9，Vita）留出合适的空间。也可以结合使用这两种方式：比如舌侧面为全解剖形态的氧化锆，而唇面／颊侧为回切外形，给美学堆塑或者热压铸造玻璃陶瓷留出空间。

CAD/CAM技术常常被等同于氧化锆，但其实这是一种误解。之所以产生误解是因为氧化锆陶瓷不能在技工室里用传统技术加工，只有在CAD/CAM系统出现之后才被用于牙科领域，故而出现这种"计算机系统都是研磨氧化锆"的错误推定[9]。

Zirconia（氧化锆）这一称谓其实

图5-12 a. 这个软件使我们可以设计全解剖式牙冠（后牙）或者内冠，特别是在前牙区，出于美学目的，以留出陶瓷层空间。
b. 26全锆冠的最终外观。
c、d. 在回切氧化锆基底冠上用牙本质瓷粉（Vita VM 9）进行分层堆塑。
e. 前牙桥的最终外观。
f. 用银粉或金粉检查全瓷冠。

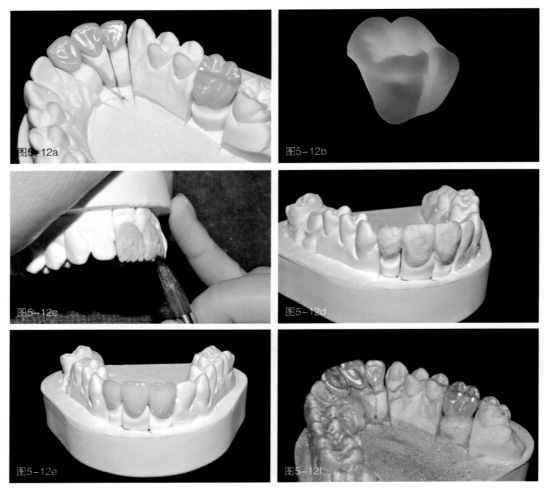

图5-12a　图5-12b　图5-12c　图5-12d　图5-12e　图5-12f

并不够准确；口腔领域实际应用的应该是锆的氧化物（zirconium oxide），更具体的说法是硅酸锆（SiZrO₄）。氧化锆被压缩成瓷块并加入氧化钇增加稳定性以用于CAD/CAM系统。氧化锆材料的抗挠屈强度非常高（900~1100MPa），这是它一个重要的特征，同样重要的是其抗折裂能力（8~10MPa），是氧化铝内冠的2倍，比热压铸造陶瓷高10倍（图5-12a~f）[9,24]。

目前氧化锆在临床上的应用范围很广，比如嵌体、高嵌体、贴面、冠、大面积缺牙区的高度美学修复体（无论是在天然牙上还是种植体上）、氧化锆种植体基台、复杂病例的固定和可摘义齿的支架。

以往，有两个问题限制了氧化锆在各种修复体上的应用。其一是氧化锆的不透明性和内冠的透色问题。这就意味着氧化锆不适合用于单个上切牙的修复。目前通过渗透预烧结的内冠使基底冠不再是白色的，部分解决了这个问题。其二是由于饰瓷从氧化锆基底上碎裂或者片状剥脱所致的失败。产生这个问题的主要原因是两种瓷材料的热扩散速度相差巨大：与饰瓷相比，氧化锆的加热或冷却速度慢10~20倍。该问题出

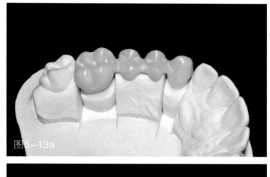

图5-13a

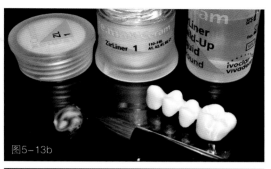

图5-13b

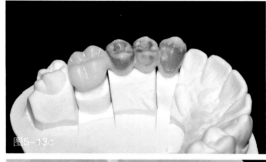

图5-13c

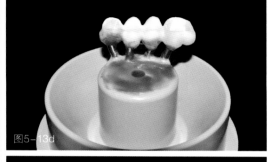

图5-13d

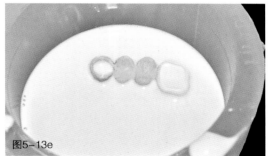

图5-13e

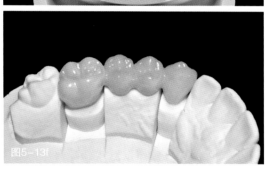

图5-13f

图5-13 a.该氧化锆固定桥在磨牙处使用全解剖氧化锆冠，在尖牙和桥体处形成氧化锆内冠支架，表面覆盖压铸e.max Zr Press陶瓷。
b. 在做蜡型前用锆衬剂处理氧化锆支架表面，可以增强氧化锆支架与饰瓷之间的结合。
c、d. 氧化锆支架及蜡型复合体，准备包埋。
e. 包埋氧化锆和蜡型，为覆盖压铸技术做好准备。
f. e.max Zr Press经过压铸、染色和上釉处理，全解剖氧化锆冠抛光之后，上颌固定桥的最终外观。

现在烧结后的冷却过程中，此时饰瓷材料冷却更快，比氧化锆支架更快地硬固。

这使得二者的界面产生了张力，导致两层之间的结合发生断裂。于是，为了消除经常发生的VM剥脱的问题，全解剖氧化锆冠应运而生（图5-13a～f）[23]。

哪些材料可以采用CAD/CAM加工?

大多数陶瓷都可以使用CAD/CAM系统研磨，包括以下3种（见Giodano和McLaren根据微结构的分类）[8]：

1. 第二类：二硅酸锂加强型玻璃陶瓷：用于传统的修复体，如嵌体、高嵌体、单冠、前后牙固定桥以及贴面。主要有两家公司生产用于CAD/CAM的瓷块：Vita（Vitablocs MarkⅡ和Esthetic Line）及Ivoclar Vivadent（ProCAD 和IPS e.max CAD）。这两种类型的瓷块都可以使用Sirona公司的CEREC inLab系统[26]。

2. 第三类：结晶陶瓷系统：瓷块中含有氧化铝或者氧化铝、氧化镁混合物。这种瓷块只能在CEREC inLab系统中研磨，然后使用与In-Ceram系统类似的技术将铝硅酸镧玻璃渗透进去。这种氧化铝基的陶瓷具有良好的透明性，是制作前牙冠的理想材料。同时这种材料也适用于后牙冠，甚至前牙3单位桥也能获得非常好的效果[25,27]。

3.第四类：多晶固体（二氧化锆）。有几种系统，均可以归入下面3类：

Ⅰ.可以使用CAD/CAM系统直接研磨成最终修复体形状的完全烧结瓷块（不需要进一步的烧结）。目前，这种系统的造价昂贵，并且在研磨过程中产生高温。另外，由于瓷块的硬度高，研磨时间也比较长。随着研究的深入，这类系统会持续改进。

Ⅱ.Procera系统（Nobel Biocare），使用放大的模型制作氧化铝或者氧化锆内冠。研磨后的材料经过烧结后会发生收缩，最终与真实尺寸的模型相匹配。这种系统用于技工室制作Branemark种植体的氧化锆个性化基台。

Ⅲ.第三种系统是目前牙科CAD/CAM中使用最广泛的。该系统研磨一个大号的预烧结氧化锆瓷块，然后再烧结收缩，由此得到一个与主模型匹配的内冠或者桥架。采用这项技术的有inLab（CEREC）、YZ Vitablocs（Vita）、Zir.CAD（Ivoclar Vivadent）、Lava（3M ESPE）、Cercon（Degudent）以及Everest（KaVo）。

目前，CAD/CAM设备还可以研磨除了陶瓷（预烧结或烧结的氧化锆，预烧结的氧化铝，玻璃陶瓷）以外的材料，比如：

· 钴铬、钛等合金的金属支架。最近甚至有可以研磨金合金的报道。

· 用于在合金中包埋和铸造或者压铸/覆盖压铸在支架上的蜡。

· 可以用于患者口内可摘局部义齿试戴的树脂。

· 使用特殊树脂替代石膏研磨工作模型，或通过3D打印的方式制作。

· 在软件的辅助下与CBCT或者CT结合制作种植外科导板。

· 全口义齿或者可摘正畸矫治器，以及复杂颌面重建赝复体。

· 复杂病例的个性化种植基台，所用材料有很多种：钛、二氧化锆、E.max CAD，或者用来进一步压铸或者包埋的树脂。

· 可以用光固化技工室树脂进行表面修饰的复合树脂（Vita CAD Temp，BioHPP）。

在口腔医学中，过去20年CAD/CAM系统的历史等同于CEREC系统的历史（椅旁、经济的美学陶瓷修复体）（Sirona）。从1960年开始，CAD技术应用于很多不同的领域内（工业、设计、建筑），但是把自动化制造引入口腔修复工艺的理念由Duret于1971年首先提出。1980年，苏黎世大学的Mörmann教授和他的工程师朋友Brandestini概念化并制作出牙科第一台CAD/CAM系统，即第1代CEREC[28-29]。

CEREC系统可以通过研磨预烧结的陶瓷块获得单色的冠。可以通过外染色对牙冠进行个性化处理。起初，这些CAD/CAM冠的边缘密合度比传统方法制作的冠要差。随着图像采集系统以及扫描和研磨系统的完善，目前边缘密合度已经大大改善。至此，新一代系统（2000年后生产），其扫描仪的分辨率达到了25μm，研磨单元（MCXL）的精度为30μm。随着CEREC系统的改进，产品已经更新了以下几代：CEREC 1（1987）、CEREC 2（1994）以及CEREC 3（2000）。在2003年，3D软件出现，使得模型可以在3D模式下观看。2005年，in-office CEREC系统是唯一的诊室内系统。2008年，MCXL研磨单元可以在3~4分钟内完成一个部分冠，6分钟内完成一个全冠。2013年，Omnicam推出CEREC图像采集中心[30-31]。

经历20余年，CEREC是市面上多个系统中被研究最多的一个。Posselt报道2300个CEREC嵌体和高嵌体9年的成功率为95.5%；Reiss报道1100个嵌体和高嵌体18年成功率为84.4%；而Wiedhahn报道贴面修复9.5年的成功率为94%[32-34]。目前其他CAD/CAM系统还包括Cercon（Degudent）、Lava（3M ESPE）、Everest（KaVo）、E4D（E4D Technologies），以及Cadent iTero（Align Technologies）。

5.3.3 总结

目前可供牙医选择的陶瓷系统很多，结合应用各种技工室加工工艺及种类繁多的固定修复方式，可以帮助患者获得很好美学效果。其范围从最微创的陶瓷修复体（用挠曲强度非常低的长石质陶瓷制作，但是10年成功率可达94%），到玻璃陶瓷或者氧化铝陶瓷（可以用于多种情况：从微贴面/薄贴面到侧方区域的短跨度桥）制作的间接修复体，再到用高强度陶瓷制作或者计算机辅助研磨的最复杂的天然牙或种植体上的修复体。

过去20年来，全瓷系统在牙科的应用持续增加。仅美国，2004年就用CAD/CAM技术制作了60万个修复体，而在2011年，这样的修复体超过了600万个。未来这个趋势会继续发展下去[35-36]。但是，牙医们必须明确：并非所有系统都是一样的；由于物理特征（机械和光学）的差异，系统与系统之间最终美学效果以及长期生存率差别很大。

一个全瓷修复体的成功取决于临床治疗计划的选择、患者相关因素、与病例相关材料的正确选择、技工室是否掌握了恰当的技术、牙医是否有能力进行尽可能好的牙体预备、印模技术以及粘接剂的选择等，以上诸多因素都会影响这类修复体的长期成功率。

本章作者介绍了各类陶瓷的一些特性以及目前最广泛使用的基本技工操作技术。虽然这章的信息不是很丰富，但是我们希望这能对在美学牙科实践中正在使用或者打算使用陶瓷修复体的医师有所帮助。

（韦全奇　刘诗铭）

参考文献

[1] Griggs JA. Recent advances in materials for all-ceramic restorations. Dent Clin N Am 2007;51:713–727.

[2] Donovan T. Factors essential for successful all-ceramic restorations. J Am Dent Assoc 2008;139:14S–18S.

[3] Borzea D. Ceramica in Stomatologie. Cluj-Napoca: Dacia, 2000.

[4] Rosenstiel SF, Land MF, Fujimoto J. Contemporary Fixed Prosthodontics, ed 4. St Louis: Mosby, 2006.

[5] Nicola C. Materiale dentare – consideratii clinice si tehnologie. Cluj-Napoca: Casa Cărţii de Ştiinţă, 2009.

[6] McLaren EA, Cao PT. Ceramics in dentistry Part I: Classes of materials. Inside Dentistry 2009:94–104.

[7] Craig RG, Powers JM. Restorative Dental Materials, ed 11. St Louis: Mosby, 2002.

[8] Giordano R, McLaren EA. Ceramics overview: Classification by microstructure and processing methods. Compend Contin Educ Dent 2010;31:682–684, 686, 668.

[9] McLaren EA, Giordano RA. Zirconia-based ceramics: Material properties, esthetics and layering techniques of a new veneering porcelain, VM 9. Quintessence Dent Technol 2005;28:99–111.

[10] McLaren EA, White SN. Glass infiltrated zirconia/alumina-based ceramic for crowns and fixed partial dentures. Clinical and laboratory guidelines. Quintessence Dent Technol 2000;23:7–26.

[11] Sailer I, Feher A, Filser F, Gauckler LJ, Luthy H, Hammerle CH. Five-year clinical results of zirconia frameworks for posterior fixed partial dentures. Int J Prosthodont 2007;20:383–388.

[12] Christensen RP, Eriksson KA, Ploeger BJ. Clinical performance of PFM, zirconia and alumina three-unit posterior bridge (abstract). [The IADR 86th General Session and Exhibition, 1–5 July 2008, Toronto, Ontario]. http://iadr.confex.com/iadr/2008Toronto/techprogram/abstract_105962.htm. Accessed July 2014.

[13] Magne P, Belser U. Bonded Porcelain Restorations in the Anterior Dentition: A Biomimetic Approach. Chicago: Quintessence, 2002.

[14] Lasserre JF, Laborde G, Koubi SA, et al. Restaurations céramiques antérieures (2): Préparations partielles et adhésion. Réalités Cliniques 2010;21:183–195.

[15] Gürel G. The Art and Science of Porcelain Laminate Veneers. Chicago: Quintessence, 2003.

[16] Höland W, Apel E, van't Hoen C, Rheinberger V. Studies of crystal phase formations in high-strength lithium disilicate glass-ceramics. J Non-Cryst Solids 2006;352:4041–4050.

[17] Culp L, McLaren EA. Lithium disilicate: The restorative material of multiple options. Compend Contin Educ Dent 2010;31(9):716–725.

[18] Ivoclar Vivadent. IPS e.max Lithium Disilicate: the Future of All-Ceramic Dentistry – Material Science Practical Applications. Key to Success. Amherst, NY: Ivoclar-Vivadent 2009;1–15.

[19] Tysowsky G. The science behind lithium disilicate: Today's surprisingly versatile, esthetic and durable metal-free alternative. Oral Health J 2009:93–97.

[20] Aboushelib MN. Long-term fatigue behavior of zirconia based dental ceramics. Dent Mater 2010;3:2975–2985.

[21] Scotti R, Catapano S, D'Elia A. A clinical evaluation of In-Ceram crowns. Int J Prosthodont 1995;8:320–323.

[22] McLaren EA, White SN. Survival of In-Ceram crowns in a private practice: A prospective clinical trial. J Prosthet Dent 2000;83:216–222.

[23] Anusavice KJ. Standardizing failure, success, and survival decisions in clinical studies of ceramic and metal-ceramic fixed dental prostheses. Dent Mater 2012;28:102–111.

[24] White SN, Miklus VG, McLaren EA. Flexural strength of a layered zirconia and porcelain dental all ceramic system. J Prosthet Dent 2005;4:125–131.

[25] Guazzato M, Albakry M, Ringer SP, Swain MV. Strength, fracture toughness and microstructure of a selection of all-ceramic materials. Part I. Pressable and alumina glass-infiltrated ceramics. Dent Mater 2004;20:441–448.

[26] Mörmann WH. State of the Art of CAD/CAM Restorations, 20 Years of CEREC. Berlin: Quintessence, 2006.

[27] Denry I, Kelly JR. State of the art of zirconia for dental applications. Dent Mater 2008;24:299–307.

[28] Santulli GA. NPDS Fixed Prosthodontics Syllabus. 2003;170-181.

[29] Al-Wahadni A, al-Dwairi ZN, Rashid S. History, development and clinical success of porcelain inlays. J Ir Dent Assoc 2000;46:49–54.

[30] Fasbinder DJ, Multi-center trial: Margin fit and internal adaptation of CEREC crowns. In: Mörmann W. The evolution of CEREC system. J Am Dent Assoc 2006;137:5–13.

[31] Kerschbaum T. A comparison of the longevity and cost-effectiveness of three inlay-types. In: Mörmann WH (ed). State of the Art of CAD/CAM Restorations, 20 Years of CEREC. Berlin: Quintessence, 2006:73–82.

[32] Posselt A, Kerschbaum T. Longevity of 2328 chairside CEREC inlays and onlays. Int J Comput Dent 2003;6:231–248.

[33] Reiss B, Eighteen-year clinical study in a dental practice. In: Mörmann WH (ed). State of the Art of CAD/CAM Restorations, 20 Years of CEREC. Berlin: Quintessence, 2006:57–64.

[34] Wiedhahn K. CEREC veneers: Esthetics and longevity. In: Mörmann WH (ed). State of the Art of CAD/CAM Restorations, 20 Years of CEREC. Berlin: Quintessence, 2006:101–112.

[35] McLaren EA, Whiteman YY. Ceramics: Rationale for material selection. Inside Dentistry 2012;238–352.

[36] Millenium Research Group. US Market Report for Crowns and Bridges 2011.

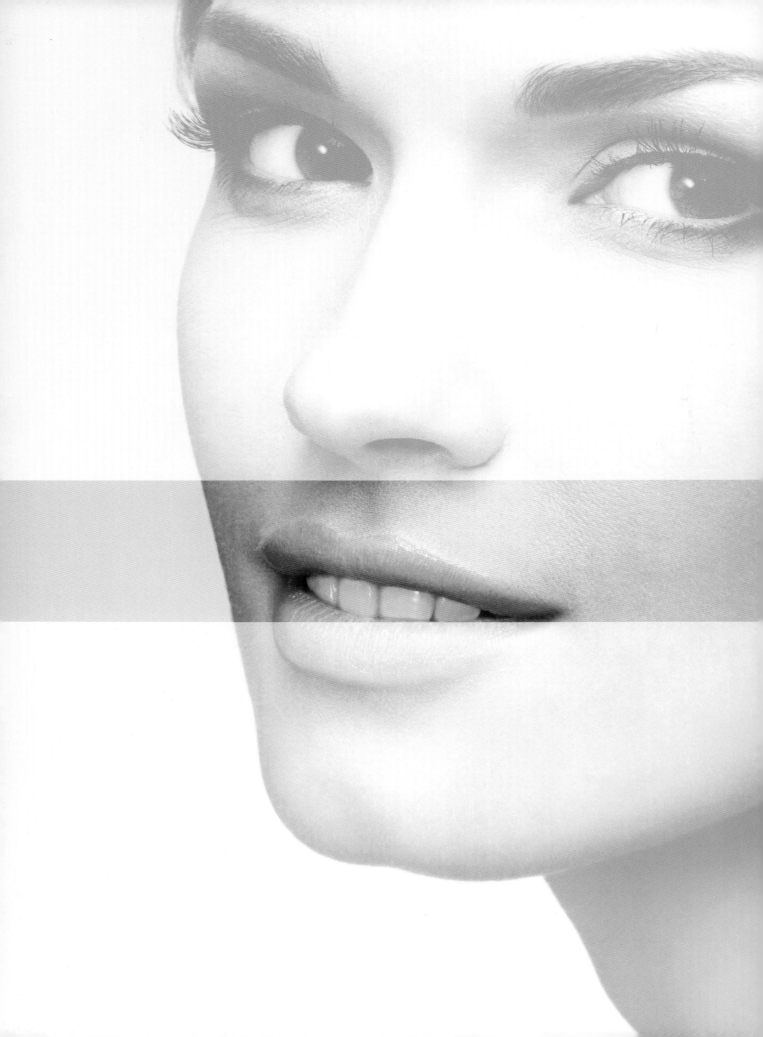

FLORIN LĂZĂRESCU

第六章
Chapter VI

微创牙科
ULTRACONSERVATIVE DENTISTRY

6.1 现代美学牙科
MODERN ESTHETIC DENTISTRY

要系统地保护原始组织，这是一个可以应用于所有牙科领域的概念，也是微创牙科的根本所在，其一般原则是保守地或者尽量少地去除牙体组织。

口腔医学中不同领域（比如修复学、牙周病学、正畸学、牙体牙髓病学、儿童牙科、种植学等）的专业化发展能让患者享受到更高质量的口腔保健。但缺点是专科专家对病例的观点相对局限，缺少综合性的治疗计划，而这些计划需要涉及患者的全身健康状况和微创修复治疗理念，以及疼痛、咬合、美学等一系列问题。

如今随着网络获取信息更加便捷，人们对健康意识增强（定期体检、健康饮食、均衡的生活习惯），患者对健康保健的期望和以前完全不同，同时对修复体寿命的期望是一辈子。

牙医经常需要和不同的牙科患者打交道，比如确定治疗方案前要求医师提供两三个备选方案的患者，合并有颞下颌关节紊乱、肌肉疾病或者不良习惯的患者，或者合并有心理疾病的患者。在这些情况下，相比客观的临床和辅助检查，个人主观意见更加重要[1]。

除了前面提到的所有因素，还要考虑到患者就诊的主要目的常常是美观需求，那么对于那些将注意力首先集中到美学方面的牙医来说，以一种综合系统的观点看待患者的临床问题，制订多学科综合治疗计划尤其重要。我们最终的目的是遵循现代牙医学的原则，制作出满足患者要求，微创、美观，功能良好，同时使用寿命长的修复体。

现如今，在微创理念的引导下，患者已经不太愿意接受非微创的治疗了。

6.1.1 微创美学中的放大、照明和隔离技术

由于口腔内结构较复杂，牙医的视野常常受到限制，很难进入一个狭小空间进行操作；为了有一个良好的视野和操作途径，牙医经常采用非自然、身体压力较大的姿势工作，时间长了就会引起体位相关的肌肉骨骼问题，甚至影响到运动和工作。

在如今的口腔操作过程中，牙体预备中牙齿结构破坏得越少、治疗部位面积越小，需要的辅助器械越多；在这种情况下，牙科放大镜和显微镜的帮助非常大，它们显著的优势如下[2]：

· 开阔视野。
· 增强照明。
· 隔离可控。
· 牙体预备可控。

6.1.1.1 放大设备

　　牙科放大镜和显微镜能让牙医改善体位，保持正确的姿势，并在高产低压完成工作的同时缓解肌肉疼痛，身体更加舒适（图6-1a、b）。

　　同时，美学牙体预备时的精确度要求在微米级别，人类裸眼无法达到此精确度，借助2.5倍放大镜可以勉强达到这一精确度，或者用更高倍数的显微镜。

　　虽然放大镜和显微镜最早是在美学牙科中开始使用，但它们现在已经成了牙体和牙周治疗中必不可少的工具（图6-2a～d）。

　　以前放大镜只在年资较高的牙医中使用，但现在已经被普及到牙医学院中了。一项调查以332名牙医学院学生为对

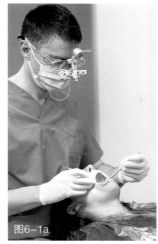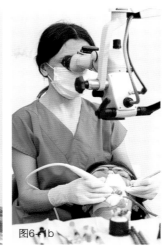

图6-1　a. 牙医使用放大镜的正确姿势。
b. 牙医使用显微镜的正确姿势。

象，他们中50%使用过放大镜，记录单位时间牙体预备的数目和单次牙体预备需要的时间。被考察的预备体包括Ⅰ、Ⅱ、Ⅲ和Ⅴ类洞。

　　结果显示，所有洞型预备中都是使用放大镜组学生的单位时间牙体预备数

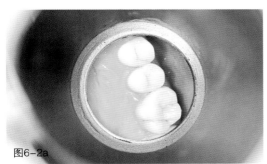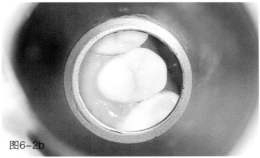

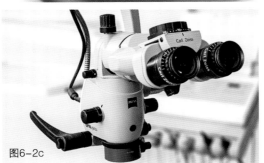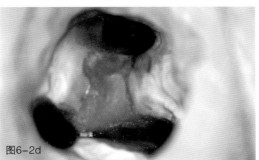

图6-2　a. 1∶1比例视野下的牙体预备。
b. 牙科放大镜2.5∶1比例视野下的牙体预备。
c. OPMI pico-蔡司手术显微镜。
d. 光学显微镜21∶1比例视野下的牙体预备。
（图片来自Monica Voiculeanu 医师）

图6-3　a. 配备LED头灯的放大镜。
b. 在外置LED光源下显示的手术视野。

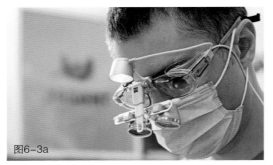

图6-3a

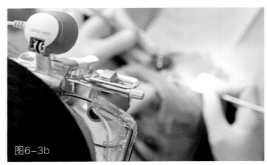

图6-3b

目更多、牙体预备速度更快；学生对使用放大设备也有较高地认可度，因为当他们使用放大设备时能更好地评估自己的操作[3]。

牙科材料技术的进步（陶瓷、粘接剂、复合树脂和水门汀）使微创牙科变成可能；牙医借助放大设备来自己评估操作，能显著提高牙体预备的质量，进而增加患者的满意度。

6.1.1.2　照明设备

如今我们没法想象缺少带光纤的照明系统牙医该怎样操作。然而，有时我们需要一个更大的视野。随着LED技术的发展，LED和放大镜可以不需要特殊的装置即可直接安装在眼镜上，这让它在牙科操作中非常受欢迎

（图6-3a、b）。

6.1.1.3　隔离技术

在牙科操作中，牙医经常无法完全看到牙齿和软组织。除了唾液影响，舌和颊侧组织也可能阻挡操作视野。四手操作可以很好地解决这个问题。

当然，技术的进步为我们提供了有用的工具，比如，Isolite隔离系统，这个系统包含一个一次性的弹性开口器，可以伸到患者嘴里让患者咬住。这个系统让患者即使在长时间接受操作时，也感觉相对舒适。操作部位采用LED照明，同时可以在口底和颊侧进行吸唾（图6-4）[2]。

在过去一段时期内，橡皮障成为粘接操作的必要选择，同时也是让患者感

图6-4　Isolite隔离系统。（http://www.isolitesystems.com）
图6-5　使用橡皮障隔离8个瓷贴面粘接术野。

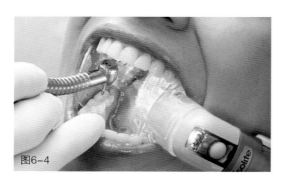

图6-4

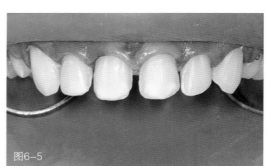

图6-5

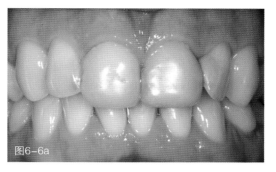

图6-6a

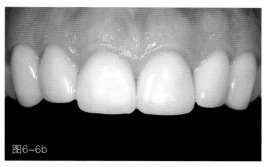

图6-6b

图6-6　a. 初诊临床情况。
b. 13至23使用6个瓷贴面改变形态和位置。

觉舒适、效果可预测的隔离牙齿的唯一方法（图6-5）。

6.1.2　微创牙科中的牙体预备

在牙医和患者眼中，瓷贴面是微创牙科的代表。相比于传统全冠，牙医和患者更愿意选择贴面，因为它能达到更好的美学效果的同时做到微创，且并发症风险也更小。但是，如果没有合适的牙体预备，或者治疗计划不正确，那修复体也可能会失败。

瓷贴面可以改变牙齿的颜色、形态和位置（图6-6a、b）。为了避免风险，牙体预备需要限制在牙釉质层次中。考虑到原来牙齿的颜色和瓷材料的种类，预备量平均在0.4~0.8mm[1]。

随着粘接剂和瓷材料强度增强，全瓷冠预备可以看成是瓷贴面预备的延伸。它需要在每一个牙面都按最小备牙量进行微创预备，不需遵循全冠（例如烤瓷冠）那样严格的备牙要求。对于这种类型的牙体预备，保留牙齿结构和牙釉质尤其重要[4]。

在临床中，有时牙体预备达到了牙本质边界，主要位于釉牙本质界，此处牙釉质较薄（图6-7a、b）。即便最新的粘接剂可以与牙釉质和牙本质（第1代粘接剂只能和牙釉质粘接）都形成坚固的、稳定的粘接界面，但仍是和牙釉质的粘接强度远大于牙本质粘接强度。

因此，牙体预备建议限制于牙釉质中。

在接受微创牙体预备前，患者经常

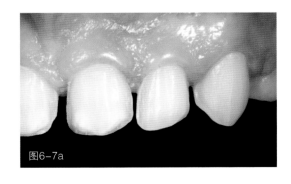

图6-7a

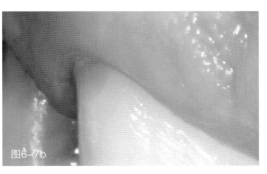

图6-7b

图6-7　a. 牙体预备位于釉质内。
b. 微创牙体预备后13牙颈部仍然存在牙本质暴露。

图6-8 a、b. 微创牙体预备前正畸重新排列。

c、d. 正畸之后牙齿排列。

e. 唇部静息时上切牙不可见。

f. 牙体预备前根据技工室蜡型制作的临时修复体（诊断饰面）。

g. 诊断饰面戴上后上切牙可见。

h. 牙体预备前通过诊断饰面进行美学评估。

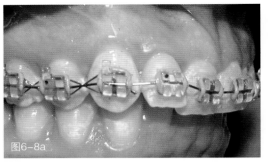

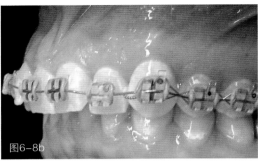

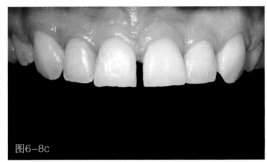

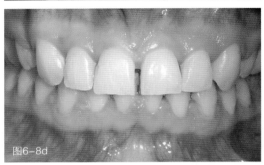

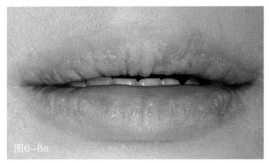

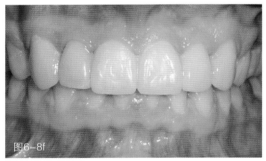

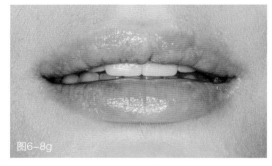

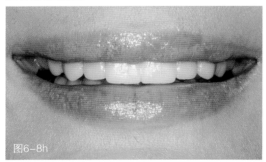

需要初步正畸重新排列牙齿。只有正畸完成后才能进一步牙体预备做贴面或者全冠，因此，和正畸医师的合作很重要（图6-8a～d）。

为了保证精确的微创操作，医师需要和患者详细交流，让患者充分理解治疗方案中每一步骤的意义（诊断蜡型、诊断饰面和数字化微笑设计）。牙体预备必须在患者对于最终效果有了清晰的认识后才可以进行。

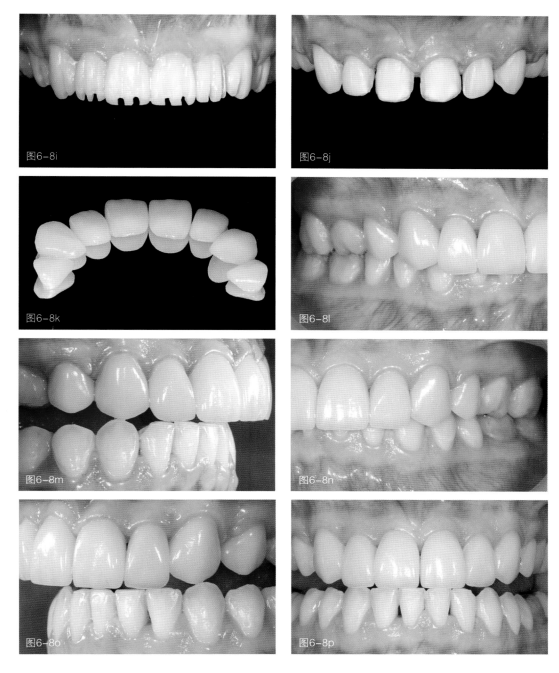

图6-8i

图6-8j

图6-8k

图6-8l

图6-8m

图6-8n

图6-8o

图6-8p

　　和患者交流治疗方案的一个好方法是：使用原始牙列的模型，将其送到技工室，严格按照医师的要求制作临时修复体（或者叫作诊断蜡型）。这个临时修复体也可以在口内直接制作（通过取诊断蜡型的印模，然后在口内制作临时修复体，诊断饰面），这样能更形象地显示出最终修复体的效果（图6-8e~h）。一些学者还提出以临时修复体为指导进行牙体预备的技术（Gürel技

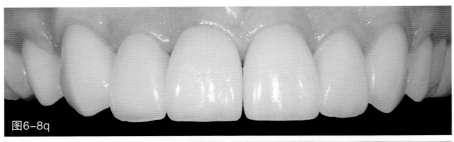

图6-8q

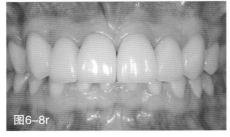

图6-8r

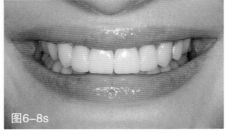

图6-8s

图6-8（续）

术），这样牙体预备能更加保守（见第四章）（图6-8i～s）。

用临时修复体做诊断饰面可以达到微创牙体预备，即使在一些轻微不协调或者位置改变的病例中也没有问题。同时，在牙体预备前，临时修复体在美观、发音和功能方面发挥重要的评估作用。

修复体边缘的制备对牙医来说一直充满了挑战。龈上边缘的优点显而易见：方便清洁、操作视野清晰、印模制取容易、粘接简单、技工在制作模型和修复体时也更容易。但另一方面，也要考虑到患者的美观要求，特别是当牙齿变色的时候。总之，牙体的颈部边缘需要特别注意，建议在可能的情况下把它放在龈上（图6-9a～f）。

龈下边缘的预备可能会刺激牙龈，牙龈与牙齿和贴面交界处的薄层水门汀接触时，可能会导致牙龈退缩。所有预备体的边缘应该是圆滑的，避免陶瓷材料应力集中。

在瓷贴面病例中，邻面预备尤其重要，贴面唇邻轴角处的边缘是可见的，如果预备不精确，会导致美观问题（图6-10）[10]。

在两种情况下贴面的边缘可以放置

图6-9　a.不美观的22～24联冠。
b.最终修复效果。
c.患者微笑时不美观。
d.治疗后3年患者的微笑相。

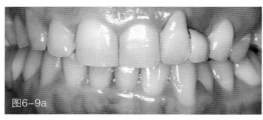

图6-9a

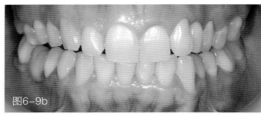

图6-9b

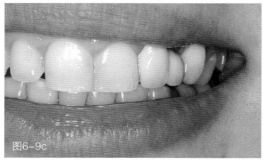

图6-9c

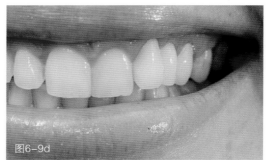

图6-9d

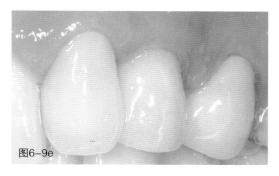

图6-9e

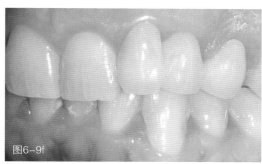

图6-9f

图6-9（续） e. 龈下边缘。
f. 术后3年临床图片。

在龈下的：关闭间隙和牙齿颜色异常。在第一种情况下，因为需要恢复穿龈曲线并重塑牙龈乳头，最好把边缘放在龈下；后一种情况下则是因为要遮住异常的颜色。牙齿颜色变化越明显，龈下边缘位置越深（图6-11a～c）[5]。

美学修复体的粘接也要重视。因为微创牙体预备，修复体很薄，所以基牙及粘接水门汀的颜色都有可能从修复体内透出来。粘接前用试戴糊剂能反映修复体最终可能的颜色改变。

一些研究显示，长石质瓷最常引起菌斑堆积，其次是二硅酸锂陶瓷。菌斑最不容易堆积的是晶体氧化物陶瓷（氧化锆）。

修复体边缘是菌斑易于堆积的地方，这也是推荐龈上边缘的另一个原因。

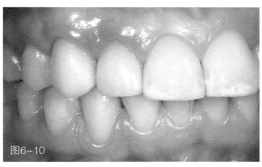

图6-10

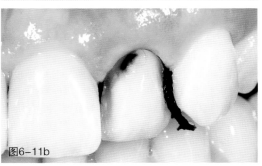

图6-11b

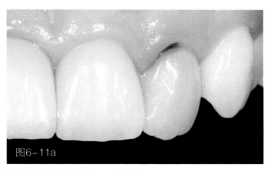

图6-11a

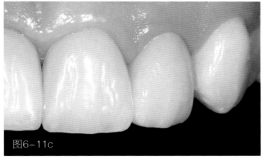

图6-11c

图6-10 12和13修复体边缘位于龈下，对牙龈有刺激。

图6-11 a. 22初诊时牙颈部颜色改变。

b. 为了遮盖颜色把边缘放在龈下。

c. 22最终修复效果。

6.1.3 现代美学牙科中材料的重要性

美学修复依赖于牙修复体所使用的材料。如果把美学当作重点，那么银汞和玻璃离子材料在一开始就该被淘汰掉。为了尽量遵循微创原则，我们需要淘汰金属烤瓷修复体，因为它的多层结构（金属、遮色和瓷层）使其需要一个比全瓷冠更大的预备量。除了预备量大以外，由于金属不透光，金属烤瓷修复体的美学效果也相当差。唯一能用在微创美学预备体上的材料只有复合树脂（使用直接或间接技术）和陶瓷材料。

6.1.3.1 复合树脂

尽管复合树脂因为性能原因（菌斑堆积、易磨损、颜色随时间改变）并不是贴面的首选材料，但是在直接美学修复中，复合树脂仍然有重要作用。同样，因制作瓷修复体需要去除健康牙体组织过多时，瓷修复体的优势就不明显了，复合树脂反而就很重要。比如，对于牙周组织破坏严重的患牙，通常伴有临床冠过长、牙龈乳头缺失、邻间隙大等美观问题，用瓷修复体解决此类问题是所需磨除的牙体组织量过大，复合树脂可以作为一种非侵入的治疗方法。

用传统检查技术很难诊断微小龋洞（组织学研究显示位于殆面以下的龋洞只有25%的诊断准确率）。而咬合翼片对发现这样的龋坏很有帮助。一些研究显示，只有1/3的龋洞是靠肉眼诊断的，剩下2/3则是靠影像学诊断的。毫无疑问，两种诊断方法联合将提供更多的准确信息。辅助检查技术，如电传导测量，激光龋洞探查系统（比如卡瓦公司制造的DIAGNOdent）和光纤透视系统（DIAGNOcam，KaVo）可能会有帮助，特别是对可疑龋的监测（图6-12a、b）[9]。

在系统氟化物管理机构提供氟化饮水的社区情况可能会变得更复杂。

图6-12 a. DIAGNOdent龋洞监测系统。
b. DIAGNOcam 龋洞监测系统。

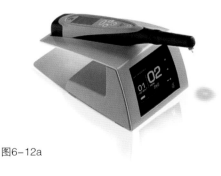

图6-12a

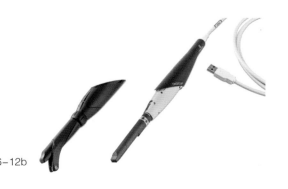

图6-12b

研究显示，过量氟化物摄入可能导致无法诊断的隐匿性龋。氟化物增强了釉质强度，牙齿表面不易被细菌侵蚀，但同时，也掩盖了龋洞在釉质下方沿着釉牙本质界的发展[10]。

用微创方法治疗这类龋洞时需要修整窝沟，获得便利的操作入路和清晰的视野，去除龋坏组织，并使用流动性树脂充满整个不规则的洞型，而用传统树脂则达不到这样的要求。微创治疗需要引入新的治疗方法，比如声波和超声波治疗、喷砂窝洞预备系统和臭氧治疗。

6.1.3.2 陶瓷

陶瓷看起来和牙釉质很像，可以逼真地复制天然牙的颜色和质地，因此临床上牙医可以用陶瓷做修复材料，在功能和外观上都能模拟天然牙。

陶瓷修复体和牙体组织粘接后形成一个整体，增加了最终修复体的抗力。

陶瓷材料（强度、生物相容性、美观性）和树脂水门汀的技术进步确保了陶瓷和牙齿之间的粘接效果，使得传统修复技术发生重大改变。传统修复技术要求遵守预备体轮廓分明的原则，以达到持久的美观效果。然而，微创牙科旨在保存更多牙体和牙周组织。

氧化锆和牙体组织间没有化学粘接能力，但有很好的强度和美观性能，是比金属更好的选择（图6-13）。

现代技术（计算机辅助设计／制作系统CAD/CAM）因制作的修复体边缘更精确、粘接性能更好，以及可将陶瓷材料加工成多种修复体（嵌体、高嵌体、贴面、全冠、桥——见第七章），为我们提供了一个预后良好且持久的美学治疗方法。CAD/CAM瓷修复体能够被患者接受的另一个原因是制作周期短，而传统的修复体需要在技工室加工，时间相对更长。

过去，粘接剂只是简单的充填在牙冠和牙之间的间隙里，现代树脂粘接剂可以使牙齿和陶瓷修复体之间产生化学和物理融合，形成了由3种成分组成的一个整体[11]。

微创技术也需要考虑到牙周组织，在牙体预备、取印模和粘接过程中防止牙周组织受到损伤。

微创技术还保护软组织，尽可能少地去除健康牙体组织，这样显得更美观，同时用强度更好的修复材料使天然牙更结实[11]。

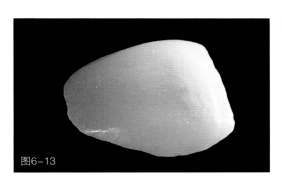

图6-13 超薄贴面。

图6-13

6.1.4 牙体预备后的临床检查

患者在粘接后的2~3天必须复诊检查是否有粘接剂残留。除了一天两次刷牙，邻面清洁（牙线、桥体牙线、漱口水）的重要性也要向患者介绍。修复体的边界，即贴面的邻接触区，是继发龋的高发部位。在这些龋高危区域，好的口腔卫生维护和修复体的寿命息息相关，在教患者使用不同工具维护口腔卫生时，还应把这个信息传达给患者。

同时，在条件允许的情况下尽量用龈上边缘，这样患者可以保持边缘的清洁，防止菌斑堆积。

（刘园　廖宇）

6.2 实用性与审美性
FUNCTION AND ESTHETICS

在大多数情况下，全口磨损伴有咬合垂直距离减小。使用多个修复体增加咬合垂直距离（VDO）通常是针对全口牙齿牙体缺损的最佳治疗方案。为了治疗牙齿磨损，传统方式为了获得必要的机械固位，对牙体组织创伤较大。传统治疗包括牙髓治疗、桩核冠修复和牙冠延长手术。

单纯增加咬合垂直距离可能是避免此类创伤性治疗的最佳方案。为了增加咬合垂直距离，需要重新确定正中关系（CR）位，以尽可能少地去除牙体组织。运用咬合垫抬高垂直距离直至患者感觉舒服为止，并在正式修复之前戴用临时修复体，以确定咬合平面和最小预备量。

当咬合重建只限于局部，例如仅限于前牙，就需要做较长的瓷冠以获得良好的牙冠宽长比例。在没有足够的牙体支持，也没有抬高后牙牙齿咬合垂直距离的情况下，这样的尝试注定会因为对颌牙的过度磨损和／或瓷牙崩裂而失败（图6-14a～h）[11]。

如果一个单颗牙金属烤瓷冠修复体有3层（金属、遮色瓷和烤瓷），则需要比高嵌体或全瓷冠更多的预备量。

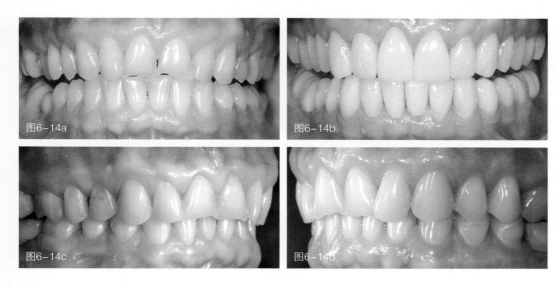

图6-14 a. 最初临床表现。
b. 最终临床表现。
c～e.（注意：图6-14e见下页）明显磨损隐约可见髓腔。

图6-14（续） f. 治疗前临床表现咬合面像。

g. 上颌牙弓的治疗前临床表现。

h. 使用去程序化装置6周后，确定正中关系和新的咬合垂直距离。

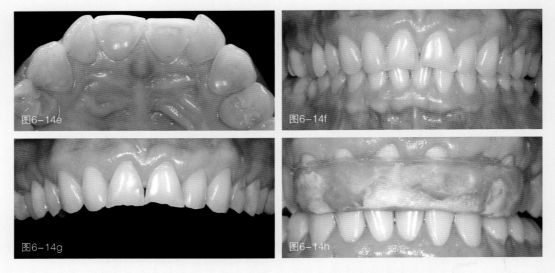

图6-14（续） i. 预备前临床表现和口内饰面。

j、k. 口内饰面指导的上下颌牙体预备，咬合垂直高度增加，实现了微创预备。

l～o. 预备体局限于牙釉质保证了修复的长期效果。

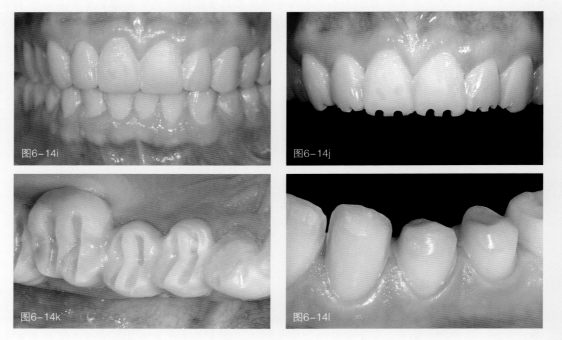

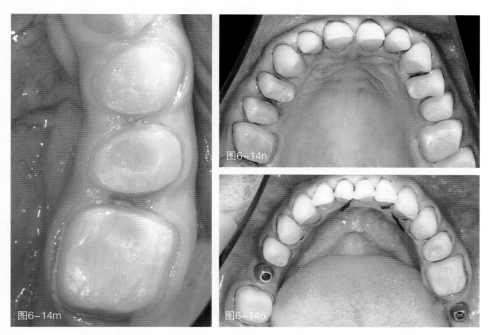

图6-14m

图6-14n

图6-14o

图6-14（续）

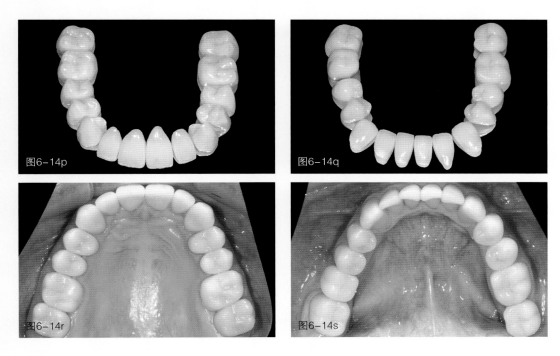

图6-14p

图6-14q

图6-14r

图6-14s

图6-14（续）　p、q. 粘接前的最终修复体。
r、s. 粘接后的殆面观。

图6-14（续） t. 修复治疗前放射学检查（正畸和种植治疗）。

u. 最终放射学检查，保持了牙齿活力。

v～y. 最终的功能性生物美学修复。

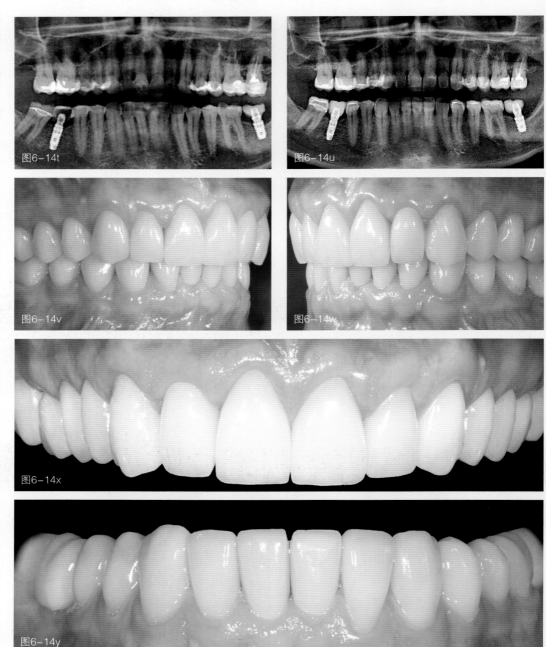

图6-14t

图6-14u

图6-14v

图6-14w

图6-14x

图6-14y

全口咬合重建治疗成功的关键包括[4]：

·增加咬合垂直距离（治疗计划必须至少涉及一个牙弓）。

·微创预备咬合面，小于0.8～1mm的预备量，尽可能保留更多的牙釉质。边缘预备量也应当是微创性的，从而实现最佳黏合（图6-14i～o）。

·使用二硅酸锂增强的玻璃陶瓷进行后牙修复以增加强度。

·采用树脂水门汀粘接所有的修复体（图6-14p～s）。

口腔与面部之间的垂直距离增加比例为1∶3。增大面部垂直高度可使患者看起来更加年轻。同时，使用高强度瓷修复体增加口腔咬合垂直高度（甚至1mm）（例如二硅酸锂），可以实现微创牙齿预备甚至无预备治疗。

牙科医师的目标应当是尽可能地实现完全无创的修复治疗，保持健康的牙齿结构不受影响。预备体技术、修复体材料以及粘接技术的进步让我们相信以下目标是可以实现的：根本无预备，或者必要时的极端保守预备量（图6-14t～y）。

有时候因为患者急于获得快速的修复效果而拒绝耗时的跨学科治疗，我们将很难实现这一目标。所以，当患者拒绝配合我们考虑做出妥协时，请多思考一下：患者的愿望是否符合医疗的正当性以及其动机的合理性。

（杨静文　许桐楷）

参考文献

[1] Romano R. The Art of Treatment Planning. Chicago: Quintessence, 2010.

[2] Freedman G. Contemporary Esthetic Dentistry. St Louis: Mosby, 2012.

[3] Maggio MP, Villegas H, Blatz MB. The effect of magnification loupes on the performance of preclinical dental students. Quintessence Int 2011;42(1):45–54.

[4] Fradeani M, Barducci G, Bacherini L, Brennan M. Esthetic rehabilitation of a severely worn dentition with minimally invasive prosthetic procedures. Int J Periodontics Restorative Dent 2012;32(2):135–147.

[5] Cohen M. Interdisciplinary Treatment Planning. Chicago: Quintessence, 2008.

[6] Bremer F, Grade S, Kohorst P, Stiesch M. In vivo biofilm formation on different dental ceramics. Quintessence Int 2011;42(7):565–574.

[7] Lussi A. Comparison of different methods for the diagnosis of fissure caries without cavitation. Caries Res 1993;27(5):409–416.

[8] Richardson PS, McIntyre IG. The difference between clinical and bitewing detection of approximal and occlusal caries in Royal Air Force recruits. Community Dent Health 1996;13(2):65–69.

[9] Tam LE, McComb D. Diagnosis of occlusal caries: Part II. Recent diagnostic technologies. J Can Dent Assoc 2001;67(8):459–463.

[10] Ellwood RP, O'Mullane DM. Dental enamel opacities in the groups with varying levels of fluoride in their drinking water. Caries Res 1995;29:137–142.

[11] Freedman G. Contemporary Esthetic Dentistry. St Louis: Mosby, 2012:72–98.

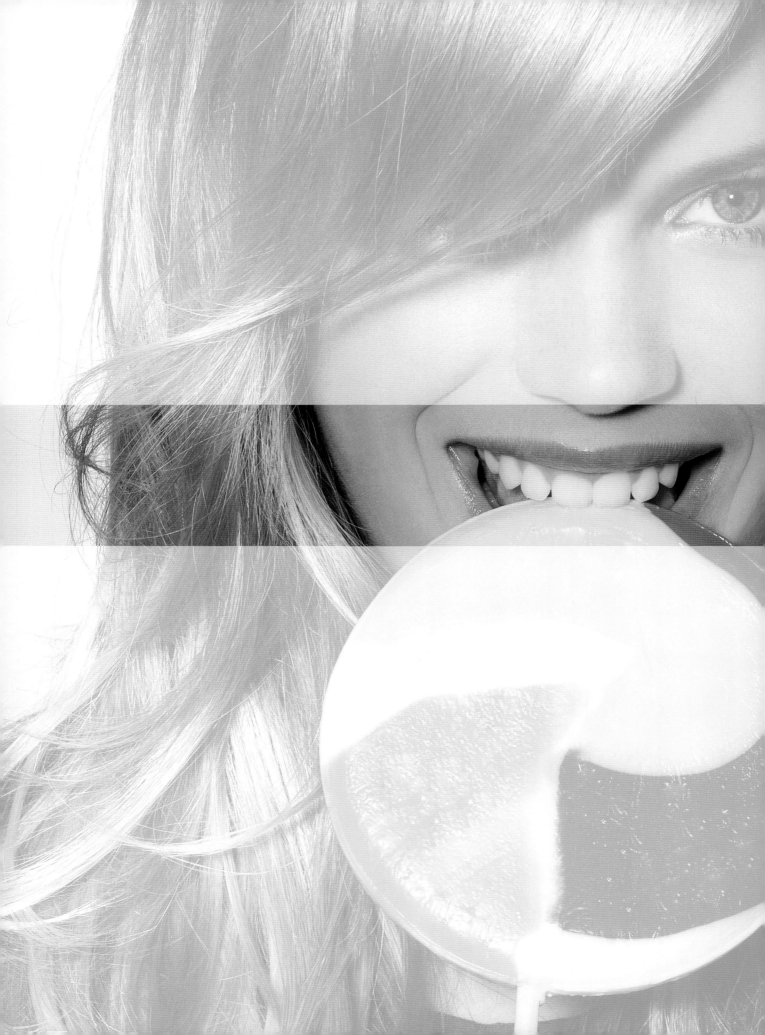

CONSTANTIN VÂRLAN
BOGDAN GALBINASU

第七章
Chapter VII

美学牙科中的粘接技术
ADHESIVE TECHNIQUES IN ESTHETIC
DENTISTRY

7.1 基础知识
BASIC ASPECTS

7.1.1 引言

目前一致认为粘接剂及粘接技术的进步是保存齿科发展史上最重大的突破。它们在日益发展的当代美学牙科中发挥了极其重要的作用。

牙体组织与人工合成材料（例如瓷、树脂）的粘接，甚至是与金属的粘接，已经彻底改变了当前临床操作的原理和方法。

只有很好地了解材料表面的物理过程，例如表面张力和表面能、润湿性、虹吸现象，以及如黏稠度、流动性、触变性等与流变能力有关问题，才能全面理解粘接界面出现的各种现象[1-2]。各种材料由于其物理特征各异，其临床性能也各不相同。理解诸如粘接剂的粘接问题、牙体组织的粘接问题、微渗漏或毫微渗漏、修复体周边的釉质微裂等机制，我们才能够更好地在临床工作中发挥材料的最佳性能[2]。

粘接是指两个界面间由于分子间引力而产生的紧密接触。能够与两个界面发生结合的材料被称为粘接剂，承载粘接剂的部位被称为基底层（adherent或substrate）。

根据两个界面间不同粘接力，粘接分为以下几类：

· 机械粘接：是两个粗糙的表面由于摩擦力而发生的粘接。当粗糙面的厚度在微米级别（10^{-6}m）时，我们称其为微机械粘接，两个表面各自的粗糙度则被称为微机械固位形[2]。

· 静电粘接：是由于异向电荷之间的吸引而发生的粘接。

· 分散粘接：粘接剂湿润基底层后出现物理化学性吸附，称为分散粘接。分子间的作用力决定了粘接，如范德华力和氢键。

· 化学粘接：是两个粘接面的表面原子形成离子键、共价键或配价键而出现的粘接[2-3]。

机械粘接、分散粘接和化学粘接是牙科粘接的基础，这是传统的仅仅依靠机械固位的技术所不能达到的。粘接扩大了临床治疗的适应证，使得治疗在更多不同的临床条件下都能够完成，并且获得较好的预后和美观效果[2,4]。

机械嵌合同样能够使粘接剂穿透到基底层中不规则的显微或亚显微粘接面中，这种粘接方式被称为微机械粘接[3,5]。

获得强大持久粘接力需要两个粘接界面间具有广泛而稳定的接触。由于存在分子间作用力，因此机械粘接总是伴随着分散粘接，当距离非常小〔例如，

1~2Å，（1Å=10^{-10}m）]时，这种分子间的作用力就会存在。因此，当粘接剂中的分子与被粘接物的分子在一个非常小的距离内发生接触时，就会出现分子间作用力，使得粘接剂被吸附在被粘接物的基底层，从而获得了粘接[2-4]。

7.1.2 简要历史

1949年Hagger最先尝试进行牙齿粘接，他使用二甲基丙烯酸甘油磷酸酯封闭边缘并作为粘接剂，将自固化的丙烯酸树脂"粘接"到窝洞壁上，该技术用于牙齿的冠部修复。

现代牙科粘接技术始于1955年，Buonocore受到了海军工业中用于增强油漆和釉剂在金属表面附着的技术的启迪，他建议使用磷酸（浓度85%）酸蚀牙釉质，用以提高树脂的粘接力[6-7]。

1951年，Knock Glenn在树脂中加入了陶瓷填料。受其启发，1962年，Bowen开发了树脂基的牙科用树脂，称为Bis-GMA，这时，酸蚀技术已经正式应用了数年[8]。

1966年，使用"Bowen配方树脂"（Bis-GMA）作为起点，Newman和Sharpe研制出新的低黏度树脂。他们将陶瓷填料从树脂中全部去除，由此产生了第一代牙科粘接剂。

由于具有高效低差错的特性，酸蚀牙釉质以增强与复合树脂的粘接力这一技术开始广泛应用。其间也经历了一些原理和技术的变化，例如将磷酸浓度从85%降低到30%~40%，酸蚀时间从40~60秒降低到15~20秒，酸蚀剂被制作成为凝胶

等。

将粘接剂与牙本质进行粘接的尝试使得更加广泛的材料粘接成为可能，直至今日研究仍在进行。牙本质富含有机物和水分。牙本质液和所谓的"玷污层"（Boyde于1963年发现并命名）的存在对于获取足够的牙本质粘接强度是个不小的挑战[9-10]。

1970年，Eick等首先明确了窝洞预备后覆盖在牙本质表面的玷污层的化学构成。1984年，Brännström根据玷污层所在部位，将其分成两部分：牙本质壁上和牙本质小管内。现在，最常用的说法是："玷污层"指牙本质表面的碎屑膜，"玷污栓"指被挤压到牙本质小管内的物质（就像塞子或木栓）[6,11-12]。

玷污层可以通过降低牙本质的通透性来保护牙髓–牙本质复合体这一几乎毫无争议的认知使得研究者们在最初忽视了Fusayama（1980）提出的不仅要酸蚀牙釉质，同时也应该酸蚀暴露的牙本质的建议。这一备受争议的步骤最终获得认可，形成了"全酸蚀"技术[13]。

1952年，Kramer和McLean首先关注到混合层的存在，他们发现Hagger于1949年研制的材料可以渗入牙本质层，并在充填材料和牙本质间形成中间层。1982年，Nakabayashi研究了混合层的特点，由此创建了牙本质杂化理论。混合层的形成可以消除边缘微渗漏的风险（边缘微渗漏是牙髓并发症的主因），并且使粘接剂"附着"在基底层和充填材料之间[14]。

牙本质粘接的另一个重要发展是自酸蚀预处理剂（primer）的引入，其可以

在混合层的基底避免毫微渗漏的发生，避免了术后疼痛或牙齿敏感的出现。基于这一理念生产出许多能够简化临床操作的产品，既缩短了树脂充填时间，又降低了技术敏感度。不过自酸蚀预处理剂对于牙釉质的粘接质量尚有争议，问题主要是在与牙体组织基底层粘接力的大小上[15]。

从牙科粘接历史的发展上看，科学家和生物材料学家们根据临床需求一直在不断地努力尝试改进技术方法、研制新材料，但是研究还远远不够。大家的最终目的是研制出所谓的"多合一"或者"通用"粘接剂，一种简单的对所有基底层都有效的粘接剂。

（楚小玉　冯朝华）

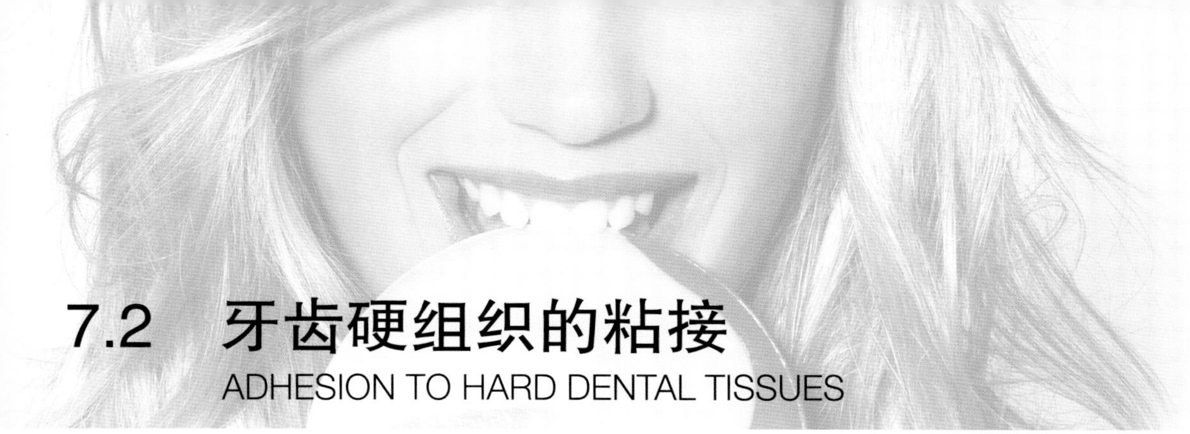

7.2 牙齿硬组织的粘接
ADHESION TO HARD DENTAL TISSUES

7.2.1 牙齿硬组织粘接方法

牙体组织的粘接是基于牙齿的无机物晶体结构被复合树脂所取代这一变化过程的。这一过程涉及两个阶段[16]。

第一阶段（称为"酸蚀"）包括脱矿和去除羟基磷灰石晶体中的磷酸钙，致使牙釉质和牙本质表面出现了微孔（图7-1a～d）[17-18]。

第二阶段（称为"杂化"）包括渗透和树脂单体在酸蚀后出现的微孔中聚合。这样，通过微机械嵌合作用获得了粘接。聚合被认为是获得良好粘接效果的绝对必要条件。双官能团单体和牙齿基底层之间的化学作用一直以来在理论研究和临床实践中都备受关注，并且仍旧是当代研究的一项课题。

在现代牙釉质／牙本质粘接体系中，

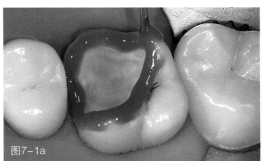

图7-1a

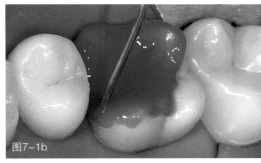

图7-1b

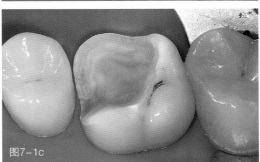

图7-1c

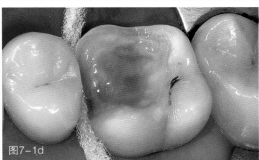

图7-1d

图7-1 a. 上颌左侧第一磨牙酸蚀牙釉质。
b. 上颌左侧第一磨牙酸蚀牙本质。
c. 上颌左侧第一磨牙酸蚀后的临床所见。
d. 上颌左侧第一磨牙涂粘接剂后的临床所见。
（Dr Lonut Bränzan提供图片）

有两种分类方法，一种是遵循临床的操作步骤，分为三步法、两步法和一步法；另一种是遵循粘接的理论方法，将粘接剂分为酸蚀-冲洗、自酸蚀和玻璃离子[20,22,24,64]。

不同的粘接技术就粘接剂和牙齿基底层（牙釉质/牙本质，甚或牙骨质）之间物质交换的程度和物质交换的方式而言，存在本质的区别。通常，全酸蚀粘接剂物质交换的程度高于自酸蚀粘接剂。但目前自酸蚀粘接剂中有一些也可以产生很强的物质交换，特别是在一步法中[22-23]。

7.2.1.1 "全酸蚀"粘接方法

这项技术包括酸蚀剂的使用、冲洗和吹干、涂预处理剂、涂树脂粘接剂。也就是说"全酸蚀"粘接技术包括3个独立的步骤，当将预处理剂和树脂粘接剂合二为一时，变为2个独立的步骤。全酸蚀的特点是单独使用酸蚀剂并冲洗吹干。

两步法全酸蚀仍旧是获得稳定可靠的牙釉质粘接最有效的方法。通过酸蚀（30%~40%磷酸）选择性溶解羟基磷灰石晶体，在基底层形成微孔，树脂通过毛细管引力进入微孔内聚合并包裹住剩余裸露的羟基磷灰石晶体。浸润到牙釉质中的树脂与酸蚀后留下的微孔通过形成大的和小的树脂突形成锁合。大树脂突填充了釉柱周边的区域，在釉柱中的大量小树脂突在粘接剂与牙釉质间的微机械粘接中起到了重要的作用[24-25]。

至于牙本质，磷酸酸蚀后几乎所有的磷酸钙都被溶解和清除，因而暴露出胶原蛋白网状结构。因此，牙本质全酸蚀粘接机理完全依赖于树脂在胶原纤维内的渗透。化学粘接非常困难，因为功能性单体与失去羟基磷灰石的胶原蛋白缺乏亲和力。这种微弱的化学结合有可能成为牙本质粘接远期较高失败率的最主要原因[18,24-25]。

这项技术的主要缺点是酸蚀后形成微孔和树脂单体渗入微孔存在时间延迟。必须要创造并保持一个适宜的条件，以确保这个时间内树脂能够持续渗入微孔中。

全酸蚀粘接方法最关键的步骤就是涂预处理剂。根据不同的预处理剂溶剂，分为干粘接和湿粘接两种。干粘接是对酸蚀冲洗过的牙本质或牙釉质进行吹干（非脱水），然后使用水或乙醇溶性的亲水性预处理剂。湿粘接是对酸蚀冲洗过的牙齿去除多余的水分（通过吸去水分的方法），然后使用疏水性易挥发的丙酮溶性的预处理剂（图7-2a~d）。

两种技术敏感性均较高，容易出现因混合层退化而导致的边缘封闭完整性破坏（毫微渗漏），或是由于牙本质小管内液体流动而出现术后疼痛[23,26]。

7.2.1.2 "自酸蚀"粘接方法

从临床应用看，自酸蚀粘接方法降低了技术敏感度。在这个粘接系统中，低pH酸（含有一个或多个羧酸基或磷酸基团的功能性单体）与自酸蚀预处理剂相混合。没有独立的酸蚀冲洗吹干步

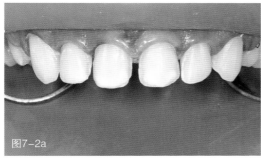

图7-2a

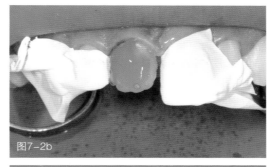

图7-2b

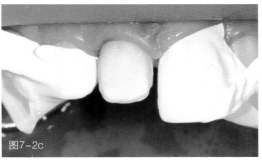

图7-2c

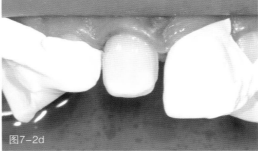

图7-2d

图7-2　a. 酸蚀前。
b. 酸蚀。
c. 牙齿表面脱矿。
d. 涂粘接剂后。
（照片由Dr Florin Lăzărescu
提供）

骤，减少了临床操作时间，降低了错误发生的风险[27-29]。

自酸蚀技术有两步法和一步法（将预处理剂和粘接剂合二为一）。此项技术的特殊之处在于没有独立的酸蚀冲洗步骤[30-31]。

在这个粘接方法中树脂渗透与酸蚀是同时进行的，因此大大降低了由于酸蚀后形成微孔而树脂单体未能渗入微孔所带来的风险。

但是，粘接过程中，溶解的羟基磷灰石晶体与残留的玷污层形成混合物，对其远期稳定性仍存在质疑。了解粘接界面内有多少自酸蚀预处理剂／粘接剂的溶剂残留非常重要，多余的溶剂将直接减弱粘接的完整性（降低基底层的粘接力）而造成毫微渗漏，或者抑制已渗透的单体聚合。另一个重要方面是含有残余溶剂的粘接界面亲水性更强，因此更易出现水解。

自酸蚀粘接剂中的酸有不同的pH。根据酸蚀程度不同，自酸蚀粘接剂分为两类：强和弱[32]。

强自酸蚀粘接剂的pH通常≤1，这种强酸性可以形成相当深入的脱矿效果。

在牙釉质层，这种酸蚀模式与磷酸全酸蚀相似，但酸蚀深度小于后者，因此，通过微机械锁结而产生的粘接力也较后者低。

在牙本质层，几乎所有的羟基磷灰石晶体都被溶解，胶原蛋白暴露。因此，粘接机制主要是扩散粘接。低pH的自酸蚀粘接剂被证明在牙本质的粘接力非常弱。除了强酸性所致的低粘接力，另一个问题是自酸蚀粘接剂中预处理剂的残余溶剂（水）仍旧滞留在粘接界面上，不能被全部清除，因此对于强自酸蚀粘接剂的长期稳定性存在质疑[30-31,33]。

弱自酸蚀粘接剂的pH是2左右。对牙本质，脱矿程度低，只有1μm左右的深度。酸蚀后的牙本质表面呈现表浅的部分脱矿，剩余的羟基磷灰石晶体仍然附着在胶原蛋白网上。即使这样，仍旧可以提供足够的酸蚀微孔发生微机械嵌合。虽然混合层的厚度比强自酸蚀粘接剂产生的薄，更不用说与全酸蚀所产生的相比了，但是对于实际的粘接效果并没有实质性的影响。混合层中所保留的部分羟基磷灰石可以作为化学粘接的受体。含羧基的单体，如4-META，和含磷酸基的单体，如苯基-P和10-MDP，都可以与剩余的羟基磷灰石发生化学粘接[34-35]。

弱自酸蚀粘接剂之所以能取得令人满意的效果，是因为它可以同时解决许多问题：处理牙体预备所产生的玷污层，在牙釉质层获得微机械嵌合，在牙本质层通过渗入形成混合层。

为了抵抗粘接界面早期的脱粘接力，微机械固位形是必需的。牙釉质表面裸露的羟基磷灰石晶体和牙本质中仍旧包绕着胶原蛋白的羟基磷灰石晶体（弱自酸蚀粘接后）可以与功能性酸单体之间产生更多的化学作用。问题是这些长期的稳定的碳酸钙或磷酸钙粘接是如何在更易水解的亲水条件下形成的。

弱自酸蚀粘接剂对牙釉质的粘接力弱。为了解决这一问题，还可以将自酸蚀粘接剂预处理剂的pH改变到一个中等值约1.5。这样处理后，混合层（几乎全部脱矿）与下方未受影响的牙本质这一界面间就可以发生更进一步的转换，减少远期降解的可能性。在牙釉质层，也可以产生更有效的微机械嵌合，也就是说可以产生更强的粘接力（图7-3a、b）。

7.2.1.3 "玻璃离子"粘接方式

理论上说，玻璃离子是唯一一个不用预先处理牙齿表面而自己就能粘接在牙体组织上的材料。但是，使用聚链烯烃酸处理可以显著提高粘接效果。因此，玻璃离子粘接前可以用一步法或两步法来处理粘接界面。当牙齿预备产生玷污层时，牙齿表面的处理尤为重要。通常，使用聚链烯烃酸处理10~20秒，然后冲洗，气枪轻吹，避免基底层表面脱水[1,36]。

粘接效果的提高一方面得益于冲洗，通过冲洗可以将碎屑去除；一方面得益于组织脱矿，通过脱矿产生微孔，

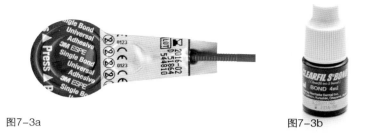

图7-3　a. 强的自酸蚀粘接剂：Single Bond Universal Adhesive（3M）。
b. 弱的自酸蚀粘接剂：Clearfil S3 Bond（Kuraray）。

图7-3a　　　　　　　　　　　　　　　　　图7-3b

可以发生微机械嵌合从而形成混合层；最重要的是，聚链烯烃酸和剩余的羟基磷灰石产生化学作用。酸蚀后形成的含有微孔的羟基磷灰石胶原蛋白网状结构的深度不超过1μm。

实验室研究证明处理剂不能全部冲洗掉，残余可达0.5μm，呈现"凝胶相"，仍旧粘在牙齿表面。

玻璃离子与牙齿的粘接有双重机制。第一种是微机械嵌合，是由微孔和羟基磷灰石包被胶原纤维网状结构组成的薄混合层所提供的。玻璃离子被认为是通过其"微弱的"自酸蚀形式粘接在牙体组织上，这种"自酸蚀"的不同之处在于它是基于相对较高分子量的多羧基聚合物所形成的自酸蚀，而树脂基的自酸蚀粘接剂利用的是分子量更低些的单体[36]。

第二种是离子水平的化学粘接，在聚链烯烃酸的羧基和胶原蛋白表面羟基磷灰石的钙离子之间形成。这一现象被证明在牙釉质层和牙本质层都存在。实验证明羧基集团与羟基磷灰石表面发生化学作用，这种作用非常强，在使用超声冲洗去除牙齿表面的聚链烯烃酸后仍可显示[2,36]。

粘接力源自羧基基团中氧原子与碳原子发生的化学反应。"粘接-脱矿"模型可以用来解释为什么酸（例如10：1丙烯酸/马来酸）与牙齿的粘接强于其对牙齿的脱矿作用。这有赖于已形成的钙盐在粘接剂的酸溶液中的溶解作用。酸中溶解的钙盐越多，它与矿物质基底层的粘接越少。由于聚链烯烃酸中的钙盐难

图7-4 a.与釉柱直接接触的均匀混合层。
b.牙齿基底层界面处裂开的混合层。

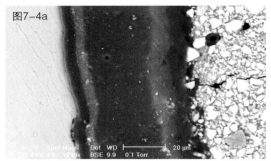
图7-4a

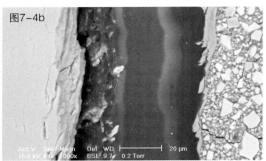
图7-4b

以溶解时，它们就会与牙齿的羟基磷灰石发生足够的化学结合。

玻璃离子的典型粘接是在粘接界面出现凝胶相，它代表的是聚羧酸钙的形成，聚羧酸钙可能来源于聚链烯烃酸处理剂或者是源自玻璃离子材料本身。这种凝胶相被证明是稳定坚固的，位于0.5~1μm厚的混合层与玻璃离子基质之间。研究证明这种结构对拉应力较玻璃离子基质更具有抵抗力（图7-4a、b）。

7.2.2 牙釉质粘接

Buonocore证明酸蚀可以增加牙釉质和复合树脂之间的粘接力[2-3,7,37]。最初，Buonocore 使用85%的磷酸酸蚀牙体预备后的牙釉质表面；后来，其他人尝试用盐酸、硝酸、乳酸、柠檬酸、丙酮和丙烯酸或EDTA等其他酸性物质进行酸蚀[38-41]。一些体外研究表明，35%~37%的磷酸最适合进行牙釉质酸

蚀。其他研究没有证明磷酸浓度与抗拉伸力之间有相关性。酸蚀的理想时间是20~40秒[2,37,41-42]。

酸溶解的是羟基磷灰石，是牙釉质的主要组成成分。酸蚀深度在牙釉质表面是5~30μm[2,43-44]。

酸所溶解的矿物质的数量和微机械保持的深度，以及酸蚀的类型，取决于两方面：

·牙釉质相关因素：结构、化学成分和表面纹理。

·酸蚀相关因素：浓度、pH、酸蚀时间[43]。

扫描电镜（SEM）可以显示酸蚀后牙釉质表面的特征性表现，被称为酸蚀模式（图7-5a~d）。根据酸溶解釉柱或周边区域的不同，分为3种酸蚀类型[2,4,41,45-46]：

1型：蜂窝状（优先溶解釉柱，周边区域相对完好）。

2型：优先溶解周边区域，釉柱相对

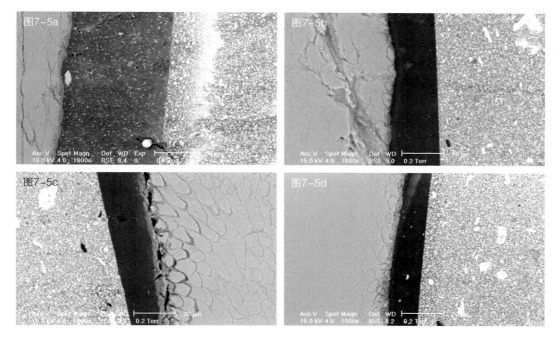

图7-5 牙釉质酸蚀的纵断面（a）和牙釉质酸蚀的横断面（b~d）显示酸蚀的3种模式。（照片由Dr Ion Patrasu提供）

不受影响。

3型：随机酸蚀[47-48]。

酸溶解釉柱或周边区域的差异性越大，微机械固位力就越强，因为固位力依赖于粘接面积的大小，进而产生的粘接力就越大。酸蚀后，选择性溶解了釉柱或周边区域后（取决于酸蚀模式是1型还是2型），牙釉质表面出现不规则的纹理，有利于机械固位，从而产生强大的粘接力[2,4]。

牙釉质层的化学成分、组织学结构和微观结构实际上是多种多样的。这些因素决定了酸选择性溶解羟基磷灰石的不同情况，从而出现非典型的酸蚀类型，例如3型。在这种情况下，釉柱和周边区域同时溶解，矿物质的丧失也相同。因此，并非所有的酸蚀类型都能够通过微机械嵌合增强粘接力[2,4]。

釉柱的羟基磷灰石晶体被部分溶解后，所产生的微孔会被粘接剂所充盈，形成最长达25μm、直径6μm的树脂突深入被处理过的釉质表面。在树脂成分充分聚合后，这种微机械锁合可以提供长期可靠的粘接力。增加粘接剂的表面接触面积，可以显著增加粘接力[2-4,7,41,45,49]。

实验室研究表明，酸蚀后牙釉质的粘接强度测试中拉伸力和剪切力的均值至少可达20～25MPa，在树脂-牙釉质界面处的粘接力高于树脂聚合收缩力（16～18MPa）[1,2,4,45]。

酸蚀增加了牙釉质的表面张力，降低了粘接剂与牙釉质表面的接触角，可从22°～23°降低到5°～6°，即增加了粘接剂在釉质表面的润湿性。但牙釉质矿物质为主的结构决定了它对液体的渗透能力比牙本质低[1,4,50]。

羟基磷灰石的结构有利于高润湿性的可流动性树脂与酸蚀后的牙釉质发生化学结合。粘接剂的成分是没有无机填料的丙烯酸树脂，与充填树脂含有相同的单体，但是为了降低黏稠度，添加了更多稀释的单体[2]。

在过往的研究中为了获得与牙釉质形成可靠粘接尝试了多种不同的粘接剂来与羟基磷灰石中的CaOH基团结合：通常是可聚合物上的有机酸或无机酸基团（主要是磷酸）与钙离子化合物相结合。

这些不同的粘接剂包括氨三乙酸、乙二胺四乙酸、N-（2羟基-3甲基丙烯酰氧基）N-苯基-甘氨酸、磷酸衍生物，如甘油酸二甲基丙烯酸酯。

总之，由于矿物成分含量高、特殊的纹理以及酸蚀后产生的结构变化，牙釉质适合机械粘接。在牙科美学修复中绝大多数粘接是利用牙釉质，其效果远好于牙本质[2,4]。

为提高粘接力和边缘封闭，酸蚀的牙釉质表面应尽可能大。对于前牙，可用于粘接的牙釉质表面较小，因此需要在牙釉质边缘制备斜面。对于后牙，由于咀嚼力较大，并不推荐这一步骤。此外，树脂边缘在牙釉质上的移行，可以使肉眼不易分辨哪里是边缘所在，因此前牙的边缘斜面还可以提高充填体的美学效果[2]。

牙釉质酸蚀这项技术在临床上非常普及，通过降低边缘微渗漏、继发龋、术后敏感性这些问题的出现频率来获得树脂充填更好的长期效果[1]。

理论上讲，对脱矿牙釉质的粘接需要表面充分干燥，以便于疏水性的光固化粘接剂通过虹吸作用渗透到酸蚀微孔中。形成的树脂突有2种类型：

·大树脂突：在釉柱周边形成。

·小树脂突：在釉柱中心形成，树脂渗透到由于羟基磷灰石晶体溶解而形成的微孔中。

尽管大多数对于粘接技术的研究主要关注于牙本质粘接，但是在新的粘接系统发展时也不能忽视牙釉质粘接的重要性。

从临床上说，牙釉质粘接是最重要的。因此为粘接修复而进行牙体预备的核心原则是尽可能获得更多的牙釉质表面。

7.2.3　牙本质粘接

由于结构和化学成分不同，牙本质粘接与牙釉质粘接并不相同，牙本质的粘接更加困难。牙釉质的主要成分是无机物，而牙本质的主要成分是有机物。牙本质的渗透取决于牙本质小管的数量

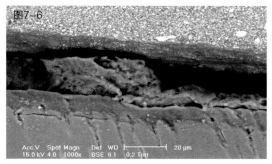

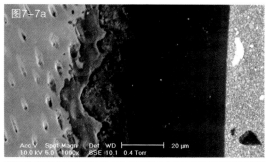

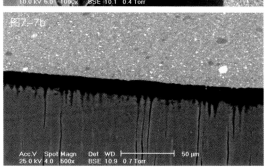

图7-6 玷污层，即脱矿的牙本质碎屑。

图7-7 酸蚀剂渗入到牙本质侧壁（a）和牙本质髓壁（b）的的深度。

和直径。牙本质小管液的持续流动还会导致表面特性的改变，并且造成所使用材料的稀释[2,41]。

牙体预备后，残余的碎屑，即所谓的玷污层，会沉积在牙本质上，它很薄，是由牙体预备过程中由于摩擦、震动和产热所产生的包裹着有机物的微晶体所组成。玷污层看起来像是多孔的、无定型的和相对平坦的结构，厚度在0.5~5μm。它包括[41]：

·牙釉质和牙本质碎屑：羟基磷灰石晶体、变性胶原蛋白、牙本质小管碎屑、氨基葡聚糖和蛋白聚糖、成牙本质细胞的残留物和细菌。

·牙体组织以外的碎屑：唾液、血、牙髓组织碎屑。

玷污层会延伸到牙本质小管内1~10μm，形成"玷污突"[2,37,51]。

玷污层的厚度和形态取决于所使用的钻针。体外研究表明，玷污层的厚度与钻针表面的金刚砂颗粒大小成正比。例如，黄标100μm金刚砂颗粒的钻针产生的玷污层厚度是（2.2±0.5）μm[37,52]。

玷污层与下方的牙本质有微弱的粘接，这种粘接在最初可以保护受损的牙本质，防止细菌侵入到牙本质小管并改变牙本质小管液的流动，但是它同样可以阻碍粘接剂和牙本质之间的微机械或化学粘接。这是牙本质粘接的主要薄弱环节（图7-6）[37,45]。

长期以来，酸蚀被认为对牙髓是有害的；一些人认为，即使酸蚀牙釉质，对牙本质也会有影响。Fusayama最先证明酸蚀牙本质是可能的，他提出了"全酸蚀"技术。通过这项技术，粘接的拉伸强度从16.8kgf/cm²提高到62.3kgf/cm²[2,13,41,53]。

"全酸蚀"技术会产生以下效果：

· 牙本质中深3~5μm的脱矿区[1,54]，这个深度取决于酸的种类、浓度、pH、黏稠度以及酸蚀时间（图7-7a、b）[41,55-56]。

· 由于羟基磷灰石的溶解，其内包裹的胶原纤维网完全暴露[41,45,55-56]。

牙本质和复合树脂之间的粘接是通过牙本质粘接剂形成的。牙本质粘接剂中的亲水性化学基团可以和湿性的牙本质表面发生反应，同时疏水性单体与疏水性的树脂基质发生结合[3,57]。

例如丙烯酸酯单体中的HEMA，由于其优越的化学特性，常被用于牙本质粘接系统中。

牙本质粘接系统中溶解于有机溶剂中的亲水成分能够从酸蚀的牙本质中去除水分。通过这种方式，可以增强管周和管内牙本质的粘接，在胶原纤维中产生内部扩散，使牙本质的胶原基质和渗透到此微固位区域的树脂相互交联（图7-8）。这个过渡的混合结构最先是1982年被Nakabayashi等发现的并称为"混合层"，厚度1~5μm[1-3,14,41]。

混合层有多种功能[58]：

· 为树脂基修复材料提供微机械和/或化学粘接。

图7-8　牙本质髓壁为脱矿的牙本质，混合层渗入到牙本质小管中。（Dr Ion Patrascu 提供图片）

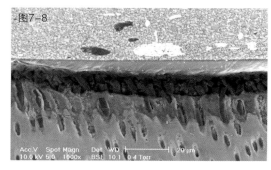

·为部分脱矿的牙本质恢复其脱矿之前的机械性能。

·保护层内的胶原纤维抵抗随后的变化，使其功能与未脱矿牙本质羟基磷灰石一样。

许多因素影响混合层的形成，如酸蚀时间和酸的浓度。混合层底部或下方残存的脱矿牙本质会随时间推移减弱牙本质的粘接力，这是由于树脂没有渗透到残存的脱矿牙本质层中。

另一个影响混合层形成的重要因素是在涂粘接剂前过度干燥牙本质，这会导致暴露的胶原纤维网状结构塌陷，阻止粘接剂进入到其下方的牙本质[1,2,59]。

粘接剂单体充满酸蚀所形成的微孔的能力及包裹暴露胶原蛋白的能力对牙本质粘接强度影响很大[60]。

7.2.4 牙釉质/牙本质粘接的进展

最初，临床和实验室研究表明，牙本质粘接力要小于牙釉质粘接力。然而，现代粘接系统对牙本质和酸蚀后的牙釉质可以产生同样强大的粘接力。

长期以来，牙本质粘接对于牙齿保存修复来说是一项真正的挑战，这是由于所使用的技术总是不能产生令人满意的效果。这些技术都是保存玷污层，以便形成同牙本质中有机物或无机物之间的化学粘接（酯、氨基酸、磷酸盐）。这种粘接力非常小，在牙本质小管液的作用下很容易发生水解，导致在牙本质-树脂粘接界面处产生裂缝。

随着全酸蚀技术的发展，牙本质粘接有了很大提高。在混合层中粘接剂和

牙本质胶原蛋白之间形成微机械嵌合，树脂突浸润到牙本质小管中，这种形式的出现，产生了不溶的耐酸结构。然而，无论从理论还是临床上，仍旧面临微渗漏和毫微渗漏的挑战[19]。

根据操作步骤和其所属的世代，现代牙釉质/牙本质粘接剂可分为4型：

·Ⅰ型。
·Ⅱ型。
·Ⅲ型。
·Ⅳ型。

7.2.4.1　Ⅰ型粘接系统

Ⅰ型粘接系统是酸蚀-冲洗系统（单独使用酸蚀剂，然后冲洗吹干），属于第4代粘接剂，包括3个独立的步骤：酸蚀剂/预处理剂/树脂粘接剂。

Ⅰ型粘接系统临床应用的主要特点是：

·3个步骤均独立包装（酸蚀剂、预处理剂、粘接剂），酸蚀剂放在注射器中，输送针头细，可以准确控制酸蚀部位。

·需要独立的酸蚀步骤。

·需要独立的冲洗步骤。

·光固化或双重固化（光固化/自固化）。

·可用于所有类型的粘接修复：直接充填，半直接和间接修复（图7-9）[61-64]。

7.2.4.2　Ⅱ型粘接系统

Ⅱ型粘接系统是酸蚀-冲洗系统（单

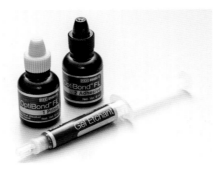
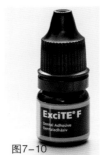

图7-9 图7-10

独使用酸蚀剂，然后冲洗吹干），属于第5代粘接剂，两个临床步骤：酸蚀剂/预处理剂+树脂粘接剂。

Ⅱ型粘接系统临床应用的主要特点是：

·一瓶装（预处理剂/树脂粘接剂），酸蚀剂放在注射器中，输送针头细，可以准确控制酸蚀部位。

·需要独立的酸蚀步骤。

·需要独立的冲洗步骤。

·全部是光固化（可能有额外的双重固化：光/自固化，但效果不乐观）。

·可用于直接粘接，光固化树脂修复（图7-10）[61-64]。

图7.2.4.3 Ⅲ型粘接系统

Ⅲ型粘接系统是自酸蚀粘接（不需

要独立的酸蚀，涂抹酸性预处理剂后不用冲洗吹干），属于第6代粘接剂（"两步法"Ⅰ型），两个临床步骤：酸蚀剂+预处理剂/树脂粘接剂。

Ⅲ型粘接系统临床应用的主要特点是：

·两瓶装（酸性预处理剂、树脂粘接剂）。

·不需要独立的酸蚀步骤。

·不需要独立的冲洗步骤。

·独立应用：先使用自酸蚀预处理剂，然后用树脂粘接剂。

·光固化系统（可能有额外的双重固化：光/自固化）。

·可用于所有的粘接修复：直接充填，半直接和间接修复（图7-11）[61-64]。

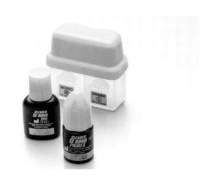

图7-11

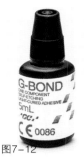

图7-12

图7-11　两步法自酸蚀粘接系统Clearfil SE Bond（Kuraray）。

图7-12　一步法自酸蚀粘接系统G-Bond（GC）。

7.2.4.4　Ⅳ型粘接系统

Ⅳ型粘接系统是自酸蚀粘接（不需要独立的酸蚀），一步法：酸蚀剂+预处理剂+树脂粘接剂，属于第6代（"一步法"Ⅱ型）粘接剂和第7代（全合一）粘接剂。

分别隶属于不同世代的粘接剂需要不同的操作技术：例如Ⅳ型第6代，自固化预处理剂与树脂粘接剂混合在一起使用，第7代是三合一的。因此，在临床使用的特点是不同的。

Ⅳ型第6代粘接系统临床应用的主要特点是：

·两瓶装（自固化酸性预处理剂，树脂粘接剂）。

·不需要独立的酸蚀步骤。

·不需要独立的冲洗步骤。

·同时应用，使用时需要混合。

·光固化系统。

·与光固化复合树脂配合，可用于直接粘接。

Ⅳ型第7代粘接系统临床应用的主要特点是：

·一瓶装（自固化酸、预处理剂和树脂粘接剂）。

·不需要独立的酸蚀步骤。

·不需要独立的冲洗步骤。

·同时应用：不需要混合（是单组分的），推荐单剂量包装。

·光固化系统。

·与光固化复合树脂配合，可用于直接粘接（图7-12）[19,64]。

（楚小玉　冯朝华）

7.3 瓷粘接
ADHESION TO CERAMIC[2]

早在20世纪80年代，磷酸酸蚀牙釉质和氢氟酸酸蚀瓷的相似性激发了瓷粘接修复的发展[65-66]。

通过微机械和/或化学粘接可获得瓷粘接。为了获得理想的粘接和增加机械粘接力，瓷表面需要特殊处理使之形成微固位形。表面处理技术包括酸蚀（氢氟酸）、激光蚀刻（Er: YAG）、氧化铝颗粒的喷砂。这些表面处理技术对粘接力的影响取决于瓷的种类及其形成的表面微观结构[37,45,67]。

长时间以来，氢氟酸最常用于酸蚀处理间接瓷修复体（图7-13a～f）[37,66]。

作为氢氟酸的替代品，为了避免出现与氢氟酸相关的风险，酸化的磷酸盐氟化物和磷酸也被用于瓷表面的酸蚀，但对于粘接强度没有明显的改进。在高温下，磷酸被工业中用于酸蚀玻璃。在室温下，其作用仅限于清洁瓷表面。因此，这种方法并不利于树脂-瓷粘接[2,37,68-69]。

氢氟酸改变瓷表面的能力与瓷的成分和显微结构紧密相关。含玻璃相的陶瓷（白榴石、硅基的长石质瓷或玻璃陶瓷）可以使用氢氟酸酸蚀，而氧化铝基陶瓷在氢氟酸作用下反应不充分，二氧化锆则完全不能被酸蚀。通过溶解瓷中的玻璃相，氢氟酸可以产生适合微机械粘接的表面结构。增加粘接表面积，增强了树脂水门汀在瓷表面的微机械固位力[23,36,70]。

氢氟酸酸蚀瓷表面后产生的微孔允许树脂水门汀中的无机填料和树脂成分渗透进去，形成树脂突，以增强树脂与瓷之间的粘接力[37,71]。

由于无机填料可以渗透到微孔中，因此可以通过有填料的树脂粘接剂涂布瓷表面被酸蚀的部位来增强树脂-瓷粘接强度。但如果使用过高浓度的氢氟酸，或者延长酸蚀时间，可能反而导致粘接强度的降低。另外，氢氟酸可以降低某些材质表面的机械性能，反过来由于机械性能的降低，也会影响到树脂-瓷的粘接强度。因此，在使用氢氟酸酸蚀前，必须要考虑陶瓷的种类[37,67,72-74]。

持久有效的树脂-陶瓷粘接不仅仅依靠微机械粘接力，还要有化学粘接。获

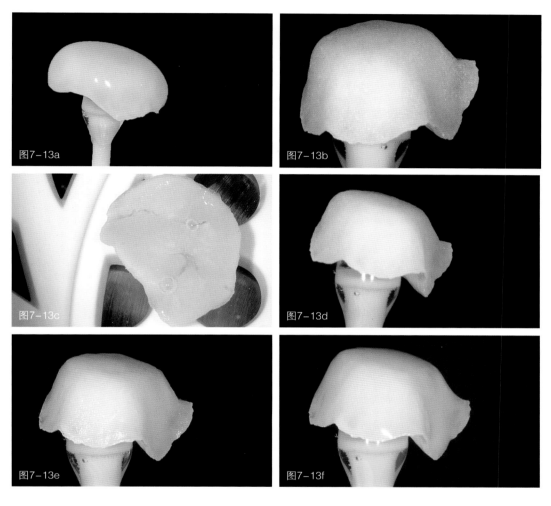

图7-13a

图7-13b

图7-13c

图7-13d

图7-13e

图7-13f

图7-13　a. 氢氟酸酸蚀陶瓷内表面。
b. 被氢氟酸酸蚀后的陶瓷内表面。
c. 将陶瓷修复体放置到超声振荡器中。
d. 经过超声振荡后的陶瓷内表面。
e. 涂硅烷偶联剂后的陶瓷内表面。
f. 涂粘接剂后的陶瓷内表面。
（Dr Ionut Brânzan提供图片）

得树脂-陶瓷化学粘接最常见最成功的方法就是使用硅烷偶联剂，它是双功能分子，可以提高陶瓷表面的润湿性，并且在陶瓷和树脂之间形成共价键[37,75]。

牙科最常用的硅烷偶联剂是乙醇水溶剂的γ-甲基丙烯酰氧丙基三甲氧基硅烷（γ-MPTS）[37,45]。它可以是预水解的（1盒装），或是通过硅烷和酸进行水解（2盒装）[76-77]。R-MPTS的甲氧基基团和陶瓷表面的OH基团发生反应，形成化学键，这一反应可以被酸催化[37,76]。

目前，陶瓷预处理剂利用单独的酸催化剂液体，例如10-methacryloyloxydecyl dihydrogen phosphate（MDP），或羧酸化合物。当酸催化剂与硅烷偶联剂混合后，甲氧基基团水解，与陶瓷表面形成稳定的化学键（Si-O-Si）。

陶瓷预处理剂可以分为以下3类[78]：

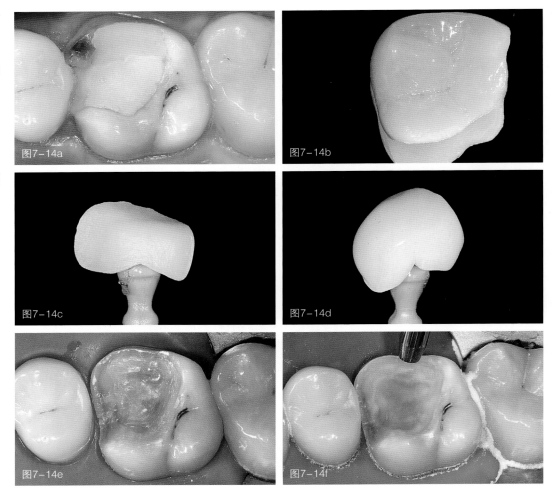

图7-14 a. 治疗前的牙齿。
b. 全瓷修复体。
c. 氢氟酸处理全瓷修复体前。
d. 氢氟酸处理全瓷修复体内表面。
e. 橡皮障隔离牙齿。
f. 喷砂后的牙齿。
（Dr Ionut Brânzan提供图片）

·不水解的硅烷偶联剂。

·预水解的硅烷偶联剂。

·单独的硅烷偶联剂和单独的酸催化剂。

预水解的硅烷偶联剂粘接性能好于不水解的。但是，预水解的硅烷偶联剂稳定性不足，与其他种类的硅烷偶联剂相比，有效期短[78]。

最好在陶瓷修复体试戴完成后进行酸蚀和硅烷化处理，以避免修复体表面

的污染。不过，为了方便临床操作，节省医师的操作时间，许多商业化的加工厂会预先酸蚀并硅烷化陶瓷修复体内表面。若这个处理过的修复体内表面在试戴过程中被唾液和血液污染，应该在粘接前彻底清洁并再次硅烷化处理其内表面。可以通过使用磷酸和/或丙酮进行清洁，然后涂硅烷偶联剂（图7-14a~j）[37]。

高浓度的硅烷偶联剂保存在不同溶

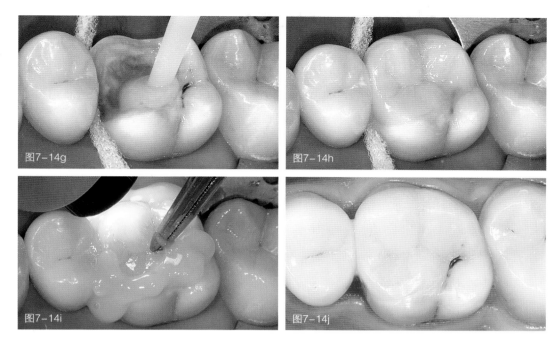

图7-14（续） g. 输送复合树脂至窝洞。
h. 在最后聚合前去除多余的树脂。
i. 光照聚合。
j. 最终修复体。
（Dr Ionut Brânzan提供图片）

剂中，密闭不良的容器会造成溶剂的挥发，从而增加了硅烷偶联剂的浓度，这反过来又会造成介质分离，对树脂-陶瓷粘接产生不利影响[79]。

树脂-陶瓷粘接强度也可以通过热处理硅烷化的陶瓷来改进[65]。加热时，水和其他杂质，如酒精或醋酸被去除了[37,75]。干燥硅烷化陶瓷的温度可以是38℃、45℃和100℃[70,80-81]。在氢氟酸酸蚀或喷砂的同时进行加热可获得高强度粘接力。

氢氟酸的缺点是高毒性，并会形成不溶性氟硅酸盐附着在陶瓷表面，如果不将其去除（最好使用蒸馏水超声波清洗），将会影响树脂-陶瓷的粘接强度。为了避免氢氟酸使用中的危险，有研究试图仅靠硅烷化或硅烷化及加热的手段，而不借助微机械固位，是否可以确保树脂-陶瓷的粘接强度。最终研究表明：高的树脂-陶瓷粘接强度还是要通过砂纸打磨、喷砂、氢氟酸酸蚀和硅烷化获得的[2,37,65,76,80,82-83]。

氢氟酸酸蚀然后硅烷化处理并不能加强氧化铝陶瓷的粘接强度，可能是因为陶瓷的内部结构抵御了氢氟酸的酸蚀。此外，氧化铝陶瓷表面二氧化硅的比例很小，硅烷化处理后也不太可能形成有效的化学键。通过喷砂（Rocatec系统，3M ESPE）的方法使得氧化铝陶瓷表面获得一薄层二氧化硅，然后再硅烷化

图7-15 a～d. 扫描电镜下所见，在不同牙釉质牙本质层中的瓷–树脂水门汀界面。

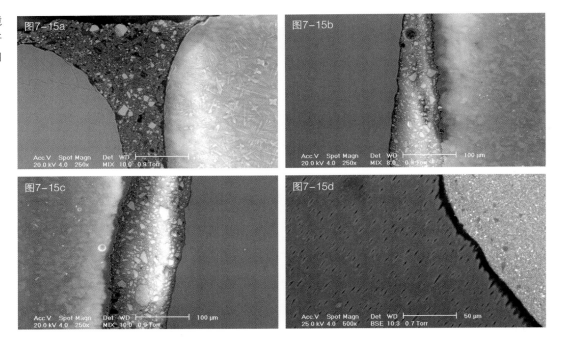

处理可以在BIS-GMA树脂和氧化铝陶瓷之间提供长期持久的粘接[37,84]。

另外，一些含有磷酸酯集团的树脂粘接剂能与金属氧化物直接形成粘接，也可以用于喷砂处理后的氧化铝陶瓷粘接。

陶瓷粘接系统可以用来粘接瓷嵌体、高嵌体、贴面、全冠和托槽（图7-15a～d）。

（楚小玉　冯朝华）

7.4 小结
CONCLUSION

根据粘接机制可以将粘接剂分成不同的类别："全酸蚀"、"自酸蚀"和"玻璃离子"。未来的发展趋势是通过减少操作步骤来简化临床程序。但是简化并不意味着能保持或增强有效的粘接效果。在临床上首选两步法和三步法的全酸蚀粘接系统，是因为实验室和临床研究证明其效果最好，其临床操作的技术敏感性是可预知的，并且是可控制的。基于其粘接强度高、长期效果好，许多学者认为全酸蚀系统是牙釉质-牙本质粘接的里程碑（金标准）。

目前，全酸蚀粘接系统仍有许多缺点，其中包括高的技术敏感性、牙本质牙釉质尚无法同时获得同样强度的粘接力。关于这些缺点，树脂或玻璃离子基的自酸蚀粘接剂有好的发展前景。它们不需要冲洗的步骤，节省了时间，技术敏感性低，而且，脱矿和渗透之间没有明显差异。它们可确保双重粘接，一方面通过混合层的微机械嵌合，以承受即刻的脱粘接力；另一方面，它们通过在树脂单体和胶原蛋白之间形成化学键，有助于在相当长时间内避免出现边缘微渗漏。

在过去的4~5年，越来越多的讨论集中在"通用粘接剂"。通过一种方法，它们可以粘接在任何牙科基底上，包括牙釉质、牙本质、水门汀、金属、树脂、玻璃陶瓷和氧化锆。

对于粘接剂来说，"通用"一词并不是新概念。然而，对这种粘接剂仍然没有公认的定义。

从2014年开始，通用粘接剂的定义可能涵盖以下内容：

·可以与全酸蚀、自酸蚀、选择性酸蚀技术联合使用；

·可以与光固化、自固化、双重固化材料（无须额外的催化剂）一同使用；

·可用于直接、半直接、间接修复；

·适用于所有类型基底的粘接。

早在2011年11月，临床上出现了至少两种具有以上特征的粘接剂。随着发展，这种牙釉质-牙本质粘接剂必将会达到我们的预期。

总之，与非粘接修复相比，美学粘接修复具有许多优点（图7-16a、b），但是应避免过快或过于简单的操作，否则将会影响到修复的质量、效果和耐久性。

（楚小玉　冯朝华）

图7-16 a、b. 临床使用粘接技术进行全瓷修复。

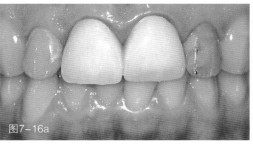
图7-16a

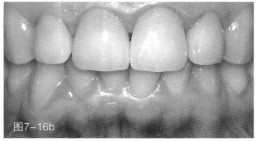
图7-16b

参考文献

[1] O'Brien WJ. Dental Materials and their Selection, ed 4. Chicago: Quintessence, 2008.

[2] Galbinasu BM, Patrascu I. An Interaction Study between Modern Polymeric Materials and Hard Dental Tissue [dissertation]. Bucharest: University of Bucharest, 2012.

[3] Anusavice KJ. Phillip's Science of Dental Materials, ed 11. St Louis: Elsevier, 2003.

[4] Bratu D, Mikulik L, Munteanu D. Tehnicia dezivein stomatologie. Timişoara: Editura Flacăra, 1982.

[5] Belli R, Guimaraes JC, Filho AM, Vieira LC. Post-etching cleaning and resin/ceramic bonding: Microtensile bond strength and EDX Analysis. J Adhes Dent 2010;12:295–303.

[6] Brännström M. Smear layer: Pathological and treatment considerations. Oper Dent 1984;3:35–42.

[7] Buonocore M. A simple method of increasing the adhesions of acrylic filling materials to enamel surfaces. J Dent Res 1955;34:849–853.

[8] Bowen R. Smear layer: Removal and bonding considerations. Oper Dent 1964;3:30–34.

[9] Boyde A. Advances in Fluorine Research and Dental Caries Prevention. An Assessment of Two New Physical Methods Applied to the Study of Dental Tissues. Oxford: Pergamon Press, 1963:185–193.

[10] McLean JW. Historical overview: The pioneers of enamel and dentin bonding. In: Roulet JF, Degrange M (eds). Adhesion: The Silent Revolution in Dentistry. Chicago: Quintessence, 2000:13–15.

[11] Eick JD. Scanning electron microscopy of cut tooth surfaces and identification of debris by use of the electron microprobe. J Dent Res 1970;49:1359–1368.

[12] Pashley DH. Smear layer physiological considerations. Oper Dent 1984;3:13–29.

[13] Fusayama T. New Concepts in Operative Dentistry. Chicago: Quintessence, 1980.

[14] Nakabayashi N. Resin reinforced dentin due to infiltration of monomers into the dentin at the adhesive interface. J Japan Soc Dent Mater Devices, 1982;1:78–81.

[15] Sano H. Comparative SEM and TEM observations of nanoleakage within the hybrid layer. Oper Dent 1995;20:160–167.

[16] Armstrong SR, Jessup JLP, Pashley DH. Effects of polar solvents and adhesive resin on the denaturation temperatures of demineralised dentine matrices. J Dent 2008;36:8–14.

[17] Azimian F, Klosa K, Kern M. Evaluation of a new universal primer for ceramics and alloys. J Adhes Dent 2012;14:275–282.

[18] Bath-Balogh M. Illustrated Dental Embryology, Histology and Anatomy. St Louis: WB Saunders, 1997.

[19] Di Hipolito V, Chan DC, Daronch M, Sinhoreti MA. SEM evaluation of contemporary self-etching primers applied to ground and unground enamel. J Adhes Dent 2005;7:203–211.

[20] Van Landuyt KL, Peumans M, Coutinho E, Suzuki K, Van Meerbeek B. Systematic review of the chemical composition of contemporary dental adhesives. Biomaterials 2007;28:3757–3785.

[21] Van Landuyt KL, Peumans M, Coutinho E, Suzuki K, Van Meerbeek B. Influence of the chemical structure of functional monomers on their adhesive performance. J Dent Res 2008;87:757–761.

[22] Van Meerbeek B, De Munck J, Yoshida Y, Inoue S. Adhesion to enamel and dentin: Current status and future challenges. Oper Dent 2003;28:215–235.

[23] Van Meerbeek B, Van Landuyt K, De Munch J, Hashimoto M, Inoue S, Suzuki K. Technique-sensitivity of contemporary adhesives. Dent Mater J 2005;24:1–13.

[24] Blunck U. Adhesives: Principles and state of the art. In: Roulet JF, Degrange M (eds). Adhesion: The Silent Revolution in Dentistry. Chicago: Quintessence, 2000:29–44.

[25] Borgia BE, Busato ALS, Costa CAS, et al. Adhesión en Odontología Restauradora, Parana: GHH, 2003.

[26] Hiraishi N, Breschi L, Prati C, King NM. Technique sensitivity associated with air-drying of HEMA free, single-bottle, one-step self-etch adhesives. Dent Mater 2007;23:498–505.

[27] Perdigao J, Geraldeli S. Bonding characteristics of self-etching adhesives to intact versus prepared enamel. J Esthet Restorative Dent 2003;15:32–41.

[28] Perdigao J, Lopes MM, Gomes G. In vitro bonding performance of self-etching adhesives: Ultramorphological evaluation. Oper Dent 2008;33:534–549.

[29] Suh B. Current status of self-etching primers adhesive systems. Odontoiatria adesiva e ricostruttiva: Atti del VI Simposio Internationale di S. Margherita 2002;3-4:42–52.

[30] De Munch J, Sathosi I, Vargas M, Lambrechts P, Vanherle G. Microtensile bond strengths of one- and two-step self-etch adhesives to bur-cut enamel and dentin. Am J Dent 2003;16:414–420.

[31] Di Hipolito V, Chan DC, Daronch M, Sinhoreti MA. SEM evaluation of contemporary self-etching primers applied to ground and unground enamel. J Adhes Dent 2005;7:203–211.

[32] Moura SK, Pelizzaro A, Dal Bianco K. Does the acidity of self-etching primers affect bond strength and surface morphology of enamel? J Adhes Dent 2006;8:75–83.

[33] Fabianelli A. Efficacy of self-etching primers on sending margins of class II restorations. Am J Dent 2003;1:37–41.

[34] Watanabe I, Nakabayashi N, Pashley DH. Bonding to ground dentin by Phenyl-P self etching primer. J Dent Res 1994;73(6):1212–1220.

[35] Yoshida Y, Nagakane K, Fukuda R, Okazaki M, Inoue S. Comparative study on adhesive performance of functional monomers. J Dent Res 2004;83:454–458.

[36] Powers JM, Farah JW, O'Keefe KL, Kolb B, Udrys G. A Guide to All-Ceramic Bonding. Ann Arbor: Dental Consultants, Inc (The Dental Advisor), 2011.

[37] Eliades GC, Watts DC, Eliades T. Dental Hard Tissues and Bonding: Interfacial Phenomena and Related Properties. Heidelberg: Springer, 2005.

[38] Blosser RL. Time dependence on 2.5% nitric acid solution as an etchant on human dentin and enamel. Dent Mater 1990;6:83–87.

[39] McLean JW. Status report on the glass ionomer cements. J Am Dent Assoc 1979;99:221–226.

[40] Poole, DF, Johnson NW. The effects of different demineralizing agents on human enamel surfaces studied by scanning electron microscopy. Arch Oral Biol 1967;12:1621–1634.

[41] Shalaby WS, Salz U. Polymers for dental and orthopedic applications. CRC Press: Boca Raton; 2007.

[42] Gardner A, Hobson R. Variations in acid-etch patterns with different acids and etch times. Am J Orthod Dentofacial Orthop 2001;120:64–47.

[43] Gwinnett A. Structure and composition of enamel. Oper Dent 1992;17:10–17.

[44] Lees S, Rollins F. Anisotropy in hard dental tissues. J Biomech

1972;5–6:557–566.

[45] McCabe JF, Walls WG. Applied Dental Materials, ed 9. Oxford: Blackwell, 2008.

[46] Carvalho R. Effects of prism orientation on tensile strength of enamel. J Adhes Dent 2000;2–4:251–257.

[47] Shimada Y, Tagami J. Effects of regional enamel and prism orientation on resin bonding. Oper Dent 2003;28:20–27.

[48] Silverstone L. Variation in pattern of etching of human dental enamel examined by scanning electron microscopy. Caries Res 1975;9:373–387.

[49] Gwinnett A, Matsui A. A study of enamel adhesives. The physical relationship between enamel and adhesive. Arch Oral Biol 1967;12:1615–1620.

[50] Armengol V, Laboux O, Weiss P, Jean A, Hamel H. Effects of Er:YAG and Nd:YAP laser irradiation on the surface roughness and free surface energy of enamel and dentin: An in vitro study. Oper Dent 2003;28:67–74.

[51] Pashley D, Tao L, Boyd L, King G, Horner J. Scanning electron microscopy of the substructure of smear layers in human dentine. Arch Oral Biol 1988;33:265–270.

[52] Tani C, Finger W. Effect of smear layer thickness on bond strength mediated by three all-in-one self-etching priming adhesives. J Adhes Dent 2002;4:283–289.

[53] Smidsederer I. Dentistrie Estetique. Paris: Elsevier Masson, 2000:118–136.

[54] Gwinnett A. Smear layer: Morphological considerations. Oper Dent 1984;3:3–12.

[55] Van Meerbeck B, Inokoshi S, Braem M, Lambrechts P, Vanherle G. Morphological aspects of the resin-dentin interdiffusion zone with different dentin adhesive systems. J Dent Res 1992;71:1530–1540.

[56] Priotto E. Morphological and numerical characteristics of dentine tubules destined to adhesion. J Dent Res 1995;74:734.

[57] Giannini M. The influence of tubule density and area of solid dentin on bond strength of two adhesive systems to dentin. J Adhes Dent 2001;3–4:315–324.

[58] Curtis RV, Watson TF. Dental biomaterials: Imaging, testing and modelling. Cambridge: Woodhead, 2008.

[59] Migues P, Castro P, Nunes M, Walter P, Pereira P. Effect of acid-etching on the enamel bond of two self-etching systems. J Adhes Dent 2003;5:107–112.

[60] Pashley D, Agee KA, Carvalho RM, Lee KW, Tay FR, Callison TE. Effects of water and water-free polar solvents on the tensile properties of demineralized dentin. Dent Mater 2003;19:347–352.

[61] Heymann HO, Swift Jr EJ, Ritter AV. Sturdevant's Art and Science of Operative Dentistry, ed 6. St Louis: Mosby Elsevier, 2013.

[62] Hilton TJ, Ferracane JL, Broome J. Summit's Fundamentals of Operative Dentistry: A Contemporary Approach, ed 4. Chicago: Quintessence, 2013.

[63] Mangani F, Putignano A, Cerutti A. Guidelines for Adhesive Dentistry. The Key to Success. Chicago: Quintessence, 2009.

[64] Silva e Souza MH Jr, Carneiro KGK, Lobato MF, Silva e Souza Pde A, de Góes MF. Adhesive systems: Important aspects related to their composition and clinical use. J Appl Oral Sci 2010;18:207–214.

[65] Fabianelli A, Pollington P, Papacchini F. The effect of different surface treatments on bond strength between leucite reinforced feldspathic ceramic and composite resin. J Dent 2010;38:39–43.

[66] Horn HR. Porcelain laminate veneers bonded to etched enamel. Dent Clin North Am 1983;27:671–684.

[67] Della Bona A, Anusavice KJ, Shen C. Microtensile strength of composite bonded to hot-pressed ceramics. J Adhes Dent 2000;2:305–313.

[68] Kato H, Matsumura H, Atsuta M. Effect of etching and sandblasting on bond strength to sintered porcelain of unfilled resin. J Oral Rehabil 2000;27:103–110.

[69] El Zohairy A, De Gee AJ, Feilzer A, Davidson CL. Long-term micro-tensile bond strength of resin cements bonded to CAD/CAM ceramic blocks. J Dent Res 2002;81:380–388.

[70] Al Edris A, al Jabr A, Cooley RL, Barghi N. SEM evaluation of etch patterns by three etchants on three porcelains. J Prosthet Dent 1990;64:734–739.

[71] Peumans M, Van Meerbeek B, Yoshida Y, Lambrechts P, Vanherle G. Porcelain veneers bonded to tooth structure: An ultra-morphological FE-SEM examination of the adhesive interface. Dent Mater 1999;15:105–119.

[72] El Zohairy A, De Gee AJ, Mohsen MM, Feilzer AJ. Microtensile bond strength testing of luting cements to prefabricated CAD/CAM ceramic and composite blocks. Dent Mater 2005;21:83–93.

[73] Chen JH, Matsumura H, Atsuta M. Effect of etchant, etching period, and silane priming on bond strength to porcelain of composite resin. Oper Dent 1998;23:250–257.

[74] Shimada Y, Yamaguchi S, Tagami J. Micro-shear bond strength of dual-cured resin cement to glass ceramics. Dent Mater 2002;18:380–388.

[75] Roulet JF, Soderholm KJ, Longmate J. Effects of treatment and storage conditions on ceramic/composite bond strength. J Dent Res 1995;74:381–387.

[76] Aida M, Hayakawa T, Mizukawa K. Adhesion of composite to porcelain with various surface conditions. J Prosthet Dent 1995;73:464–470.

[77] Anagnostopoulos T, Eliades G, Palaghias G. Composition, reactivity and surface interaction of three dental silane primers. Dent Mater 1993;9:182–190.

[78] Matsumura H, Kato H, Atsuta M. Shear bond strength to feldspathic porcelain of two luting cements in combination with three surface treatments. J Prosthet Dent 1997;78:511–517.

[79] Barghi N. To silanate or not to silanate: Making a clinical decision. Compend Contin Educ Dent 2000;21:659–662.

[80] Monticelli F, Toledano M, Osorio Rand M. Effect of temperature on the silane coupling agents when bonding core resin to quartz fiber posts. Dent Mater 2006;22:1024–1028.

[81] Shen C, Williams JR. Effect of post-silanization drying on the bond strength of composite to ceramic. J Prosthet Dent 2004;91:453–458.

[82] Belli R, Guimaraes JC, Filho AM, Vieira LC. Post-etching cleaning and resin/ceramic bonding: Microtensile bond strength and EDX Analysis. J Adhes Dent 2010;12:295–303.

[83] Douceta S, Taverniera B, Colona P, Picarda B. Adhesion between dental ceramic and bonding resin: Quantitative evaluation by Vickers indenter methodology. Dent Mater 2008;24:45–49.

[84] Kern M, Strub JR. Bonding to alumina ceramic in restorative dentistry: Clinical results over up to 5 years. J Dent 1998;26:245–249.

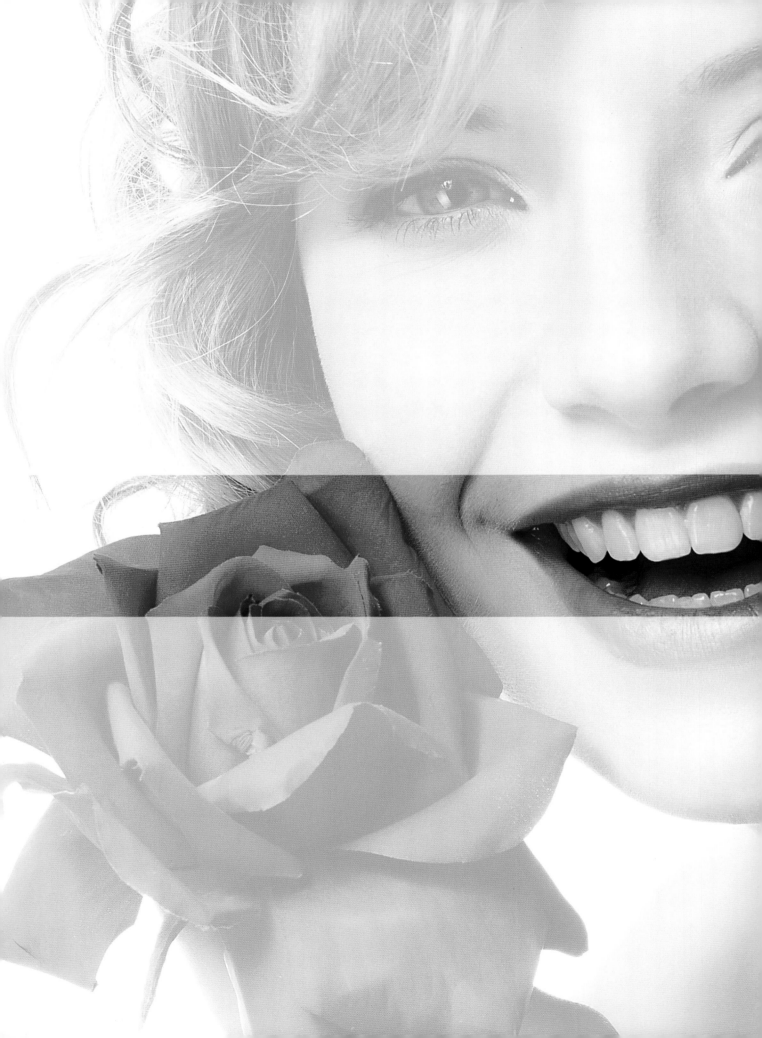

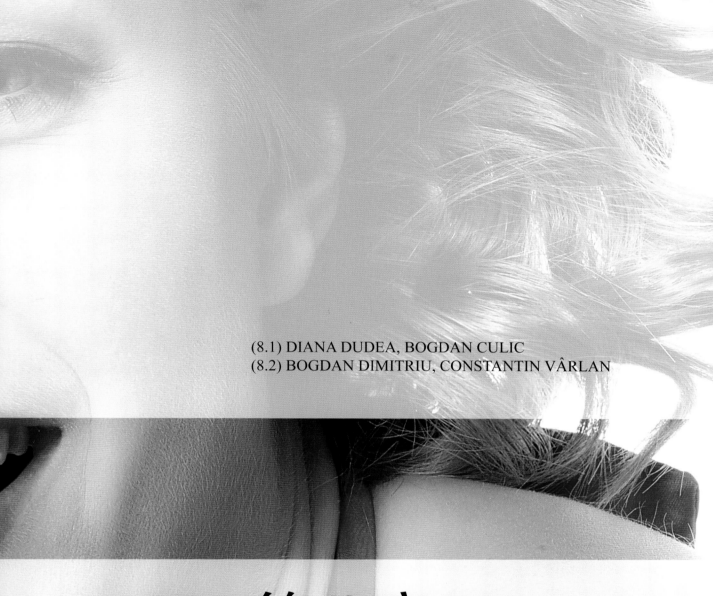

(8.1) DIANA DUDEA, BOGDAN CULIC
(8.2) BOGDAN DIMITRIU, CONSTANTIN VÂRLAN

第八章
Chapter VIII

牙齿变色
TOOTH DISCOLORATION

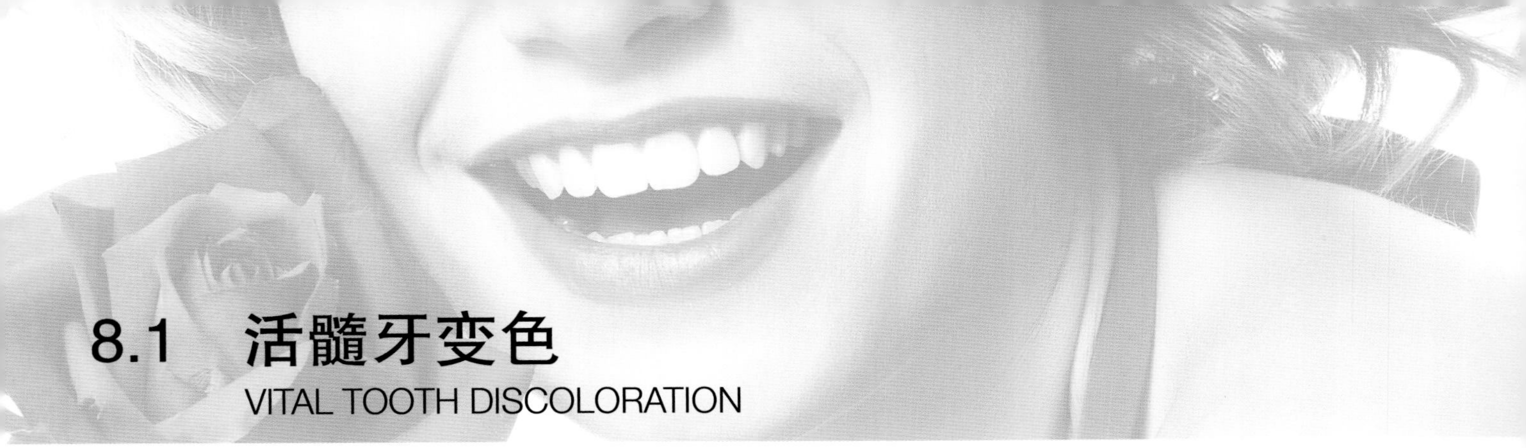

8.1　活髓牙变色
VITAL TOOTH DISCOLORATION

图8-1　专业预防性清洁：a. 超声洁治。b. 喷砂。

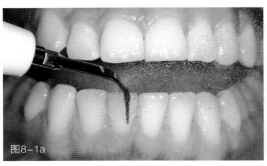
图8-1a

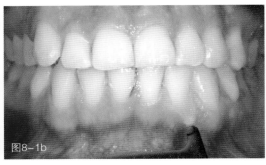
图8-1b

促使患者寻求牙科治疗的诸多动机之一就是改善牙齿的颜色。排列整齐而又亮白的牙齿是微笑面容的金标准。人们对牙齿颜色的个体特征和重要程度的理解因人而异，并且受多种因素比如文化、教育、种族及年龄的影响。但是，人们一致认为牙齿的外形和颜色是影响牙齿美观的最主要的因素，并最终影响到人的面容。

因此，在牙齿美学治疗中改善牙齿颜色的方法尤为重要。变色原因不同，治疗方法也不同。有的可以使用口腔保健产品，有的需要进行预防性清洁，也可以进行牙齿漂白和／或修复治疗（贴面、冠）。

为了获得最佳疗效，需要我们针对不同的变色病因及变色的严重程度，对上述治疗方法进行整合，制订适合每一位患者的个性化治疗方案。在确定治疗方案之前，必须对患者进行全面的临床检查，以确定牙齿变色的原因、变色的部位（局限在一颗牙或是几颗牙）以及牙齿变色的严重程度[1-2]。

8.1.1　牙齿变色的原因

由于牙齿颜色的遗传学因素尚不清楚，因此确定影响牙齿颜色的外源性因素变得尤为重要。

根据病因和着色剂渗入及固定在牙体组织的机制不同，牙齿变色可分为外源性变色（extrinsic）、内源性变色（intrinsic）和内在变色（internalized）[3-7]。

8.1.1.1　外源性牙齿变色

外源性牙齿变色是着色剂与覆盖在牙齿表面的黏蛋白薄膜相结合造成的。

这种变色可以通过口腔保健产品或洁治去除（图8-1a、b）。

外源性变色大部分是由食物中的着色剂（天然的或合成的）引起的，但是药物（如含铁制剂）、漱口水（氯己定、李施德林漱口水、氟化亚锡、含酚/精油基的漱口水）或产色细菌的活动也可以造成着色。吸烟（香烟、雪茄、吸烟斗、纸烟或嚼槟榔）也可以导致外源

有文献证实，此类药物使用数周就可以使牙齿、黏膜以及充填体（丙烯酸酯、复合树脂）着色[3-9]。

8.1.1.2 内在变色

内在变色是由口腔环境中的着色剂渗入牙釉质和牙本质层内部，并与羟基磷灰石和胶原蛋白发生化学性结合所造

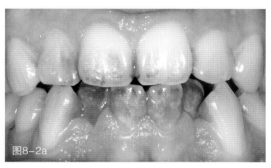
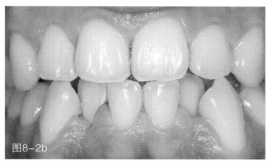

图8-2 外源性牙齿变色。a. 初诊状况。b. 专业洁治后。（图片由Dr Florin Lăzărescu提供）

性变色和内在变色（图8-2a、b）[8-10]。

Nathoo分类法把外源性变色分为3种类型：

·Nathoo 1类（N1）。着色物质直接附着或通过唾液黏蛋白附着在牙齿的表面；色斑的颜色与着色剂（茶、咖啡或其他有色的食物和饮料）的颜色相似。

·Nathoo 2类（N2）。此类色斑是食物中的着色剂附着在牙面后变色造成的。

·Nathoo 3类（N3）。色素前体物质（例如氯己定残留物）附着在牙面，随后，这些物质诱发了色素的化学反应，导致颜色改变。此类物质的代表是氯己定。氯己定是一种阳离子杀菌剂，用作抗菌性漱口水，尤其是治疗牙周疾病；

成。色素分子的吸收程度与牙釉质，特别是牙本质的相对通透性有关；牙齿形成期或牙齿萌出后造成的牙体组织缺陷都会加剧色素的渗入[3,6,11]。

因此，即使这类患者牙齿表面的色斑可以通过清洁去除，但是牙齿颜色的改进只能是利用漂白的方法即通过化学方法去除牙体组织内部的色素（图8-3a、b）。

外源性变色和内在变色不仅与饮食、口腔卫生习惯和牙齿的结构有关，还与其他因素有关，譬如釉质表面唾液黏蛋白的组成与色素的吸附有关[12]。唾液流量下降（舍格伦综合征、头颈部放疗或抗胆碱药）也会加重色素沉着。然而，牙齿变色的多样性使得我们难以确

图8-3 a、b. 内在变色。
（图片由Dr Florin Lăzărescu
提供）

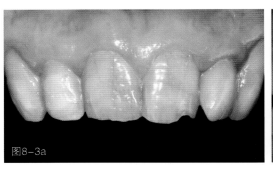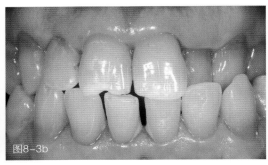

定牙齿变色的原因，并且难以预测治疗的效果[3,7,11]。

8.1.1.3 内源性牙齿变色

此种类型的变色是指产色基团附着在牙齿的矿化结构上，导致光在牙齿中的传播发生了改变。当牙髓发生病变的时候（出血或坏死、牙髓治疗），色素自牙齿的内部渗入，导致局部变色。其他引起牙齿局部变色的原因有龋损或牙科充填材料，它们也可以使牙齿的硬组织染色或者是形成釉质层下方的暗色区域（见第8.2节）。内源性牙齿变色也有可能是系统性病因造成的，此时常会导致牙列的广泛变色。

因此，根据不同的病因，变色可以发生在单个牙齿、一组牙齿，或者整个乳牙列或恒牙列。

内源性变色可以是由发育中影响牙齿形成和钙化的因素引起，也可以由萌出后的因素引起。

8.1.1.4 萌出前的因素

萌出前的因素有不同的原因和致

病机制，这也造成了漂白治疗效果的差异。

因此，某些特定的变色是由于牙体组织中夹杂了一些异常代谢的产物：例如溶血性贫血或溶血性黄疸中的高胆红素血症、珠蛋白生成障碍性贫血（地中海贫血）、先天红细胞生成卟啉症、黑酸尿症等代谢异常疾病。此种类型的变色比较少见，通常与牙齿的广泛变色有关。

牙釉质和牙本质的发育性缺陷，影响了其有机或无机成分的形成，可能会导致不同深度的白、黄或棕色颜色改变，并随时间有一定累积性。这些病例中，食物中的色素更容易固定在多孔的牙釉质和牙本质上形成色斑。

这类色斑可以通过微研磨或化学方法去除，但是治疗的效果无法预测。

附着在发育期牙体组织上的最常见的化学物质是一些药物分子（抗生素，比如不同形式的四环素类药物或铁剂）（图8-4a、b）。

四环素导致的牙齿变色是由于患者在牙齿形成期服用了四环素类药物，但也可以发生在牙齿萌出之后。致病机制是牙釉质和牙本质中的羟基磷灰石的钙

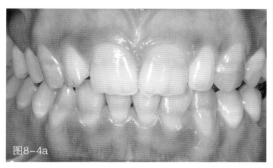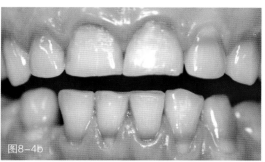

离子与四环素分子发生了螯合作用。着色的程度取决于患者的年龄，服药的持续时间和四环素衍生物的种类（阿克洛密辛四环素：黄色染色；米诺环素：黑色染色）[11]。

四环素导致的牙齿变色分为轻度、中度和重度变色，轻、中度表现为均匀分布于牙齿表面的变色，重度变色的病例会出现平行于切缘的水平变色带。四环素变色的一个典型特征是具有荧光性，在紫外光下可见。前牙变色更严重，并且在日光照射下随着时间增加由于光氧化作用颜色会愈来愈深。

四环素应禁用于7岁以下的儿童。由于四环素可通过胎盘屏障，此类抗生素也禁止在孕期使用。四环素变色需要更长的漂白时间，漂白的效果不可预知，并且漂白后往往容易反弹。

米诺环素，这个用于长期治疗痤疮、牙周疾病或类风湿关节炎的药物，已经被证实与牙齿的病理性变色有关[1,5,11-13]。

氟斑牙是由于摄入过量的氟化物影响了牙釉质的形成所造成的。它的特点是不透明的白色或棕色色斑(由于从口腔环境中吸附了色素)，严重氟斑牙表现为牙体组织的缺损[11]。

8.1.1.5　增龄性牙齿变色

增龄性牙齿变色是一个复杂的、多因素的转变过程。有以下原因：着色剂从口腔环境渗入牙体组织中；牙釉质层变薄和透明度增加，以及橙-棕色的继发性牙本质和修复性牙本质的沉积。

8.1.2　临床检查

正确的病因诊断及恰当的综合治疗计划的制订，需要我们对每一位患者进行详细的临床检查和影像学检查。

内科和牙科的病史记录应包括：

·与牙齿变色有关的全身疾患。

·会引起牙齿变色的用药史或漱口水使用史。

·牙齿变色史: 发病和进展（牙齿萌出时即有变色，或逐步出现变色）。

·可能与牙齿变色有关的某些事件（外伤、牙科治疗）。

·饮食和吸烟情况。

·口腔卫生习惯，漂白产品（漱口水、美白膏、凝胶）。

第八章　牙齿变色　| **163**

· 诊室或牙医指导下的漂白治疗史。

· 有关全身情况或牙科情况的漂白禁忌证，或已知的对漂白治疗反应比较小的情况。

不应该忽略患者对牙色的自我认知以及患者自己改善牙齿颜色的意愿（他／她认为的"雪白的牙齿"是什么）。

需要指出的是，不仅提高一定色卡数值的牙齿明度很重要，获得与巩膜颜色和眼白相匹配的牙齿颜色同样很重要[14]。记录此信息的美学问卷在医患沟通中发挥着重要的作用；此外，它们可能是具有法律价值的文书。

在临床检查中收集牙齿颜色的数据。除了在第二章中介绍的协议书，也应记录以下关于牙齿变色的问题：

· 哪颗牙，哪组牙齿，还是全牙列受到变色的影响？

· 牙色变化在牙面上扩展到了什么程度？

· 牙齿是什么颜色（用Vita 经典比色板或3D Master比色板表示）？是肉眼可见还是仪器记录的？

· 是表面的、外部的染色还是牙齿结构内在的变色？

· 是均匀的变色，还是表现为变色的或不透明的条带、斑点或牙齿表面的条纹？

· 有修复体（复合树脂充填体、贴面、冠）吗？它们的颜色与天然牙列比起来怎么样？如果漂白后它们与牙齿最终的颜色不匹配，患者希望更换这些修复体吗？

除了临床数据，口腔摄影也是至关重要的。为了获得真实的基线图像，牙齿应该和不同的比色板一起拍照。可以是经典的比色板（Vitapan Classical），也可以是量化的比色板（Vitapan 3D Master; Linearguide 3D Master）。

当患者打算进行漂白治疗时，推荐使用Vita 3D漂白比色板，这是为评价牙齿漂白效果而特别设计的比色板[15]。它包括高色度值的比色片。此外，比色样本颜色的空间分布是均匀的，因此，可以更好地量化漂白效果（图8-5）。

必要时拍摄单个牙齿的X线照片和全口曲面断层片以防止遗漏牙齿变色的病理原因。在某些病例中，牙色或半透明的改变只是牙髓坏死或钙化变性的表现。这种情况下，建议进行牙髓活力测试（见第8.2节）[11,14]。

8.1.3 牙齿变色的治疗

牙齿变色的治疗是一项综合的、复杂的治疗，需要应对临床检查中所有病理状况。此外，牙齿颜色的改进往往需要通过几种方法的联合使用而获得。

考虑治疗计划的时候，必须绝对清楚以下信息：疾病的病因与变色的临床类型（外源性、内在的或内源性的）、着色的强度和色度，局限在一个或多个牙齿，以及影响牙齿颜色的其他情况：龋齿、裂缝或裂纹，根管治疗和修复治疗（包括它们的质量）。

根据检查结果，治疗计划可能涵盖以下内容：

· 预防性洁治和推荐在家使用额外的美白产品。

· 微研磨和粗研磨。

· 使用各种氧化物材料进行不同方式的牙齿漂白：

　　– 在家中，患者使用非处方产品自行漂白。

　　– 牙医指导下的漂白，使用低浓度和中等浓度的过氧化氢类产品。

　　– 使用高浓度药物的诊室漂白（活髓牙和/或死髓牙）。

　　– 专门用于死髓牙的美白方法。

　　– 部分或全部复合树脂修复，或瓷贴面，金属–烤瓷冠或瓷冠修复。

8.1.3.1　推荐用于口腔预防保健的预防性清洁和美白产品

专业清洁旨在通过洁治去除牙菌斑和牙石，随后进行专业的抛光[7,16]。

专业的抛光是一种预防性的方法，旨在去除菌斑和外源性染色。使用低速旋转器械，邻面使用锥形橡胶尖，颊舌面使用橡胶杯。抛光可以与预防性氟化物和研磨膏联合使用[7,11,17]，也可以和碳酸氢钠颗粒喷砂联合应用。

牙齿亮白的产品可能会被推荐在清洁期间使用。然而，在没有特定适应证和医疗指导的情况下，也很多患者经常自行使用美白牙膏和美白漱口水。

还有众多口腔保健产品用作牙齿美白的辅助产品，美白牙膏有不同的作用机制[11-12,14,16]。

有研磨机制的牙膏旨在去除外源性色素沉着并抑制其随后的沉积。目前，绝大多数牙膏表现为此种机制，研磨效果取决于其磨料颗粒的大小和浓度[17]。

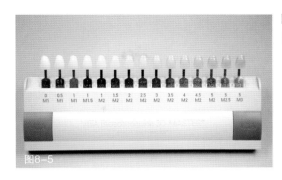

图8-5　Vita 3D Master漂白比色板。

活性研磨剂包括碳酸盐、钙磷酸盐和焦磷酸盐、氧化铝以及碳酸氢钠。碳酸氢钠是小颗粒研磨剂，可以有效地清洁牙齿表面的细微结构[11]。

过度研磨会降低牙釉质层的厚度，而且还可能会透出底层淡黄色的牙本质。

具有化学机制的牙膏含有过氧化物(过氧化氢、过氧化钙)、柠檬酸钠或磷酸钠这类成分[17]。但因为牙膏与牙齿表面接触的时间短，美白的效果是比较有限的[11,18]。

具有酶作用机制的牙膏，含有木瓜蛋白酶，旨在减少牙齿表面菌斑的形成，进而减少色素的附着。

基于光学效应的美容牙膏通过浸润牙齿表面形成一种薄膜，诱导出一种牙齿更白的观感[11,17]。这一光学效应的产生是因为添加了一些可以把人们对牙齿颜色的感知从黄色转变为浅蓝色的物质，如二氧化钛[11,17-19]。

除了牙膏和漱口水含有各种有助于改善牙齿颜色的成分以外，患者也可以直接购买一些含过氧化氢的产品自行漂白。这些产品将在第8.1.3.3章节列出。

8.1.3.2　微研磨

微研磨是通过酸和研磨膏的联合应用发挥去除表层色素的作用，此方法推荐用于牙齿变色仅局限于釉质表层的病例（例如氟斑牙）。

粗研磨是使用精细颗粒的金刚砂或钨钢车针局部去除变色的釉质表面；另一种去除着色的方法是使用细研磨颗粒进行喷砂。

微研磨和粗研磨是一种介于漂白技术和更大侵入性治疗方法（如贴面或冠）之间的一种技术。

当去除组织过多时，唇面应该使用牙科复合树脂恢复。推荐对研磨后的牙面使用氟化物[11,14]。

8.1.3.3　漂白技术

牙齿漂白是通过消除着色分子，从而改变牙齿结构的光学参数，推荐用于治疗内在变色和内源性牙齿变色。

发色基团被认为是通过以下两种机制附着在牙体硬组织上的：

· 与牙釉质和牙本质中的有机组分（如茶多酚通过五羟基基团结合在有机物上）相互作用形成稳定的化合物[3,13,20]。

· 钙离子螯合作用（例如四环素中的氢醌）[1,12-13]。

牙体组织中有机发色基团的去除基于氧化作用机制。当前正在使用的漂白产品有过氧化氢、过氧化脲和过硼酸钠。

过氧化氢可以扩散到牙釉质和牙本质。在碱性条件下，过氧化氢通过形成自由基、活性氧分子和过氧化氢阴离子成为强氧化剂而发挥作用[11,21-22]。

这些化合物可以将色素分子与牙齿结合的双键打开，或氧化色素分子化学基团形成可溶性分子或颜色较轻的色素成分（这些被认为反射较少的光线），从而创造出了一个美白的效果[1,3,12-13,16,21]。

然而，最新关于过氧化氢在牙釉质和牙本质中扩散的化学亲和力的研究表明，过氧化氢对牙本质中的有机物具有氧化作用[23]，同样对釉质中的有机物具有氧化作用[21]。根据Eimar等的研究结果表明，过氧化氢除了可以作用于发色基团使之转化为反射光线更少、透明性更强的分子之外，过氧化氢还可以氧化透明的有机基质使之转化为更不透明、更白的物质。这一理论也许可以解释不同患者之间漂白效果的差异，可能是由于不同个体之间牙釉质中有机物成分的不同所致；同时也可以解释由于釉质中蛋白含量较少，所以年龄较大患者的漂白效果较差[21]。

不同浓度的过氧化氢可以直接使用，或者由有机衍生物如过氧化脲分解生成。在漂白治疗中，过氧化脲分解为尿素和过氧化氢。如前面所述，过氧化氢生成的活性氧能够去除或氧化多种有机或无机结构成分[11,21]。

不同浓度的过氧化脲凝胶：

· 10%（相当于3.35%过氧化氢）。

· 15%（相当于5.4%的过氧化氢）。

· 20%（相当于7%的过氧化氢）。

·35%（相当于10%的过氧化氢）。

另一种氧化前体是过硼酸钠，用于死髓牙髓腔内漂白（见第8.2节）。

漂白治疗的适应证

·活髓或死髓变色牙，漂白治疗单独进行或与修复治疗联合使用。

·内在的和内源性变色，特别是黄色、橙色和棕色。

·患者的一般健康状况良好，依从性好，并有良好的口腔卫生。

漂白治疗的禁忌证

·怀孕或哺乳期妇女。

·口腔黏膜疾病，烧灼感提示可能存在过敏反应。

·严重变色需要采取其他治疗方法（贴面、冠）。在这些情况下，漂白可以和修复联合使用。

·复合树脂或瓷修复体不能被替换。应告知患者，漂白治疗后，修复体可能与漂白后的牙齿不匹配，因为牙科材料不能像牙体组织一样对漂白治疗发生反应[13-14,16,24]。

还有一些漂白效果较差的情况也应视为漂白治疗的相对禁忌证：

·灰色或浅蓝色的色调更难以通过氧化治疗去除。

·牙齿存在半透明区域，漂白会让牙齿半透明性增加，导致牙齿表面出现暗区。

·牙龈或牙根部的饱和色对漂白的反应较小，因为此区域牙本质结构差异较大[14]。

此外，为降低牙髓炎症的风险，对以下情况应该持谨慎态度：牙龈退缩、磨损、颈部病损（由于牙本质暴露）导致的牙齿敏感及牙髓腔较大的儿童患者。

家庭漂白

家庭漂白是基于非处方的过氧化氢产品，在有或没有医师建议和监管的情况下可由患者自行使用。商品的种类和剂型各异，这通常取决于患者对美白效果的期望。

含6%～14%过氧化氢的美白贴适用于上下颌前牙。建议放置于牙面30分钟，一天一次或两次[11,14,24]。

过氧化氢凝胶与预制的托盘一起使用，由于托盘与口腔组织缺乏紧密的接触，美白凝胶的溢出可能会引起牙龈黏膜受损。然而，非处方疗法最大的不利之处是缺乏专业的督导。

非处方疗法缺少明确的、规范的诊断，可能会掩盖一些原本需要用其他方法治疗的牙科状况（龋齿、牙髓坏死、根尖周病变）。此外，由于治疗结果缺乏专业监测，以及不恰当地使用不适当的产品，可能引起有害的副作用，如牙釉质酸蚀和牙本质敏感[1,11,14,24]。

牙医监督下的漂白

牙医监督下的漂白使用的是低浓度、中等浓度的过氧化氢凝胶和个性化托盘。

进行全面检查之后，诊室就诊开始漂白治疗，后续仍可作为一种患者自我管理的治疗方法继续进行。

这种方法包括使用10%、15%和20%的过氧化脲凝胶，或最近推出的7.5%～9.5%的过氧化氢凝胶，以及在模型上制作的个性化托盘。

涉及以下几个步骤：

· 根据先前提到的治疗计划检查患者。可以为每个患者制作一个表格（图8-6），记录初诊数据、牙齿颜色的变化、漂白材料及使用的剂型（包括它们的副作用）等。

· 初始牙色可以用比色板记录或用仪器记录L*a*b*值作为参考，同时推荐拍摄带有比色板参照的初诊临床照片。

· 牙周专业洁治旨在去除牙菌斑、牙石和表面的色素。如果有敏感的迹象，应该推迟几天再开始漂白[14]。

· 制取准确的藻酸盐或硅橡胶牙列印模（图8-7、图8-8）。

8.1.3.4 制作模型和使用热塑技术制作托盘

聚乙烯塑料膜经加热烤软后在石膏模型上抽真空负压成型，制作个性化托盘。

根据凝胶使用说明，托盘可以制作或不制作美白凝胶的唇颊侧储药池；牙龈边缘可制成扇形或非扇形。储药池增加了与牙齿表面接触的凝胶量。个性化托盘的扇形边缘可减少过氧化物与牙龈接触，在牙颈部应平行于牙龈边缘，或终止于龈缘殆方1mm的位置。扇形边缘推荐用于牙龈组织脆弱的病例，或使用高浓度过氧化物、较黏稠的漂白凝胶的情况[14]。扇形边缘降低了凝胶外溢的可

能，减少了牙龈病变的风险。

用光固化复合树脂在牙列模型的唇颊面辅助制作储药池。其目的是形成一个厚度0.5～1mm的凝胶储存空间。为了形成足够的边缘封闭，树脂应距离牙龈边缘至少1mm（图8-9a、b，图8-10）。

在热塑过程中，塑料薄膜应避免形成褶皱或皱纹；一旦塑型，托盘应与模型紧密贴合。用剪刀或刀修整出合适的边缘（图8-11）。

接着，要在口内试戴自定义托盘。为了避免出现肌肉不适症状，托盘不应干扰咬合接触[14]。为了使软组织感到舒适，托盘边缘要光滑。将少量的浓度为10%～15%的过氧化脲凝胶放置在托盘的深部对应牙齿唇或颊面的位置（图8-12）。吹干牙弓，使托盘充分就位，用棉球清除多余的凝胶。

应告知患者以下相关事宜：

· 佩戴时间依活性物质的浓度而定，在白天或夜间佩戴3～8小时。

· 摘掉托盘后，应清洗托盘，并漱口。摘掉托盘的当时应避免刷牙，同时也应避免接触碳酸或酸性饮料。

· 避免食用可以引起牙齿着色的食品和饮料，治疗期间也应避免吸烟。

· 应要求患者报告漂白过程中任何出现的不良反应：

  - 牙齿敏感或疼痛。
  - 口腔黏膜的疼痛病变。
  - 其他局部或全身不适症状。

根据漂白效果确定治疗次数；通常，10%～15%过氧化脲推荐使用8～14次。应告知患者第一次的效果最为明显，随后颜色变化较缓慢。特殊原因导

图8-6　牙齿漂白记录表。

患者

年龄

变色部位位于

　　单个牙..........................

　　一组牙齿........................

上颌牙弓

下颌牙弓

变色的原因

　　–外源性着色

　　–内在着色

　　–内源性着色

　　–颜色色调（白垩色、黄色、橙色、灰色、浅蓝色、棕色、黑色、其他）

　　–外观（均匀变色、带状、斑点）

牙齿颜色

牙位	右上颌磨牙	右上颌前磨牙	13	12	11	21	22	23	左上颌前磨牙	左上颌磨牙
初始										
中期										
最终										
牙位	右下颌磨牙	右下颌前磨牙	43	42	41	31	32	33	左下颌前磨牙	左下颌磨牙
初始										
中期										
最终										

美白后可能需要更换的修复体

漂白材料

使用的技术 (有或无托盘)

副作用

关于患者的依从性的其他说明

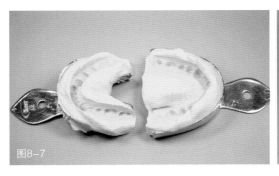

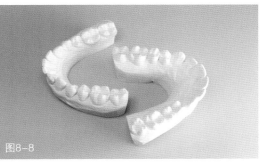

图8-7　制作托盘的藻酸盐印模。

图8-8　石膏模型。

图8-9 a、b.预留牙齿表面唇颊侧储药池空间。

图8-10 依模型制作的热塑托盘。

图8-11 热塑托盘试戴边缘。

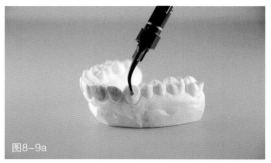

图8-9a

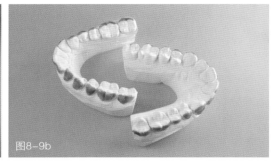

图8-9b

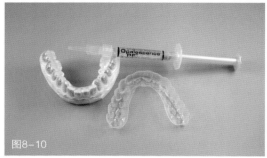

图8-10

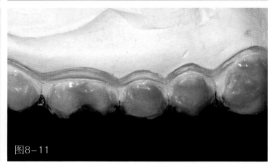

图8-11

致的内源性着色的病例可以增加治疗周期。至少在最后一次就诊时再次评估牙齿的颜色，拍摄带有比色板参照的最终临床照片，这能显示出与初诊牙齿颜色的差异（图8-13a、b）。

同时推荐使用辅助牙釉质再矿化的药物。

如果必要的话，漂白后2~3周，可以开始更换与漂白后牙齿颜色不匹配的树脂充填体或其他修复体。这应该在初诊时做好治疗计划[1,11,24]。

牙医监督下漂白治疗的优点是：

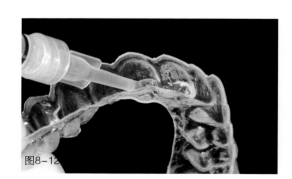

图8-12 托盘放置凝胶。

·中、低浓度的过氧化氢脲凝胶的美白效果可以与诊室漂白的效果相媲美，甚至效果更好[14,25-26]。事实上，牙齿可以变亮的程度、红色和黄色饱和度减少的程度都是有限度的（增加 L * 值，降低a* 和b*值，CIE L*a*b*表色系统）[20,24]。

·中、低浓度过氧化脲更不易引起釉质缺损；漂白后进一步使用氟化物凝胶和含有羟基磷灰石或无定形磷酸钙（CPP-CP）的产品可以促使釉质再矿化[11,20,27-28]。

·个性化托盘使凝胶保持与牙体硬组织接触，减少其扩散到口腔的风险，同时个性化托盘也降低了对软组织造成机械刺激的风险。

·过氧化物缓慢释放的机制提高了产品的耐受性，减少了副作用[11,20]。

·最初的全面检查和后续的跟踪观察可以监测颜色的变化和可能产生的副作用。

牙医的监督可以避免临床适应证以外的病例盲目使用氧化产品或过度使用产品[29-30]。

与诊室漂白相比，此方法的缺点是需要更长的漂白时间才能获得理想的效果。

诊室漂白
两种常用的诊室漂白形式：

·高浓度（35%）过氧化脲凝胶，配合托盘使用，推荐佩戴时间缩短到15分钟。如果特别小心的话，这些方法在家庭漂白中也可以使用。过氧化氢含量介于7.5% ~ 9.5%的其他产品最近在临床上的应用也比较多[14]。

·过氧化氢溶液或凝胶（35%），直接涂布在牙齿的表面，有无热或光激活均可。

诊室漂白需要使用橡皮障或漂白套

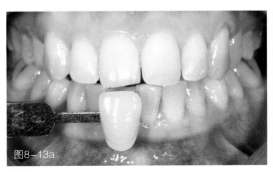
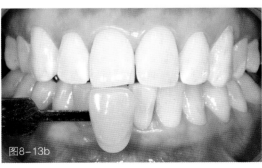

图8-13　牙医监督下的漂白：a. 漂白前。b. 漂白后。

图8-14 隔离软组织。
图8-15 灯的位置与牙齿唇面的关系。

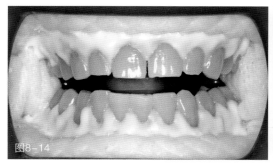
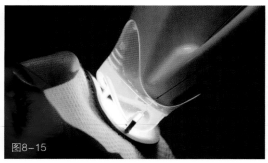

装中提供的牙龈保护剂（液体橡胶障）适当地隔离口腔黏膜和周围软组织（图8-14）。如果漂白的牙齿数目有限，则更推荐使用牙龈保护剂[14]。

隔离完成后，在牙齿表面放置漂白凝胶或液体氧化产品[24]。在光辅助漂白治疗中，传统的光固化灯或其他专用的设备均可以使用[14]。活化光源应放置在距离牙齿表面5~10cm的地方（图8-15）。每次就诊的总光照时间和光照次数因牙齿的初始颜色不同而不同，均匀着色一次性光照20~30分钟；不均匀着色的病例光照5~10分钟并重复多次至设定的总光照时间（图8-16）。诊室漂白为了获得理想的效果，推荐安排一次或多次就诊，通常选择3次就诊的疗程[14]，但是疗程安排不仅要考虑美白效果，同时还要考虑到副作用。

光辅助的作用是有争议的。一般认为，光会使局部温度升高，加速过氧化氢的分解速率，从而加速美白氧化基团的释放，并在一定程度上影响牙齿结构的渗透性和分子扩散[14]。但是，有文献报道，温度升高可能会导致牙髓炎症，从而有诱发牙齿敏感的风险[14,31-32]。

激光也可以用作激活光源（氩激光、CO_2激光器、半导体激光）。其机制是相同的：具有不同波长和谱功率的激光提供能量使氧的释放更为迅速，从而提高单位时间内的漂白效率[32-33]。

诊室漂白的优点是美白所需的时间较短（图8-17a、b）。过氧化物的浓

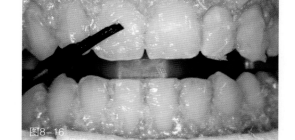

图8-16 在牙齿唇面放置美白凝胶。

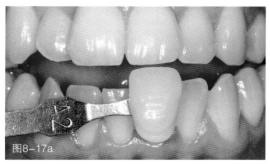 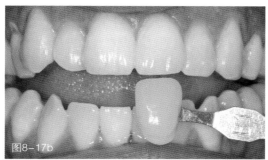

图8-17 诊室漂白。a. 术前。b. 漂白后。

度越高，需要漂白接触的时间越短。然而，对比最终效果发现，家庭美白中使用的低浓度产品可以获得相似的或更强、更稳定的美白效果。

诊室漂白方法的缺点包括牙齿敏感或疼痛。这是由于温度升高和过氧化物的化学作用引起了牙髓反应。大多数情况下，停止接触之后症状会逐渐减轻。

其他副作用还包括牙齿表面呈现白垩色外观。这种效果是局部脱水造成的，是暂时的，随着漂白后牙齿恢复湿润，白垩色改变会消失，但最终的牙齿颜色会稍微暗一些（图8-18）[14]。

隔离不当可能会对软组织造成轻至重度不等的化学刺激。

8.1.3.5 氧化漂白的副作用

牙齿变色的漂白治疗是一种微创的治疗方法，它保持了牙齿结构的完整性。然而，漂白的广泛应用往往是在没有医学指导或监督的情况下进行的，伴随着大量的风险。有大量的研究在关注牙齿漂白相关材料和技术的副作用，除了关注系统性副作用外，这些研究还评价了漂白对牙体硬组织（牙釉质、牙本质）、牙髓及口腔黏膜所造成的副作用（图8-19）。

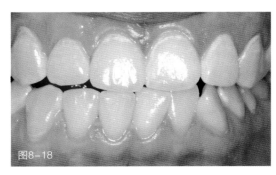 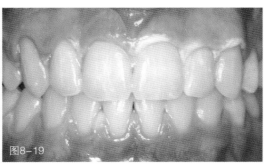

图8-18 漂白后即刻的白垩色外观。

图8-19 漂白后可恢复的软组织病变。

8.1.3.6 对矿化组织的副作用

漂白对牙釉质和牙本质有以下副作用：

· 采用扫描电子显微镜、原子力显微镜、纳米压痕或轮廓技术发现釉质质地改变。

· 牙釉质和牙本质的显微硬度的变化，以及治疗对牙体组织中钙和磷酸盐浓度的影响（分光光度法或光度法评估）[33-45]。

研究的结论常常是有争议的。研究结果的不同是由于以下几个因素，包括：

· 实验材料（基于过氧化氢或过氧化脲）。

· 活性成分的浓度。

· pH水平。

· 光照时间。

· 研究方案（体外使用人或牛的牙釉质/牙本质样本，或拔除的牙齿)。

· 体外或体内的研究。

一般认为过氧化脲漂白剂与高浓度过氧化氢相比对牙齿硬组织的侵犯更小。低浓度过氧化脲（10%～15%）不会对牙釉质表面造成改变[34-36]。连续每日暴露在10%过氧化脲下5周被认为是安全、保守而有效的[14,29,34-36]。

然而，有研究报道，使用35%过氧化氢可以造成显著的显微硬度的损害和形态改变[28,46]。唾液对牙釉质的再矿化是有益的[23]。

研究表明，漂白产品中加入额外的氟化物离子或后续使用氟化物均可以降低脱矿率和帮助再矿化[28,37,40]。最近，由于氟化物的作用效率较低（氟化物溶解性低，氟磷灰石沉积于釉质表层，很少沉积于较深的釉质层）[7]，其他种类的含钙离子和磷酸基的物质，如无定形磷酸钙（CPP-CP）、羟基磷灰石或生物玻璃（基于 SiO_2、Na_2O、CaO和P_2O_5），被用来作为牙科漂白后牙釉质再矿化的替代选择[27-28]。

此外，漂白产品的pH至关重要。酸性 pH对牙釉质表面的损害似乎比美白产品中的高过氧化物浓度更为严重[41]。由于尿素具有缓释效果，过氧化脲凝胶的pH始终保持在碱性范围内。

因此，不少研究旨在着力于如何提高漂白产品的pH[42,45]。

牙齿敏感

文献指出牙齿敏感是漂白中最常发生的不良反应[14]。敏感的程度可以从轻度不适到剧烈疼痛[48-50]，这是由于过氧化物渗透到牙髓，促进了炎性分子的释放所致[51]。大多数情况下，炎症是可逆的。以前曾充填治疗的牙齿，出现敏感的概率更高[52]。

有两种可能的方法来缓解牙齿敏感：被动的和主动的。第一种方法是，减少光照时间、治疗次数或过氧化物的浓度[12,24,26,29]。

第二种方法是在漂白期间或漂白之后，额外使用减少症状的活性物质。可以使用氟凝胶，氟凝胶可以阻塞牙本质小管，减少小管液流向牙髓[14]。或者，也可以使用硝酸钾软膏刷牙或将硝酸钾软膏放在托盘中佩戴。硝酸钾可以使神经末梢去极化，并通过释放一氧化氮自由基，减少疼痛的感觉[12,24]，从而缓解敏感牙齿的症状。

对于存在牙颈部病变、酸蚀症、广泛的修复、牙釉质裂纹或已诊断敏感的病例，牙齿漂白需要格外注意，因为漂白可以进一步增加牙齿过敏的风险[14,50,53]。

对口腔黏膜的影响

不合适的托盘的机械刺激可对牙龈和口腔黏膜造成不利影响。基于准确印膜的个性化托盘可以减少这种风险。同时，个性化托盘可使过氧化氢凝胶与牙齿表面密切接触，降低了过氧化氢凝胶向牙龈组织扩散的风险[49-50,53-54]。

诊室漂白的病例中，必须对牙龈进行强制性保护。漂白过程中禁止麻醉，并且持续评估牙齿和牙龈的敏感性非常重要，以防止牙髓出现不可逆反应或漂白凝胶接触软组织[11,14]。如出现软组织灼伤，湿润冲洗黏膜并涂抹防腐软膏可以缓解症状。

对修复体的影响

漂白后面临的主要问题是牙釉质或牙本质中增加的残余氧会抑制粘接系统的粘接作用。为避免这种影响，粘接修复（复合树脂、树脂-粘接瓷贴面或冠）应该安排在漂白治疗完成后2~3周。此时牙齿的颜色变化也趋于稳定[14]。

美学修复体也可能需要更换，因为修复体的颜色不会因漂白改变。

漂白材料的其他副作用还包括吞咽困难、甘油导致的消化道症状以及佩戴托盘引起的颞下颌关节的不适。

体外实验证实过氧化脲有致突变性，但尚未在体内实验证实；建议漂白治疗期间应避免一些危险因素（如吸烟）[3,55-56]，漂白治疗也应避开孕期和哺乳期）[11,13-14]。

8.1.4 结论

总之，患者对牙齿美容的兴趣日益增加，使用过氧化物进行牙齿漂白的治疗需求在牙科门诊越来越常见。目前大量用于治疗牙齿变色的产品可通过减少牙齿颜色的饱和度和增加亮度来提升牙齿的颜色。

尽管漂白对患者和牙医来讲是一种特殊的治疗方法，但是漂白应当作为综合治疗计划的一部分来考虑，并建立在完善检查和正确诊断的基础之上。这样不仅可以减少漂白治疗的副作用，并且可以对治疗结果进行专业监测。

制订漂白计划时，一定要考虑到10%过氧化脲托盘法是文献记载的最安全、最好的治疗方法[14]。最近的研究表明，一个治疗周期后，低浓度过氧化脲与中等浓度漂白凝胶（16%）的治疗效果相似。

牙医必须充分了解漂白技术以便为患者提供基于循证医学的选择[25-26]。

诊室漂白使用高浓度过氧化脲和过氧化氢，可以引起矿化组织和软组织的不良反应；它们的优点仅仅是所需的治疗时间短。应该告知患者低浓度产品配合托盘的方法可以获得更好的效果[14]。诊室漂白与后续的家庭漂白相结合是一种常用的漂白程序。

基于氧化或非氧化治疗的非处方产品，由于缺乏相关检查和专业的指导，

图8-20　a. 变色的中切
牙。 b. 全瓷冠。c. 术后
观。

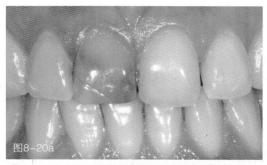

图8-20a

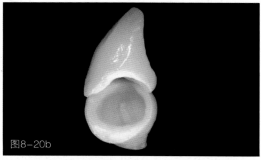

图8-20b

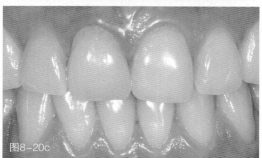

图8-20c

较难预测其效果和副作用。

　　另外，更多的病例需要漂白与修复方法同时使用。根据临床情况选择漂白方法：外漂白（牙医监测，诊室漂白）或内漂白。严重的变色不能通过单纯漂白解决时，需要进行复合树脂或瓷修复。

　　关于瓷贴面和瓷冠修复，应该正确选择瓷材料的通透性，以避免透出较暗的底层。在治疗重点为改变颜色的病例中，第一要务是遮盖牙齿变色，通常是利用遮色层或基底冠来遮色（图8-20a ~ c）。这些内容将在第九章详细阐述。

（冯朝华　楚小玉）

参考文献

[1] Goldstein RE. Esthetics in Dentistry, vol 1, ed 2. Hamilton: BC Decker, 1998.

[2] Dudea D, Badea M, Sava S, Manole M. Tratamentul discromiilor dentare prin procedee oxidative. Clujul Medical 2004;2:358–365.

[3] Watts A, Addy M. Tooth discoloration and staining: A review of the literature. Br Dent J 2001;190:309–316.

[4] Nathoo SA. The chemistry and mechanisms of extrinsic and intrinsic discoloration. J Am Dent Assoc 1997;128(suppl):6S–10S.

[5] Joiner A. The bleaching of teeth. A review of the literature. J Dent 2006;34:412–419.

[6] Proctor GB, Pramanik R, Carpenter GH, Rees GD. Salivary proteins interact with dietary constituents to modulate tooth staining. J Dent Res 2005;84:73–78.

[7] Lindhe J. Textbook of Clinical Periodontology, ed 2. Copenhagen: Munksgaard, 1992.

[8] Addy M, Sharif N, Moran J. A non-staining chlorhexidine mouthwash? Probably not: A study in vitro. Int J Dent Hygiene 2005;3:59–63.

[9] Claydon NCA, Addy M, Adams G, et al. A comparison of two chlorhexidine gel brushing regimens and a conventional toothpaste brushing regimen for the development of tooth staining over a 6-week period. Int J Dent Hygiene 2006;4:183–188.

[10] West NX, Addy M, Macdonald E, Chapman A, Davies M, Moran J, Claydon N. A randomised crossover trial to compare the potential of stannous fluoride and essential oil mouth rinses to induce tooth and tongue staining. Clin Oral Invest 2012:16:821–882.

[11] Greenwall L. Bleaching Techniques in Restorative Dentistry. London: Martin Dunitz, 2001.

[12] Sheen S, Banfield N, Addy M. The effect of unstimulated and stimulated whole saliva on extrinsic staining in vitro: A developmental method. J Dent 2002; 30:365–369.

[13] Touati B, Nathonson D, Miara P. Esthetic Dentistry and Ceramic Restoration. London: Martin Dunitz, 1999.

[14] Hilton TJ, Ferracane JL, Broome J. Fundamentals of Operative Dentistry. A Contemporary approach, ed 4. Chicago: Quintessence, 2013.

[15] Paravina RD, Johnston WM, Powers JM. New shade guide for evaluation of tooth whitening: Colorimetric study. J Esthet Restor Dent 2007;19:276–283.

[16] Dale BG, Aschheim KW. Esthetic Dentistry. A Clinical Approach to Techniques and Materials. Philadelphia: Lea and Febiger, 1993.

[17] Joiner A. Whitening toothpastes: A review of the literature. J Dent 2010;38S:e17–e24.

[18] Bowles WH, Frzsh H, Baker FL, Browning J. Preliminary in vitro evaluation of tooth lightening prophylaxis paste. J Esthet Dent 1997;9:234–235.

[19] Collins LZ, Naeeni M, Platten SM. Instant tooth whitening from a silica toothpaste containing blue covarine. J Dent 2008;36(suppl 1):21–25.

[20] Sullieman M, Addy M, Mac Donald E, Rees JS. The effect of hydrogen peroxide concentration on the outcome of tooth whitening: An in vitro study. J Dent 2004; 32:295–299.

[21] Eimar H, Siciliano R, Abdallah MN, et al. Hydrogen peroxide whitens teeth by oxidizing the organic structure. J Dent 2012;40(suppl 2):e25–e33.

[22] Goldberg M, Grootveld M, Lynch E. Undesirable and adverse effects of tooth-whitening products: A review. Clin Oral Invest 2010;14:1–10.

[23] Ubaldini AML, Baesso ML, Neto AM, Sato F, Bento AC, Pascotto RC. Hydrogen peroxide diffusion dynamics in dental tissues. Dent Res 2013;92:661–665.

[24] Goldstein RE, Garber DA. Complete Dental Bleaching. Chicago: Quintessence, 1995.

[25] Meireles SS, Fontes ST, Coimbra LAA, Della Bonna A, Demarco FF. Effectiveness of different carbamide peroxide concentrations used for tooth bleaching: An in vitro study. J Appl Oral Sci 2012;20:186–191.

[26] Soares DG, Basso FG, Pontes ECV, Garcia LFR, Hebling J, de Souza Costa CA. Effective tooth-bleaching protocols capable of reducing H_2O_2 diffusion through enamel and dentine. J Dent 2014;42:351–358.

[27] De Vasconcelos AAM, Cunha AGG, Borges BCD, et al. Enamel properties after tooth bleaching with hydrogen/carbamide peroxides in association with a CPP-ACP paste. Acta Odontol Scand 2012;70:337–343.

[28] Deng M, Wen HL, Dong XL, et al. Effects of 45S5 bioglass on surface properties of dental enamel subjected to 35% hydrogen peroxide. Int J Oral Sci 2013;5:103–110.

[29] Haywood VB, Leonard RH, Nelson CF, Brunson WD. Effectiveness, side effects and long-term status of nightguard vital bleaching. J Am Dent Assoc 1994;125:1219–1226.

[30] Heymann HO, Swift EJ, Bayne SC. Clinical evaluation of two carbamide peroxide tooth-whitening agents. Compend Contin Educ Dent 1998;19:359–362.

[31] Nash RW. In-office bleaching system for quick esthetic change. Compend Contin Educ Dent 1999;20:986–990.

[32] Buchalla W, Attin T. External bleaching therapy with activation by heat, light or laser: A systematic review. Dent Mater 2007;23:586–596.

[33] Anaraki SN, Shahabi S, Chiniforush N, Nokhbatolfoghahaei H, Assadian H, Yousefi B. Evaluation of the effects of conventional versus laser bleaching techniques on enamel microroughness. Lasers Med Sci, 2014, DOI: 10.1007/s10103-014-1523-6.

[34] Dudea D, Florea A, Mihu C, Campianu R, Nicola C, Benga GH. The use of scanning electron microscopy in evaluating the effect of a bleaching agent on the enamel surface. Rom J Morphol Embry 2009;50:435–440.

[35] Basting RT, Junior R, Serra MC. The effect of 10% carbamide peroxide bleaching materials on microhardness of

sound and demineralized enamel and dentin in situ. Oper Dent 2001;26:531–539.

[36] Kelleher MGD, Roe FJC. The safety-in-use of 10% carbamide peroxide (Opalescence) for bleaching teeth under the supervision of a dentist. Brit Dent J 1999;187:190–199.

[37] de Freitas PM, Basting RT, Rodrigues JA, Serra MC. Effects of two 10% peroxide carbamide bleaching agents on dentin microhardness at different time intervals. Quintessence Int 2002;33:370–375.

[38] White DJ, Featherstone JD. A longitudinal microhardness analyses of fluoride dentifrice effects on lesion progression in vitro. Caries Res 1987;21:502–512.

[39] Lewinstein I, Fuhrer N, Churaru N, Cardash H. Effect of different peroxide bleaching regimens and subsequent fluoridation on the hardness of human enamel and dentin. J Prosthet Dent 2004;92:337–342.

[40] Justino LM, Tames D.

In situ and in vitro effects of bleaching with carbamide peroxide on human enamel. Oper Dent 2004;29:219–225.

[41] Joiner A. Review of the effects of peroxide on enamel and dentine properties. J Dent 2007;35:889–896.

[42] Pinheiro Junior EC, Fidel RA, Cruz Filho AM, Silva RG, Pecora JD. In vitro action of various carbamide peroxide gel bleaching agents on the microhardness of human enamel. Braz Dent J 1996;7:75–79.

[43] Cavalli V, Arrais CAG, Giannini M, Ambrosano GMB. High-concentrated carbamide peroxide bleaching agents effects on enamel surface. J Oral Rehab 2004;31:155–159.

[44] Clark DM, Hintz J. Case report: In-office tooth whitening procedure with 35% carbamide peroxide evaluated by the Minolta CR-321 Chroma Meter. J Esthet Dent 1998;10:37–42.

[45] Cakir FY, Korkmaz Y, Firat E, Oztas SS, Gurgan S. Chemical analysis of enamel and

dentin following the application of three different at-home bleaching systems. Oper Dent 2011;36:529–536.

[46] Severcan F, Gokduman K, Dogan A, Bolay S, Gokalp S. Effects of in-office and at-home bleaching on human enamel and dentin: An in vitro application of Fourier transform infrared study. Appl Spectrosc 2008;62:1274–1279.

[47] Tschoppe P, Neumann K, Mueller J, Kielbassa AM. Effect of fluoridated bleaching gels on remineralization of predemineralized bovine enamel in vitro. J Dent 2009;37:156–162.

[48] Jorgensen RG, Carroll WB. Incidence of tooth sensitivity after home whitening treatment. J Am Dent Assoc 2002;133:1076–1082.

[49] Li Y. The safety of peroxide-containing at-home tooth whiteners. Compend Contin Educ Dent 2003;24:384–389.

[50] Powers JM, Sakaguchi RL. Craig's Restorative Dental Materials, ed 12. St Louis: Mosby Elsevier, 2006.

[51] Caviedes-Bucheli J, Ariza-Garcia G, Restrepo-Mendez S, Rios-Osorio N, Lombana N, Munoz HR. The effect of tooth bleaching on substance P expression in human dental pulp. J Endod 2008;34:1462–1465.

[52] Bonafe E, Bacovis CL, Iensen S, Loguercio AD, Alessandra Reis, Kossatz S. Tooth sensitivity and efficacy of in-office bleaching in restored teeth. J Dent 2013;41:363–369.

[53] Schmalz G, Arenholt-Bindslev D. Biocompatibility of Dental Materials. Berlin: Springer, 2009.

[54] Dahl J, Pallesen V. Tooth bleaching: A critical reviewing of the biological aspects. Crit Rev Oral Biol Med 2003;14:292–304.

[55] Leonard RH Jr, Garland GE. Safety issues when using a 16% carbamide peroxide whitening solution. J Esthet Restor Dent 2002;14:358–367.

[56] Goldstein RE. Esthetics in Dentistry, vol 2, ed 2. Hamilton: BC Decker, 2002.

8.2　死髓牙变色
NON-VITAL TOOTH DISCOLORATION

牙齿变色的特征与变色病因、牙齿表面外观、变色的位置、严重性及牙体组织的亲和力有关[1]。牙釉质、牙本质或牙髓结构中的任何变化都可能会导致与透光性有关的牙齿光学属性的改变。牙齿变色的病因学分类包括外源性变色、内源性变色和两种原因同时存在的变色[2]。

从发病机制的角度看，死髓牙变色是局部原因导致的内源性变色，是由牙体病理性改变或根管治疗所导致[3]：

- 髓腔内出血。
- 牙髓坏死。
- 牙根吸收。
- 牙髓摘除术时残留的牙髓碎片。
- 根管填塞材料。
- 根管充填材料。

8.2.1　牙齿变色的病因学分类

8.2.1.1　髓腔内出血导致的变色

严重的冠部创伤可以导致牙髓血管的破裂而诱发髓腔内出血。血液成分渗入牙本质小管导致相邻牙本质变色，随后很快会导致部分或全部牙冠呈现暂时性的粉红色。血红细胞溶血引起血红素的释放。血红素是一种化合物，由一个称作卟啉环的有机杂环组成，卟啉环的中心含有一个铁离子。血红素是血红蛋白的一种成分，而血红蛋白又存在于红细胞中。血红素一旦释放，就会与坏死牙髓组织中的成分相结合并释放铁。铁离子可以与细菌产生的硫酸盐发生反应，形成黑色的硫酸铁，硫酸铁可以穿透牙本质小管，导致牙齿变为灰色[4]。

应当指出的是，只有细菌活动产生的化学产物存在时，比如腐败条件下的牙髓坏死（例如牙髓坏疽），卟啉环才能释放出铁离子。

8.2.1.2　牙髓坏疽引起的变色

在牙髓坏疽的病例中，牙髓组织发酵和腐败过程中所产生的代谢产物可以穿透牙本质小管，导致牙齿变色，变色的程度与牙髓坏疽的持续时间成正比[5]。

8.2.1.3　牙根吸收导致的牙齿变色

牙根吸收可能会表现为在釉牙骨质界（CEJ）区域出现临床可见的粉红色区域。所谓的特发的多发性牙根颈部吸收（MICRR）可能会导致相似的变色特征，年轻女性发病率较高，临床及影像学检查均可诊断[6]。既可以发生在活髓牙，也可以发生在死髓牙，可能会一直进展到累及整个颈部区域，也可能会自发地停止吸收[7]。

8.2.1.4 根管治疗后残余的牙髓造成的变色

髓室中残留的牙髓碎片可能导致牙齿变色，机制与髓腔内出血相同。牙髓组织的残留可能是由于开髓洞型不正确造成的。

8.2.1.5 根管治疗材料引起的变色

根管治疗后残留在牙髓腔中的根管封闭剂、根管充填材料和根管治疗药物直接而永久地接触牙髓腔的牙本质壁。牙本质逐渐被浸染，可能会导致长期的牙齿变色，常常累及整个冠部[8-9]。美白治疗的预后取决于所使用的根管治疗材料的类型以及它们与牙本质接触时间的长短。

8.2.1.6 修复材料引起的牙齿变色

旧的复合树脂修复体的边缘微渗漏可以导致最初位于此区域的变色，变色范围可能会随时间逐渐扩展。银汞合金修复体的存在常常会导致牙体组织暗灰色的改变，这是由于氧化过程诱发了金属离子的释放。使用固位钉时也会出现同样的变色。

8.2.2 死髓牙漂白方法

用于治疗牙齿变色的特殊美白材料是氧化剂类材料。氧化剂作用于牙体硬组织有机成分中的黑色大分子上，使大分子慢慢地分解成颜色较淡的小分子的化合物。以这种方式发生的氧化-降解反应被称为氧化还原反应[10]。

用于治疗死髓牙变色的漂白剂是过氧化氢、过氧化脲和过硼酸钠。不管是有机还是无机过氧化物，都是强氧化剂。通过氢离子与金属（无机过氧化物）或有机基团（有机过氧化物）的置换，过氧化氢分解产生羟基自由基。过氧化氢是活性物质，直接存在于漂白材料中，或是由过氧化脲或过硼酸钠分解产生[10]。

过硼酸钠（图8-21）是治疗死髓牙变色的一种漂白剂。过硼酸钠是一种白色的粉末，在干燥的环境中稳定，存在水、酸或热空气的条件下容易分解成偏硼酸钠、过氧化氢和氧[10]。

死髓牙漂白治疗之前，需要对根管治疗进行非常仔细的评估。为了避免牙根颈部外吸收等副作用，严密的根管三维充填是非常有必要的。牙颈部的外吸收可能会出现在漂白治疗完成后的一段时间内。

死髓牙的漂白治疗需要内漂白技术（walking bleach technique）及内外漂白技术的同时应用。由于牙颈部外吸收的风险较大，热催化的方法已经不再使用。

8.2.2.1　内漂白技术

内漂白技术是一种死髓牙内部（髓腔内）美白技术。首先，对根管治疗质量进行影像学评价，如果根管治疗不完善，在美白程序开始之前必须进行根管的再治疗。

与活髓牙漂白相同，首先评估牙齿的颜色，拍摄初始状态牙齿和对应比色板的照片。放置橡皮障、去除开髓洞型内的充填体及髓腔中所有的修复材料（修复体、洞衬、封闭剂或根管充填材料的残余），根充材料去除至距离CEJ 2mm的部位。

玻璃离子水门汀覆盖根管口，厚度至少是2mm，冠方高度与牙龈上皮附着一致。形成的冠部屏障必须足够厚以避免漂白材料沿牙本质小管渗透，防止发生牙颈部（根）外吸收。

过硼酸钠和蒸馏水或生理盐水即时混合，直到获得均匀一致的湿沙状。过硼酸钠和过氧化氢的混合物具有更快的漂白效果，但长期的效果是相似的，对这种情况下牙根吸收风险的增加情况尚无评价。把混合物放置在髓腔中，使用干燥的棉球吸去过量的液体，并把混合物挤压（最好是用塑料的工具）到髓室空隙中，去除多余的材料，留出至少2mm后的冠部暂封材料空间。放置能起封闭作用的冠部暂封材料，暂封材料直接与过硼酸钠混合物接触，最好是使用足够厚度（最低2mm）的玻璃离子水门汀暂封。

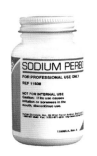

图8-21

图8-21　过硼酸钠粉（瓶）。

7天后患者复诊，评价治疗效果。7天被认为是最佳的时间周期。如果效果令人满意，第一个治疗周期后就可以去除全部暂封材料和髓腔中的过硼酸钠，进行永久修复。

如果漂白效果不够，之前的所有程序可以重复进行，7天后患者再次复诊。此治疗过程重复次数不应超过3次，否则牙根吸收的风险会大大增加。

最后，在术野隔离下去除冠部暂封材及漂白剂。复合树脂材料作为冠部永久修复材料，覆盖在第一次治疗时放置在根管口的玻璃离子水门汀材料上。

漂白治疗后，每隔6~12个月，应该检查患牙的变化，包括放射线检查。大多数的颈部吸收发生在治疗后6~12个月，临床随访应至少持续2年的时间。

优势

·此技术见效较快，只需一个或两个疗程就够了。

·患者舒适，有正常的咀嚼功能，因为在治疗期间使用GIC密封了髓腔。

·无须佩戴托盘。

缺点

·有颈部吸收的风险。

·有时变色最突出的牙颈部其美白改变常常较小，这是由于放置了玻璃离子屏障预防颈部吸收的缘故。

也可以使用35%～40%过氧化氢凝胶（图8-22），术野隔离后于髓腔内使用，按上述方法进行漂白前准备。

颈部吸收的机制尚不完全清楚。推测是氧化剂渗入颈部的牙本质小管，诱导牙骨质坏死、牙周膜炎症并最终导致颈部吸收。

8.2.2.2 内、外部漂白同时进行的技术

直到放置2mm厚的玻璃离子水门汀封闭根管材料这一步骤，内外同时漂白技术与内漂白技术的准备步骤都是相同的。

然后分别把过氧化氢美白凝胶放置在髓腔内和牙面颊侧（图8-23）。如果美白物质是自激活的，按制造商推荐的时间放置即可（图8-24）。

改良的方法是制作乙烯基托盘，托盘的制作参照活髓牙美白，在变色死髓牙对应的颊侧面制备储药池（图8-25）。

图8-22 Oplescence Endo.（35%过氧化氢凝胶，死髓牙漂白剂，美国皓齿公司）。

图8-23 Oplescence Boost（诊室美白剂，美国皓齿公司）。

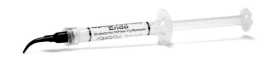

图8-22

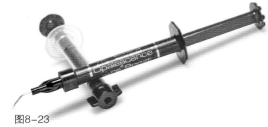

图8-23

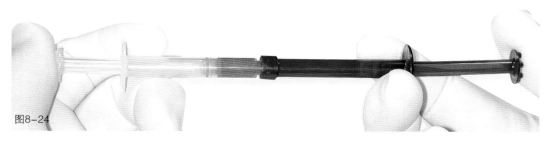

图8-24　Opalescence Boost美白剂与催化剂互推自活化。

在诊室完成放置玻璃离子水门汀屏障后，患者可以在家中通过佩戴牙医提供的托盘使用10%、15%或20%过氧化脲漂白凝胶。此种方法允许髓腔开放数日。佩戴托盘期间，凝胶同时存在于髓腔和牙齿颊侧表面上。此方法最初在诊室内治疗，然后以活髓变色牙漂白的方式继续在家中佩戴托盘（家庭漂白）。

数日后，根据漂白效果，按照内漂白技术的程序在诊室继续治疗。

这种改良方法的优点是，由于内漂白和外漂白同时进行，尽管使用的是侵袭性较小漂白材料，但是仍然很有效。此外，这种方法减少了牙颈部吸收的风险。

现行的各种漂白方法可以相互配合使用，同时，漂白也可以与其他方法联合使用：釉质微研磨或修复技术，如直接复合树脂贴面或瓷贴面。

一般情况下，当必须继续使用其他方法治疗牙齿变色时，至少要在美白治疗后2周（甚至一些作者认为是1个月）再开始实施，原因有两个：

· 漂白治疗结束数天后，最终颜色

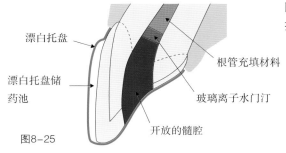

图8-25　带有颊侧储药池的托盘。

漂白托盘

漂白托盘储药池

根管充填材料

玻璃离子水门汀

开放的髓腔

图8-25

图8-26　a. 11死髓牙术前观。b. 11死髓牙漂白术后观。

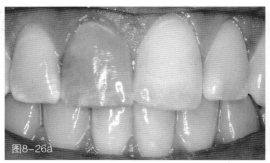
图8-26a

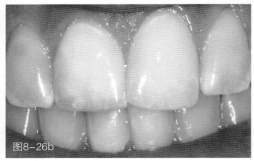
图8-26b

才能稳定，往往会比治疗结束即刻的颜色稍暗；漂白中脱水的牙体组织再次吸收水分，牙体组织的含水量也会影响颜色。

·残留在牙体组织中的过氧化氢妨碍美学修复体或瓷贴面中树脂水门汀的有效粘接。

漂白治疗对已经存在的美学修复体无效。修复体的颜色相对于漂白治疗后牙齿颜色会显得太暗。因此，参照漂白后新的牙齿颜色参数更换旧的修复体就变得十分必要。

通过各种技术相结合，多数死髓变色牙可以获得良好的漂白效果（图8-26）。

（冯朝华　楚小玉）

参考文献

[1] Dahl JE, Pallesen U. Tooth bleaching: A critical review of the biological aspects. Crit Rev Oral Biol Med 2003;14:292–304.

[2] Hattab FN, Qudeimat MA, al-Rimawi HS. Dental discoloration: An overview. J Esthet Dent 1999;11:291–310.

[3] Joiner A. Tooth colour: A review of the literature. J Dent 2004;32:3–12.

[4] Plotino G, Buono L, Grande NM, Pameijer CH, Somma F. Nonvital tooth bleaching: A review of the literature and clinical procedures. J Endod 2008;34:394–407.

[5] Attin T, Paque F, Ajam F, Lennon AM. Review of the current status of tooth whitening with the walking bleach technique. Int Endod J 2003;36:313–329.

[6] Macdonald-Jankowski D. Multiple idiopathic cervical root resorption most frequently seen in younger females. Evid Based Dent 2005;6:20.

[7] Yu VS, Messer HH, Tan KB. Multiple idiopathic cervical resorption: Case report and discussion of management options. Int Endod J 2011;44:77–85.

[8] Davis MC, Walton RE, Rivera EM. Sealer distribution in coronal dentin. J Endod 2002;28:464–466.

[9] Watts A, Addy M. Tooth discoloration and staining: A review of the literature. Br Dent J 2001;190:309–316.

[10] Rotstein I, Yiming L. Tooth discoloration and bleaching. In: Ingle JI, Bakland LK, Baumgartner JC. Ingle's Endodontics, ed 6. Hamilton: BC Decker, 2008:1383–1399.

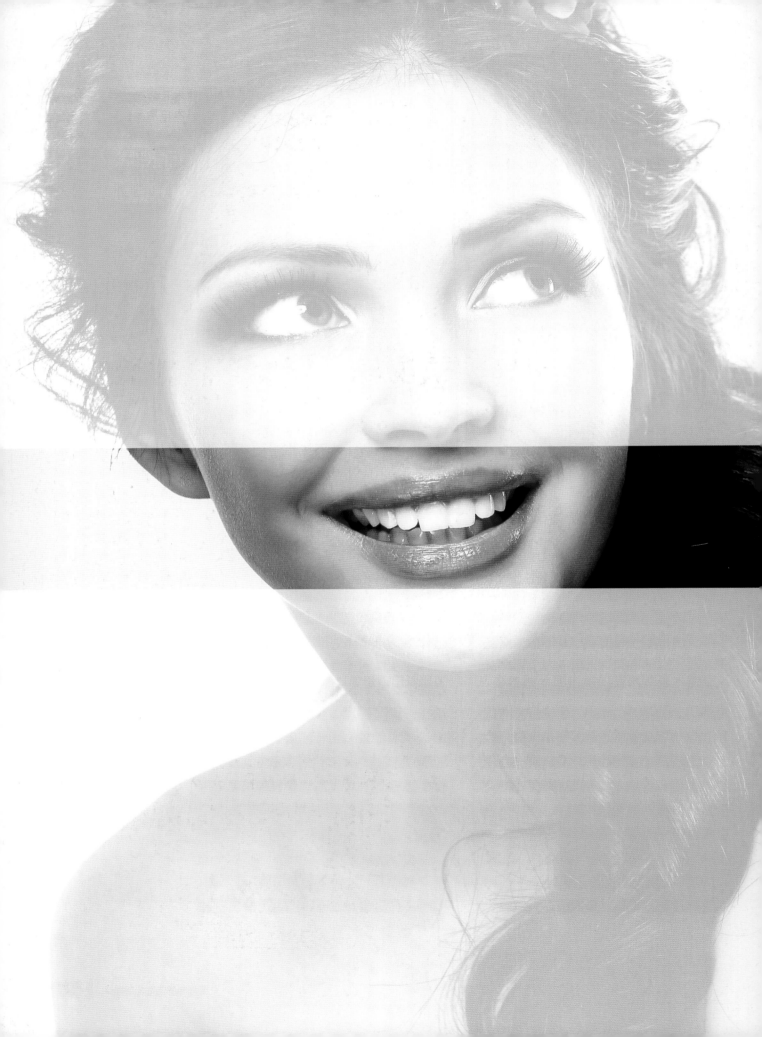

(9.1) CONSTANTIN VÂRLAN, BOGDAN DIMITRIU, IONUȚ BRÂNZAN
(9.2) CAMELIA ALB, FLORIN ALB, IONUȚ BRÂNZAN
(9.3/9.4) SMARANDA BUDURU, RAREȘ BUDURU

第九章
Chapter IX

前牙美学修复
ESTHETIC RESTORATION OF ANTERIOR TEETH

9.1 直接修复
DIRECT RESTORATIONS

复合树脂直接粘接修复技术是一种非常好的前牙微创美学修复方式。大部分病例可在椅旁一次就诊完成，无须口腔技工室的参与。复合树脂直接粘接修复技术用于前牙美学修复的适应证包括下列临床情况：

· 牙体硬组织不可逆性改变。

· 牙体硬组织缺损。

· 龋病（活髓牙简单龋）。

· 非龋性疾病。

· 磨损（例如磨耗 / 磨损 / 楔状缺损 / 牙酸蚀症）。

· 牙外伤（冠折，同时牙髓没有出现不可复性改变）。

· 釉质 / 牙本质发育不良[2-3,5,10]。

变色牙（由不同病因引起的）也可以通过直接复合树脂贴面技术进行美学修复。此外，在保证正常功能的前提下，还可以对排除上述疾病的健康牙体的冠部形态（形状、大小、位置）进行改形修复[6-8,10]。

9.1.1 修复材料

预期美学效果的实现与适应证和具体技术的正确选择，以及使用正确的直接粘接修复材料密切相关。为了达到这个目的，复合树脂的物理化学性质就显得非常重要[1,4]，尤其是光学特性（多色度、不透光性 / 透明度、颜色稳定性）、良好的临床可操作性能以及最终修形和抛光性能。而复合树脂的充填技术也必须能够便于修整修复体，形成适宜的外形和尺寸，还要能够有选择性地堆塑和再现天然牙齿的自然色泽[2-3,5-10]。这也是为什么目前所使用的技术主要是基于各种形式的复合树脂分层技术[5-8,10]。

在直接粘接修复技术中牙釉质和牙本质粘接系统是决定这些修复体最终结果的部分。对于各种牙体组织和材料，粘接系统目前的发展和多样性能提供很高粘接力、较强的抗折性和耐磨性，和理想的边缘封闭，从而延长修复体的寿命[7,10]。

临床可用的第一类复合树脂为大颗粒填料型复合树脂。其填料含量高，填料颗粒形状不规则，粒径不一且粒度分布不均。虽然有较强的机械性能，但其光学性能表现欠佳，即使打磨抛光也不易获得光滑的表面，降低了复合树脂的美观性能。因此，大颗粒填料型复合树脂不建议用作美学修复[1,4,10]。

从美学角度考虑，为了再现釉质的物理光学特征和表面生物学特征，微填料复合树脂是表现最好的复合树脂，可用于前牙直接修复。这类复合树脂所含填料较为致密，为粒径均匀分布、大小均一的球形颗粒，在常规使用情况下既能拥有较好的耐磨性（特别是磨损／酸蚀），同时又可使修复体表面维持长期良好的抛光效果[1,4]。因此，微填料复合树脂修复体表面不易形成菌斑，能够得到有效清洁。在光学特性方面，微填料复合树脂的光反射和折射性质与牙釉质极其相似。这就保证了微填料复合树脂经过充填、磨改修形、抛光后能够最大限度重现牙体表面的细微纹理，获得光反射与折射效果、颜色密度以及半透明性，从而赋予修复体生动自然的美学外观。不仅可在术后即刻和短期内达到美学效果，而且可以长期维持[6,8,10]。

微填料复合树脂的主要问题是修复体抗折性和耐磨性（尤其是磨耗）差，在较大的殆力下会加大修复体的表面应力，增加修复体折断和磨损风险，限制了其在高殆力区的应用[2-3,7,10]。

为了解决这个问题而研究出来的第一种复合树脂材料是微混合填料复合树脂（具有较好的抗机械应力能力）。微混合填料型复合树脂具有高抗压性和抗折性，但美学性能上不如微填料和纳米填料复合树脂。其填料颗粒中小颗粒粒径为0.4～0.7μm；大颗粒粒径达到35μm，使得材料具有良好的机械性能和操作性能。然而，微混合填料型复合树脂表面修整抛光后术后即刻和短期之内都难以获得接近天然牙釉质的质地和光泽，尤其是长期效果欠佳[1,4,10]。因此，微混合填料型与传统大颗粒填料型复合树脂的最终美学效果，都不能达到微填料型或纳米填料复合树脂的水平。而微混合填料型与大颗粒填料型树脂机械强度较高、不透明性增加，这些特点在前牙分层修复技术时极为有用，可用于牙本质层的修复（作为釉质树脂的内层），常见于遮盖深色或变色牙本质[6,8,10]。

（基于纳米技术的）纳米填料复合树脂是最近临床常用的直接美学修复材料。在一般临床情形下，特别是美学要求不是特别高的情况下都可以用这种树脂。作为目前临床常规应用的通用型修复材料具有以下优势：

·良好的操作性能。

·低聚合收缩率。

·较高的抗折裂强度。

·颜色和半透明性接近天然牙，具有良好的光学特性。

·最终抛光效果良好，能够重现牙釉质的表面纹理。

除上述这些优点以外，纳米填料复合树脂也可以在充填修复时用作微填料型复合树脂的底层树脂，再现活髓牙的半透明外观。然而，相较于微填料型复合树脂，纳米填料复合树脂最终的表面特征不仅不能与牙釉质表面接近一致或极其相似，也不能完美模拟天然牙生动自然的美学效果[6,8,10]。

综上所述，前牙直接美学修复的材料选择如下：微混合填料（microhybrid）复合树脂与牙本质的性能最为接近（物理机械强度、颜色、不透明性），最适于修复牙本质层。纳米填料（nanofill）复合树脂（基于纳米技术）和纳米混合填料（nanohybrid）中，复合树脂是最常用的通用型复合树脂，适用于临床大多数情况（高于一般的审美要求）。微填料型（microfill）复合树脂可以极为出色地重现牙釉质自然特征（表面纹理与光泽、半透明性、光的反射和折射效果），因此是釉质层的美学修复最佳选择。以上均有文献理论和临床实践数据支持，据此得出结论是，大多数情况应采用分层充填技术进行树脂直接粘接修复。分层充填技术用最佳的方式分别恢复不同牙体硬组织的结构和功能，从而使修复体获得最佳的强度和美学外观，并延长使用寿命[2-3,5-8,10]。

9.1.2　辅助成分：遮色剂和染色剂

遮色剂和 / 或染色剂的使用是一个非常重要的方面，可以直接提高前牙复合树脂直接美学修复的最终效果[8,10]。不幸的是其作用常被低估甚至忽视，因而在目前临床实践中应用不足——这主要是由于操作者对遮色剂和染色剂的优势了解较少或不充分导致的。

遮色剂用来减弱或完全遮盖预备体变色区颜色（通常指深色），或消除复合树脂中不利于美学的光折射区。为了达到"隐藏"修复体，逼真再现牙齿的"天然"色泽的效果，通常需要联合使用一系列多种颜色的遮色剂[10]。

染色剂可根据需要增加切端半透明性或牙颈部（龈方）的基础色和 / 或提高修复材料的饱和度（含色成分）。为了达到这种效果，染色剂应该是半透明的（区别于遮色剂），使折射光线穿过染色剂层并"传播"增强的颜色至覆盖的复合树脂层。

由于染色剂增强了透光性，微填料复合树脂可以提供最好的半透明性，使修复体再现天然牙由内而外的自然色泽。

由于微填料复合树脂能够提高最终的美学效果，被认为是前牙直接修复中釉质层的首选树脂[10]。

综上，前牙直接美学修复的最佳解决方案，是联合地、按一定序列地使用多种组分。微混合型（microhybrid）、纳米填料型（nanofill）、纳米混合型（nanohybrid）或微填料型（microfill）复合材料具有与其组成和色板（比色系统）一致的各种色调；而且，除了遮色剂和染色剂之外，每种树脂颜色也都有不同强度的色彩[5-6,8,10]。

理想情况下，所有这些组成部分（包括所使用的粘接系统）在材料组成成分和结构、物理和化学性质、技术工艺以及工作模式（包括最佳操作模式）上应该是完全兼容的。

9.1.3　临床适应证

前牙复合树脂直接粘接修复技术目前得到广泛的应用。适应证广泛，既包括常规的Ⅲ类、Ⅳ类和Ⅴ类龋洞，也包括因磨损、外伤或发育不良导致的单个或多个（包括复杂型、广泛型）切端 / 邻面 / 唇面缺损。还有一种情况，树脂直接粘接贴面修复技术能够治疗多种原因引起的牙齿变色。作为口腔颌面部美学重建的一部分，前牙复合树脂直接粘接修复技术可以参与到口腔美学唇侧外观设计中（微笑重建／设计）[5-10]，无上述病损的完整牙齿也可以通过这项技术进行冠部改形，例如改善牙间隙、纠正过小牙和其他牙齿形状异常或改善牙齿排列或位置。

在某些情况下，复合树脂直接粘接修复适应证还有值得讨论的地方，这与医师的专业技能，以及使用某种特定复合树脂材料和特定充填技术的经验相关。抛开上述例外不谈，有一种观点认为，直接粘接修复技术难以掌握，而且修复体难以达到足够长的寿命，所以不适宜被推广应用。这种观点是错误的。如果严格执行修复步骤，遵守临床和技术适应证，复合树脂直接粘接美学修复（包括广泛型、复杂型的修复）能保持至少8~10年的质量和寿命。文献记录和报告表明，这一时间甚至可以延伸至15年甚至20年，并在不断增加[5-8,10]。

一些经验丰富的临床医师有这样的观点：复合树脂直接粘接美学修复辛苦费力，技术严格，涉及多个复杂步骤，其中有些步骤技术要求近乎苛刻，而且，这项技术临床操作时间较长，增加了医师的压力，同时失败风险也升高。实际上，前牙直接粘接修复技术具有显著的优势，上述观点并不是重要的或决定性的。这项技术的优势主要有以下几点[8,10]：

·可以尽量减少牙体预备（某些情况下部分修复体可以做到不需任何牙体预备），避免牙体硬组织的额外（有时是过度的）损失，有助于患者的舒适体验，并能减少甚至无须局部麻醉。

·牙釉质和牙本质的粘接（如果操作正确有效）保证了修复体的固位和边缘完整性，可防止微渗漏和继发龋产生。

·不需要临时修复体。

·患者可经一次治疗完成修复并获得最终的美学效果。

·牙医完全掌控最终美学效果的实现，并在治疗过程中可与患者随时沟通。

·修复体的修改、调整或修理都更加快捷，与其他修复方式相比效果更好、更省时。

因此，基于目前的材料和技术，前牙树脂直接粘接修复可以在椅旁一次就诊完成美学修复，并且修复体寿命长。另外，这项技术也符合微创原则[8,10]。

9.1.4 前牙复合树脂直接粘接修复的牙体预备要点

前牙牙体预备的特点由树脂与牙釉质牙本质的粘接性能决定。在临床上包括缺损的位置、面积大小和深度[6,8]。

对于Ⅲ类洞和Ⅳ类洞，局限于牙釉质深度的较小和中等大小缺损，需要将粘接洞型（去除所有变性牙体硬组织后，除了常规凹形洞壁以外）边缘修整圆滑，并沿洞缘制备最大宽度0.5mm的釉质斜面。如果涉及切角缺损，斜面的形状、大小和形态应根据美学要求调整，并扩大修复范围：扩展制备宽度不少于1mm的釉质斜面。牙釉质的粘接表面越大，修复体的固位强度越高[6]。

为了隐藏颊面修复体的轮廓，可再将斜面的边缘轻轻抛光，这样就可以形成连续的、无明确界限的、与正常牙齿表面移行的界面。开始预备Ⅲ类洞时，常常为了获得更好的美学效果而避免累及颊面和破坏颊面边缘嵴；但在大范围缺损的修复的情况下，很难在预备的时候不累及颊面。此时最适宜的解决方案是用小的火焰状车针制备精细的洞缘釉质斜面并抛光边缘。

Ⅴ类颊面洞牙体预备的洞缘斜面需要较小的斜度和宽度，尤其是形成从修复体到牙面的隐蔽的过渡时。对于酸蚀/磨损的缺损修复，边缘的终止线足够清晰，通常不需要牙体预备（图9-1~图9-6）[6,8]。

原则上，除了检查是否完全去除变性牙体硬组织外，还需要去除任何脆弱的或无支持的边缘悬釉，因为它会对牙釉质界面的粘接产生不利影响。另一方面，如果洞缘有薄层悬釉存在（在复合树脂充填后），光线通过不规则釉质边缘折射时会产生所谓的"棱镜效应"。折射光线将在树脂和牙体硬组织之间产生明显的界限[6]。

某些临床情况下树脂直接粘接修复不需牙体预备：最常见于直接贴面或牙齿改形修复（例如关闭牙间隙，或正畸治疗结束时）。与间接修复体或瓷贴面需要通过牙体预备获得一定厚度不同，直接复合树脂贴面技术对贴面厚度没有强制性要求，无须牙体预备[6,8]。

牙齿改形或变色牙的修复，可能需要选择性地预备颊侧和切端，进行冠部形态重塑，预备深度通常仅限于釉质层（"釉质堆塑"）[6]。

一种特殊的预备方式（"片切法"）通过牙间片切选择性减少邻面牙体组织。这个方法用于修复不对称分布的牙间隙时的临床情形。而当同名牙宽度不同，或前牙比例宽度不合适时，仅用这种"辅助方法"就可完成调整[6]。

扩展牙体预备对于异常排列、釉质发育不良或严重变色牙的修复来说是十分重要的。牙体预备步骤顺序首先从主要外部轮廓开始，然后是颊面的预备；树脂层的厚度范围为0.3~1mm，具体预备深度根据牙齿的缺损位置、形状或颜色而定[6,8]。

9.1.5 复合树脂分层充填——多形态分层技术

复合树脂对天然牙的颜色、半透明性和表面纹理的再现，取决于光线在修复体（从表面开始）内的传播，在牙体表面复合树脂层的传播。为了产生一种天然的三维效果，复合树脂应该具有与牙釉质和牙本质相同或非常相似的光学性质[2-3,6-8,10]。然而，考虑到微填料型复合树脂与天然牙釉柱具有不同的光折射率，釉质树脂层与天然釉质厚度一致时，将使修复体表面形成一个显著的灰色阴影（图9-7~图9-15）[6,8]。

所以，人工釉质树脂层应该为天然牙釉质厚度的一半左右，约0.5mm厚。与天然牙相比，牙本质树脂的体量比天然牙的牙本质更大，因此，前牙复合树脂修复多形态分层技术可描述为"以牙本质层修复为主"[6,8]。

为了达到与天然牙相似的光学外观，修复体颊侧、口内侧或邻面的所有

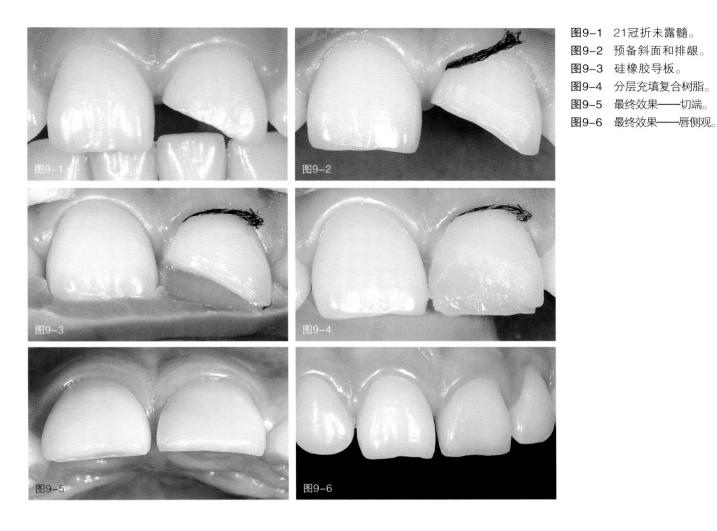

图9-1 21冠折未露髓。
图9-2 预备斜面和排龈。
图9-3 硅橡胶导板。
图9-4 分层充填复合树脂。
图9-5 最终效果——切端。
图9-6 最终效果——唇侧观。

图9-7 11、12旧充填体变色。

图9-8 放置橡皮障。

图9-9 窝洞预备。

图9-10 预备斜面的腭侧观。

图9-11 放置赛璐珞条和楔子。

图9-12 用15号刀片去除多余树脂。

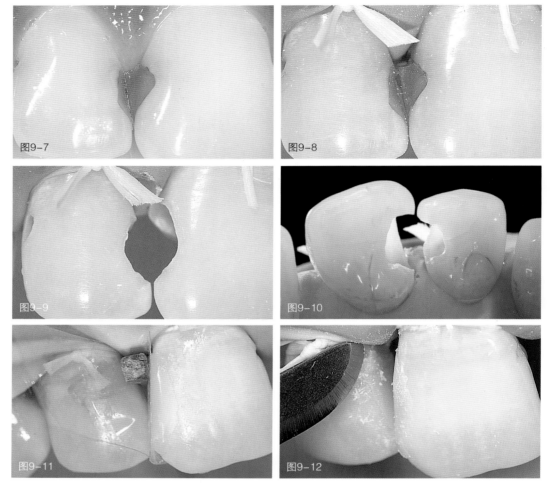

图9-7

图9-8

图9-9

图9-10

图9-11

图9-12

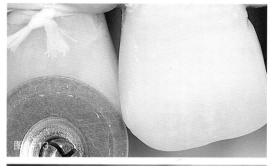

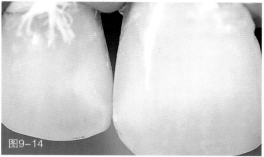

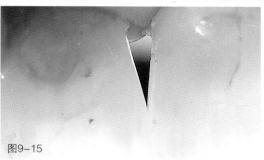

图9-13 磨改修形。
图9-14 修形抛光后最终
效果。
图9-15 最终效果的腭侧
观。

表面都应使用"釉质树脂"层。修复体
向天然牙釉质表面过渡时，基本色调
（不透明性增加）的牙本质树脂层必须
部分延伸至预备后的釉质斜面边缘，避
免产生过度的边缘半透明效果（所谓的
"光环效应"）。这一区域覆盖牙本质
树脂的牙釉质树脂层必须非常薄[6]。

这种分层技术的工作步骤通常如
下[6]：

· 根据牙体不同部位比色（色彩地
图）。

· 恢复牙本质层（多种色号的牙本
质复合树脂联合使用）。

· 使用遮色剂 / 染色剂（可选）。

· 确定牙釉质复合树脂的基本色
调。

· 牙釉质层的个性特征（可选）。

9.1.6 用于前牙直接美容修复的成型系统

根据临床情况以及需要恢复的冠部
形态和邻面接触区，可以使用几种类型
的成型系统辅助[2-3,5-8,10]：

· 透明成型片（与楔子一同使用）。

· 解剖形态的预成冠。

图9-16 a. 11，21，22 邻面洞型预备。b. 最终效果——唇侧观。c. 最终效果——前牙侧面像。

图9-17 a. 11切端折断。b. 最终效果。

图9-18 a. 11旧充填体变色。b～d. 修复步骤。e. 最终效果。

（图片由Dr Stefan Arion 提供）

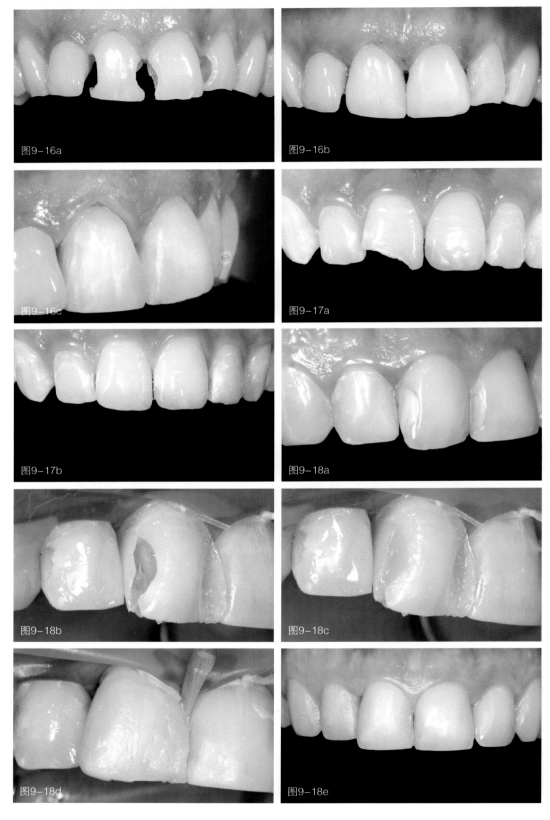

图9-16a

图9-16b

图9-16c

图9-17a

图9-17b

图9-18a

图9-18b

图9-18c

图9-18d

图9-18e

· 硅橡胶导板——由口内印模翻制。

· 特殊成型：颈部 / 邻面（个性化导板）。

需特别提及的是，越来越多的医师建议和使用邻面成型系统"隔开"前庭和其余口腔表面组织，这样可使分层充填和磨改修形时操作入路更加方便[6-8]。

大部分使用直接复合树脂粘接修复技术的作者建议，使用模板成型之外（其中邻面修复成型系统是必须使用的），冠部形态的手工雕刻是必不可少的。它具有创造性，并能提高最终美学结果的质量（图 9-16 ~ 图 9-18）[6-8,10]。

（田洪琰　穆海丽）

参考文献

[1] Powers JM, Sakaguchi RL. Craig's Restorative Dental Materials, ed 12. St Louis: Mosby Elsevier, 2006:189–212.

[2] Hilton TJ, Ferracane JL, Broome JC. Summit's Fundamentals of Operative Dentistry. A Contemporary Approach, ed 4. Chicago: Quintessence, 2013.

[3] Heymann HO, Swift Jr EJ, Ritter VA. Sturdevant's Art and Science of Operative Dentistry, ed 6. St Louis: Mosby Elsevier, 2013.

[4] O'Brien WJ. Dental Materials and their Selection, ed 4. Chicago: Quintessence, 2008.

[5] Brenna F, Breschi L, Cavalli G, et al. Restorative Dentistry: Treatment Procedures and Future Prospects. St Louis: Elsevier Mosby, 2009.

[6] Hugo B. Esthetics with Resin Composite. Basics and Techniques. Chicago: Quintessence, 2009.

[7] Mangani F, Putignano A, Cerutti A. Guidelines for Adhesive Dentistry. The Key to Success. Chicago: Quintessence, 2009.

[8] Terry DA, Leinfelder KF, Geller W. Aesthetic and Restorative Dentistry: Material Selection and Technique. Stillwater: Everest Publishing Media, 2011.

[9] Ricketts D, Bartlett D. Advanced Operative Dentistry: A Practical Approach. London: Churchill Livingstone, 2011.

[10] Freedman G. Contemporary Esthetic Dentistry. St Louis: Elsevier Mosby, 2012.

9.2 瓷贴面
PORCELAIN LAMINATE VENEERS

9.2.1 选择瓷贴面修复的动机

瓷贴面是目前美学牙科学里需求量最大的修复方式：在日常诊疗中，很多患者要求进行瓷贴面修复；口腔医师在不少临床情形下也会推荐贴面修复；制作瓷贴面的技师也在展示他们高水平的专业技术。这是一种非常容易选择的修复治疗，所有参与的患者、牙医和技师都会追求达到尽可能完美的微笑效果。21世纪，人们普遍认为美丽和迷人的外表与社会地位、专业程度和个人成功息息相关。社会和心理学研究显示，相比于外表普通的人，拥有美丽外表的人群能获得更高的薪酬，更容易被雇用，在法庭得到更令人满意的判决，在寻找伴侣上有更好的机会。面貌是整个外貌中最重要的一方面，笑容又是面貌的中心，这就是为什么人们会去注意笑容。

瓷贴面变得越来越流行，是因为它能满足以下重要的需求：

· 生物：对牙体组织创伤小，多数情况不需要预备龈下边缘。

· 功能：由于瓷材料的挠曲强度较低，虽然瓷贴面厚度极薄易折断，但是牙-贴面复合体的耐用性是非常好的。

· 美学：由于瓷优异的光学性能，瓷贴面能够很好再现天然牙的美学特征。

· 可靠性：随着时间的推移瓷贴面并不会发生染色[1]，效果稳定。

· 经济：最常用的瓷贴面（长石陶瓷和压铸陶瓷贴面）不需要技工室或口腔诊所的高投入，所以理论上任何具备相关知识的医师和掌握制作工艺的技师都能完成瓷贴面修复。

贴面修复始于1928年，第一副贴面是由Charles Pincus为一名好莱坞演员制作的丙烯酸树脂贴面，这位演员在拍摄电影时佩戴了几个小时。此后，Pincus开始进行不经过特别牙体预备的瓷贴面修复。就此引入了当代瓷贴面概念。如果没有1955年Buonocore发现的酸蚀粘接技术以及1973年Rochette发现的瓷材料表面酸蚀处理技术，就不会有现在贴面的应用。1983年Horn首次以唇侧瓷贴面的名称介绍瓷贴面[2]，Ronald Goldstein，Pascal Magne，Urs Belser，Galip Gürel，Eduard McLaren，Michel Magne，David Garber和Horn等作者在这一领域做了大量的临床和研究工作，发表了许多著作和文章。

Della Bona对1993—2008年的400篇文章进行综述，发现无论使用何种陶瓷系统，前牙区单牙瓷贴面修复的成功率超过90%[3-5]。还有针对特定种类的瓷贴面的多项研究报道：Fradeani报道83例Empress压铸陶瓷贴面6年的成功率为98.8%[6-7]，另一研究则报道12年成功率为91%[8-9]。

9.2.2 瓷贴面的临床适应证

在20世纪80年代引入瓷贴面的时期，由于陶瓷的物理性能不理想，它的临床适应证十分局限。如今，瓷贴面的适应证已经得到了极大地扩大，可用于多种临床病例：

· 轻度的错位畸形（旋转、舌倾）。

· 形状和大小异常（过小或锥形牙），釉质形成不良或成熟不良。

· 轻度或中度牙弓形状不良。

· 关闭牙间隙，生理或病理性磨耗。

· 前牙的切1/3和中1/3的冠折。

· 单颗牙变色（无牙髓活力）或广泛性变色，多见于抗生素治疗相关病例，这类病例通常对氧化物漂白治疗反应欠佳或在治疗后复发（图9-19a、b）[10]。

绝对禁忌证包括：

· Ⅲ类或Ⅳ类大面积充填体的死髓牙。

· 牙齿严重位置异常（重度旋转、倾斜、移位等）只能通过正畸治疗，而无法利用贴面纠正。

· 无法通过修复咬合重建来治疗的咬合异常。

相对禁忌证包括：

· 贴面无法遮盖的严重变色牙。

· 磨牙症（一些特定病例中）。

· 牙齿超过两个面有旧充填体。

· 重度釉质磨损，尤其是颊面磨损的牙齿[11-12]。

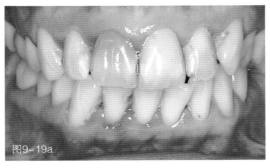

图9-19a

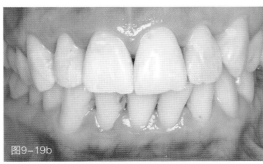

图9-19b

图9-19 a、b. 单颗牙内源性变色：临床使用死髓牙漂白剂（皓齿）治疗前后。虽然即刻效果很好，但是内部变色会在2~4年内复发。

9.2.3　病例选择和治疗计划

当选择了正确的适应证、制订好治疗计划后，诊室和技工室严格按标准完成细节处理和制作技术，瓷贴面修复可以获得长期稳定的治疗效果。然而经验最丰富的美容口腔医师也不能够保证100%的成功率。最常见失败的原因是临床适应证选择欠佳、病例分析不充分、口腔医师与患者和技师交流不充分。这就是为什么作者强烈建议任何美学病例治疗前都需要进行详细的准备工作：包括记录病历、与患者进行讨论以了解他们的期望、和专家队伍进行美学分析以及最后向患者详细介绍治疗计划。

美学修复的病历资料
病历应包含以下内容：
- 完整的医疗记录。
- 一份自我评价美学问卷。
- 一套完整的口内口外影像。
- 研究或诊断模型。
- 高精度的咬合关系记录。
- 将研究模型利用面弓转移上𬌗架。
- 全口X线片。
- 头颅侧位片和／或CT扫描（一些复杂病例）。

临床病例的美学分析
在对患者进行任何治疗之前应先完成临床病例的美学分析。针对一些复杂病例，我们需要组建一支包括以下专业领域专家的团队：正畸、牙周、口腔外科以及必不可少的一名或多名高水平修复技师。

美学分析应包括：牙齿比例，牙弓形态，牙龈条件，牙齿𬌗面形态，面部比例，咬合分析。以上检查内容在第二章详细介绍[1,10]。

通过以上分析，我们可以制订一份全面的带有完整病历资料的美学修复计划，并在患者第二次复诊时与其进行交流。就如Elliot Mechanic医师曾指出的，"我们的患者没有上过牙科学校"，所以单用语言很难向患者解释修复计划和美学程序。在多数病例中，医师需要通过增加其他现代的沟通方式准确地向患者传达信息，同时增强他们对治疗的接受度。

一般来说，当我们使用瓷贴面修复，改善患者的笑容时，我们是在提供一种治疗的选择。准确地说正因如此，在进行任何不可逆治疗前，比如对患者想要改变的患牙进行预备，与患者进行充分的沟通是非常必要的（在第四章详述）。我们强烈建议医师不要仅仅因为患者迫切地想要改变外观，在初诊时就进行牙体预备、取印模、灌模型、制作瓷贴面。这样做很可能在最终试戴或粘接修复体时陷入不愉快的境地，因为医师并没有完全了解患者的期望，或是患者没能亲眼看见修复所能达到的最终效果。

这就是为什么作者推荐在美学区域做任何改变，尤其是不可逆性修复时，都应使用最新的医师-患者-技师交流工具，以确保患者知晓初始的临床状态、病例的局限性、选择的材料以及最终效果，这些都能通过计算机软件或模型模

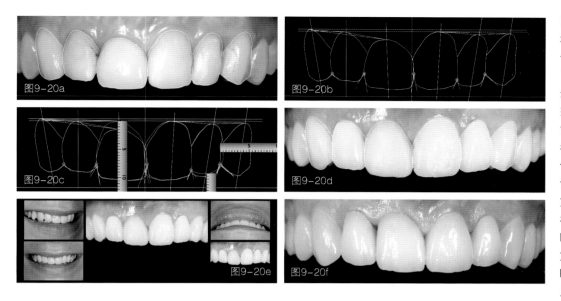

图9-20 a. 使用Digital Smile Design分析临床病例：使用颊侧影像分析牙弓形态，并进行上颌前牙外形轮廓线的描绘。b. 形态和初始分析，基于医师能够做出的修复改善与患者交流讨论。c. 为技师提供量化参考。d. 根据口内诊断饰面所形成的临时修复体外观。e. 在患者口内检查临时修复体确认最终DSD计划。f. 完成最终修复，4颗上前牙采用e.max Press全瓷冠修复，尖牙采用瓷贴面修复。（照片由Dan Lazǎr医师提供）

拟或直接、间接的口内诊断饰面的方式展现。

9.2.4 模拟最终修复效果

对任何口腔诊所来说，从时间及经济角度考虑最简单和容易接受的方法是利用计算机图像的可视化沟通，使用图像编辑软件（如Photoshop）或特殊软件［如Digital Smile Design（DSD）］进行最终效果的模拟（图9-20a～f）。

DSD是由Christian Coachman医师专利发明的一款非常现代和有趣的口腔数字图像分析软件，在过去几年里得到了广泛使用。从患者的原始图像和／或录像着手，DSD能够模拟患者最终修复后的牙齿和笑容。

另一种模拟修复效果的方法是直接在口内制作诊断饰面。医师使用光固化复合树脂直接在患者口内进行堆塑，向患者展示修复带来的改变。这种方法比较耗费时间，现在较少使用；即使使用也是在单颗或两颗前牙时，不用于复杂的全口病例。当修复冠折、模拟切端磨耗后延长牙冠、修复变色牙时，直接用口内诊断饰面是理想的选择，但不能用于唇倾牙内收或需要减小牙齿大小的病例。

诊断蜡型也是一种常用的方法，它需要技师在诊断模型上堆塑。使用一种特殊类型的白蜡，这种蜡能够很好地模拟天然牙颜色（例如Kohler的Creation套装）。这种方法有很多优点：

· 可以记录患者的咬合参数并转移至𬌗架，可进行功能上的个性化分析。

· 在需要牙齿减量或牙龈修整术的病例中可以创造出美观的牙齿外形，这是直接口内诊断饰面法无法达到的。

· 为医师节省时间，医师仅需要高质量的印模材料和一套初始影像资料（在第三章详述），模型的主要修改都在技工室完成。

从患者的诊断模型开始，技师对形状和位置做出调整，并体现在最终的贴面上。然而，对患者来说，想象一个完美的戴有蜡型的石膏模型在自己口中的样子以及这将对自己最终的笑容和面貌产生怎样的改变是很困难的。

现在较常用的是间接口内诊断饰面法，医师在诊室内将蜡型转移至患者口内。

技工室先对带有修复蜡型的模型采用抽真空托盘和/或透明硅橡胶的方法进行复制，以获得美学修复后模型的阴模。通过双重固化复合树脂将设计结果转移至患者口内。这种由树脂制作的基于技工室所做蜡型的修复模板由Gürel在《瓷贴面的艺术与科学》一书中命名为"美学预评估临时修复体"（aesthetic pre-evaluative temporaries，APTs），McLaren称之为粘接口内诊断饰面，或简称为间接口内诊断饰面[11,14-15]。

这对任何诊所和技工室来说都是一种经济的方法。虽然耗费时间，但能让患者直接看到医师和技师所能提供的最终修复效果。

APTs使患者能够直接体会修复效果，在微笑、说话、大笑时体验自己的牙齿和面部外观。这种方法的另一重要优点是患者能从与自己亲近信任的人处征求意见。

APTs的主要特征是医师可以根据患者的要求对牙齿长度、形状做出改变，这种改变不能在直接法口内诊断饰面上进行，因为树脂没有粘接在牙面上。患者可以在几个小时的时间内试戴口内诊断饰面，体验前牙切端的位置、上前牙的位置和外形。口内诊断饰面很容易取下，出于咀嚼的目的也必须被取下。

但这种方法因为不磨牙，不适用于所有病例，最典型的问题就是牙齿前突、唇倾、扭转及𬌗曲线不良的过长牙。以上病例中，根据未预备的牙齿取得真空托盘导板，位置异常的牙齿将会接触导板甚至使导板变形，继而有些区域将没有树脂覆盖。为了试戴口内诊断饰面，这些区域需要一定预备，这一临床操作过程被Gürel称为"美学预改形"（aesthetic pre-recontouring，APR）。

McLaren描述了另一种长效口内诊断饰面法——粘接功能性美学饰面（bonded functional esthetic prototype，BFEP），利用热成型托盘或硅橡胶导板，把机械性能更好的微填料复合树脂与使用酸蚀和粘接剂处理过的牙齿粘接在一起。最终获得粘接于患者整个牙列的诊断饰面，用于美观与功能测试，时间可长达4～5年[16]。

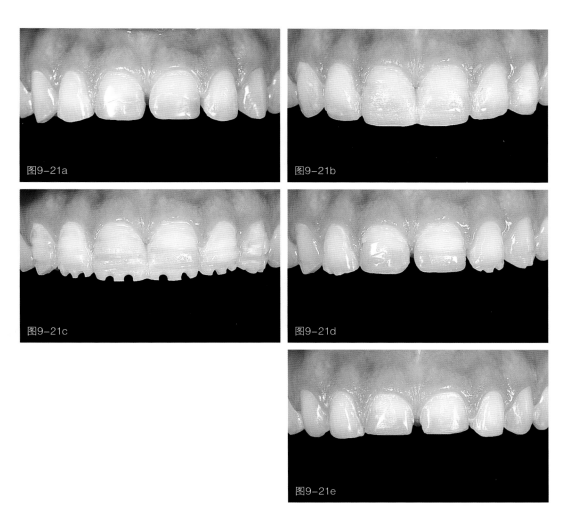

图9-21 a～e. 在口内诊断饰面的最终修复外观指导下进行牙体预备。

图9-21a

图9-21b

图9-21c

图9-21d

图9-21e

9.2.5 引导下的贴面牙体预备

美学牙科发展至今天，按照同样的预备量进行牙体预备的传统原则已经不再适用。现在的方法与以往完全相反，是以最终修复效果为指导进行牙体预备。每颗牙的预备量是由贴面粘接后的牙齿形状和位置决定的，首先利用美学设计方法与患者就修复效果达成一致，然后通过口内诊断饰面将其复制。美学预评估临时修复体能够恢复正确的牙齿位置和外形，牙体预备几乎完全以口内诊断饰面为依据，最终达到完美的修复效果（图9-21a～e）。

图9-22 a~d. 贴面预备的各种设计。

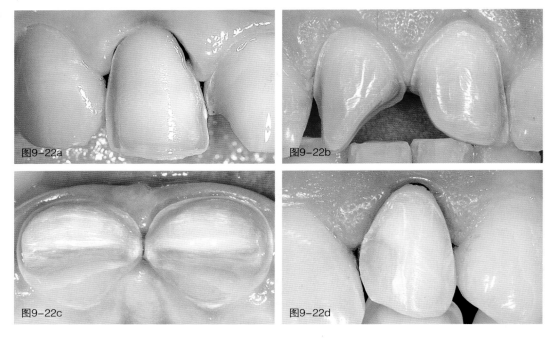

图9-22a

图9-22b

图9-22c

图9-22d

多数病例中，诊断蜡型都是在技工室完成的。在此基础上翻制模型制作热成型托盘。在热成型托盘内注入双重固化复合树脂在患者口内获得间接诊断饰面。在间接诊断饰面上使用特殊车针预备深度指示沟，并最终完成牙体预备。

在最终口内诊断饰面的基础上统一的牙体预备量为0.5~0.7mm。许多作者建议使用深度指示钻针在牙齿唇颊面预备3条指示沟。在进行深度预备时，推荐使用直径1.4mm的球形尖端钻针，预备出0.6mm的空间。首先，使用圆头的柱形钻针预备唇面，应分成3个平面预备以保持原有的唇侧突度。而且在颈部边缘应形成圆角肩台，多数病例为龈上边缘[11,17]。

在重度变色牙的病例中，为了遮盖明亮的瓷表面与未预备的暗色牙齿的交界，建议加宽肩台并将唇侧边缘置于龈下。另外，邻面预备也应适当扩展，越过接触点，钻针维持60°角。否则将在邻面区看到瓷贴面边缘的黑线[11]。

唇颊面完成预备后进行邻面预备。Ⅲ类缺损洞型充填后后，应包含在牙体预备范围内。注意与切端相交区域的牙体预备。接触点保留与否取决于Ⅲ类缺损的范围以及邻面的累及程度[16]。在瓷贴面预备中，如有必要可进行舌侧面的预备，也可不预备。

一旦预备完成，牙面上存在的剩余口内诊断饰面应使用龈下刮治器去除。

根据预备范围，贴面分为3种经典的类型（图9-22a～d）：

· 开窗型贴面，局限在唇颊侧，不包括切缘，不破坏接触区。

· 包绕切端型贴面，60°角预备，在腭面上形成圆角肩台。很重要的是瓷贴面的边缘线不能放置在与对颌牙的咬合接触区。

· 扩展型贴面，包括唇颊面、腭面、切端及单个或两个接触区。

随着粘接技术的发展，在不同的临床病例中全瓷修复存在着无限的可能。不再需要严格遵守经典牙体预备原则。不同的贴面类型差异很大：

· 不预备贴面适用于过小牙、釉质剥脱、前牙轻度后移、唇颊面釉质磨损。

· 部分贴面适用于0.5～2mm范围的切缘、切角及牙尖缺损。

· 邻面部分贴面适用于关闭牙间隙。

· 颊面贴面（跟这个词字面意思一样）或舌侧贴面适用于修复腭面磨损或反流性食管炎患者的切导。

· 扩展型贴面或3/4贴面的预备包括整个唇腭面和近远中面，只有舌隆突不预备的。

Magne指出将瓷贴面分类意义不大，因为瓷贴面现在有着多种复杂的形式。他提出一个新的名词，即瓷粘接修复体（bonded porcelain restorations，BPRs），包含了所有粘接性的全瓷修复体，不论其用在哪颗牙、哪个牙面以及备牙范围[1]。

选择贴面类型

瓷贴面类型的选择取决于多种因素[22-24]，其中最重要的是在3D模式下模拟好最终修复体位置后所需要的空间。这是由Gürel、McLaren等作者在2003年提出的。他们不建议医师在所有的贴面预备中采用统一的牙体预备量。相反，采取的方法应该是从最终修复结果开始，从后向前的[11,18]。第二个应该考虑的因素是基牙：如果医师修复的是活髓牙，则应将牙体预备控制在釉质范围内，具体在毫米的1/10量级以内（0.2～0.7mm）。但是对死髓牙来说，应谨慎选择全瓷系统，因为它们的透明度不同因而对变色牙的遮盖能力不同。举例来说，义获嘉伟瓦登特的e.max Press系统有着不同透明度和遮盖力，从低透明度的LT瓷块到高度不透明的HO瓷块。上前牙区可能同时存在活髓牙和死髓牙，所以预备量需要随之变化。

Gürel提出了一种目前被普遍接受的计算方法：对于需要改变明度的情况，如从A2至A1，或从2M1至1M1，要增加0.2～0.3mm以上的长石质陶瓷空间。预备的厚度根据瓷材料变化，长石质陶瓷透明度高（白榴石玻璃陶瓷性能相似）。但经验丰富的技师和医师推荐0.8mm以上的预备量，变色牙最高可达到1mm[11]。

患者因素

副功能咬合力大小也是决定贴面修复成功与否的重要因素。在制订治疗计划的初始阶段就应该考虑这一点。一般来说，瓷材料的断裂强度与光学性能存在间接相关关系，长石质陶瓷的透明度最高而挠曲强度最低（60~80MPa）；另一极端，氧化锆陶瓷强度最高（900MPa），但是透明度最低[18-20]。

9.2.6 技工室制作贴面的技术

技工室目前有3种制作贴面的方法：

·在耐火代型或铂箔上分层堆塑长石质瓷粉后进行烧结——长石质陶瓷贴面。

·压铸技术，或压铸贴面（原型为义获嘉伟瓦登特的e.max Press系统）。

·CAD/CAM研磨技术，可以在诊室进行（使用椅旁CAD/CAM系统，如CEREC，Sirona，或E4D，D4D Technologies），也可以在技工室进行。（最后一种技术在第五章详述，此处仅讨论有关贴面的几种特殊类型图9-23a、b）。

在西欧和美国地区，长石质陶瓷贴面是3种材料中最古老，也最昂贵的一种。这种方法工艺复杂、费力，却能提供完美的美学效果，对于看似不可能的病例都有着不可思议的修复效果。这种方法要求很高，需要制作3个不同的石膏模型，包括一个使用耐火材料制作的可摘代型，也被称为Willi Geller模型，这种模型还可在代型周围模拟软组织。整个过程需要一位经验丰富的技师，因为在诊椅上进行试戴后也不能再次修改[21-22]。第一层瓷包括边缘的透明瓷粉，以模拟此区域的光学效果。在重度变色牙的病

例中，需要使用不透明瓷。第二层瓷的目的是构建最终外形并使其行使功能，此步骤应在殆架上进行。第三层瓷表现纹理细节，改变或修正微小的外观。在一些艺术贴面的染色中会用透明瓷或者深染色瓷。

全球范围内最流行的是压铸瓷贴面，因为它主要利用极其简单的失蜡法制作。此外，这种方法并不很耗费时间，并且使用的瓷材料强度更好。

但是与堆塑法的长石质陶瓷贴面相比较，压铸陶瓷贴面在需要深染色或者其他个性化的时候灵活性要小一些，因此推荐用于对称修复的病例。这种瓷贴面的厚度最薄可达0.3mm，可用于无预备贴面，厚度也可达3.5mm，由于强度提高还可用于后牙殆面贴面[23-24]。

CAD/CAM系统越来越流行是因为以下几方面原因：扫描精度提高、口内扫描过程快速、软件操作简便、当日粘接（无须额外复诊）、椅旁1小时内完成全瓷贴面、嵌体、高嵌体的切削。但是没有经过最终烤瓷炉内的上釉、染色[21]，很难达到高标准的美学要求。一直以来都是使用烧结瓷块进行切削；现在市场上也出现了预烧结瓷块，如义获嘉伟瓦登特公司制造的一些系统[23,25]。

9.2.7 瓷贴面的粘接

如果缺乏对粘接这一最终临床操作的足够重视，制作最精良的贴面、最精湛的技师和最先进的技术都不能够确保修复的持久性和最终效果。粘接将在第十一章详述。现在还在研究的一个问题

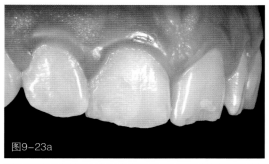

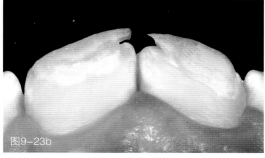

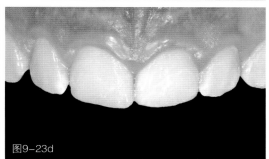

图9-23 不同全瓷修复体的黏接。a. 不同修复范围的上前牙IPS e.max压铸贴面（义获嘉）。b. 长石质陶瓷贴面（Vita VM 7, Vita）美观效果最好，唇侧厚度仅0.4mm，切缘厚度1.5mm。c、d. 3个长石质陶瓷微贴面（12, 11, 21）粘接前后。

是氧化锆贴面能处理到何种程度，因为其不含有玻璃成分，所谓的"锆贴面"（zeneer）的粘接还在探索中。氧化锆贴面需要特殊的表面处理。其他类型的陶瓷长石瓷和玻璃基都含有足量的玻璃陶瓷成分，氢氟酸处理加上硅烷化可以使粘接强度增加10倍[18]。

粘接之前，预备后的牙面和贴面的内表面都需要特殊处理。这一处理能够

大幅地增加粘接的质量和可靠度[26]。口内试戴后，先处理贴面的内表面。多数作者建议：4%氢氟酸处理90秒，热水冲洗，碳酸氢钠缓冲液中和，超声清洗，干燥加热，涂抹两组分硅烷剂，用玻璃片遮盖防止处理表面污染。牙面处理推荐三步法全酸蚀粘接系统：酸蚀-预处理剂-粘接剂（acid-primer-bonding, A-P-B）。这是因为部分自酸蚀粘接系

统和双重固化复合树脂不相容。研究表明与一步或两步法自酸蚀粘接相比，三步酸蚀和冲洗能提供更长久的树脂–牙本质粘接效果[26]。应避免牙釉质和牙本质同步酸蚀，因为牙釉质需要80秒脱矿，而牙本质仅需要15秒。对于不预备贴面，釉质表面应使用超细车针或磨盘进行打磨处理，未去除的旧树脂充填体应涂抹预处理剂，以活化树脂表面利于粘接。在厂家使用说明指导下使用预处理剂和粘接剂处理牙面，需要额外注意的是不能使用过厚的粘接剂，以免影响贴面的就位。这就是为什么粘接剂和粘接

树脂通常是光固化的，因为这样可以保证贴面就位。部分贴面和不预备贴面更应格外仔细，因为完全正确的就位是很困难的，一旦位置错误又很难纠正。

使用刷子在两个粘接面上涂抹少量的水门汀并确保完全浸润。根据贴面的就位方向和数量，从中线向远中粘接，最好同时粘接两个中切牙。经过1～2秒的部分聚合作用，直至水门汀呈胶状，去除多余粘接剂。此步骤中应注意排除气泡影响，以避免重做贴面。最后在牙和贴面边缘线处涂抹甘油防止树脂表面形成氧阻聚层（图9-23c、d）。

9.2.8 临床病例

病例1：12和22贴面（图9-24）

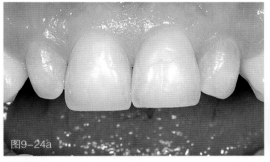
图9-24a

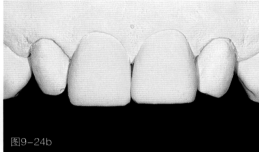
图9-24b

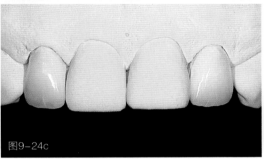
图9-24c

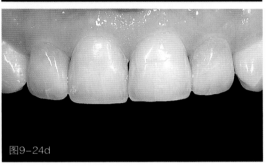
图9-24d

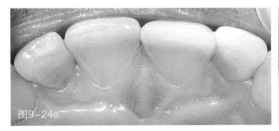
图9-24e

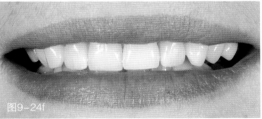
图9-24f

图9-24　a. 初诊时。
b. 工作模型。
c. 工作模型上的贴面。
d. 贴面粘接：正面。
e. 贴面粘接：腭面。
f. 修复后的微笑外观。

病例2：11和21贴面（图9-25）

图9-25 a. 治疗前牙齿状况。

b. 微创牙体预备，局限在釉质层。

c. 工作模型上的贴面。

d. 利用耐火代型制作贴面。

e、f. 贴面粘接1周后。

g. 贴面粘接后腭侧面。

h. 修复后的微笑外观。

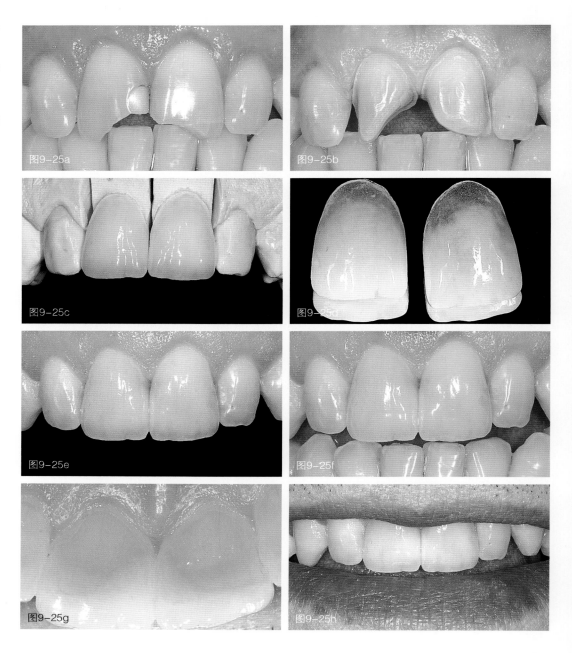

病例3: 11,13,21和23贴面（图9-26）

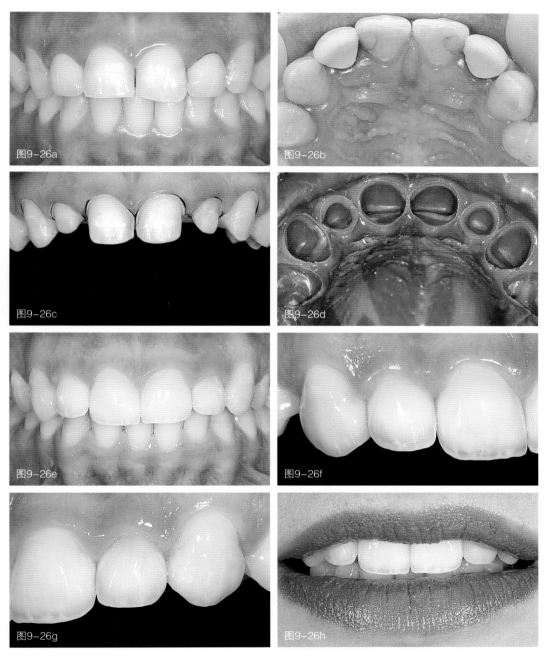

图9-26a

图9-26b

图9-26c

图9-26d

图9-26e

图9-26f

图9-26g

图9-26h

图9-26　a. 治疗前牙齿状况。
b. 殆面观。
c. 贴面和全冠预备后。
d. 一步法取模（Impregum,
3M ESPE）。
e~g. 修复后2年。
h. 全瓷修复的美学效果。

图9-27 a. 治疗前牙齿状况，患者对牙齿的外形和大小不满意。
b. 微创预备后，局限于牙釉质层。
c. 临时贴面粘接后。
d. 润湿后的瓷贴面。

病例4：22贴面（图9-27）

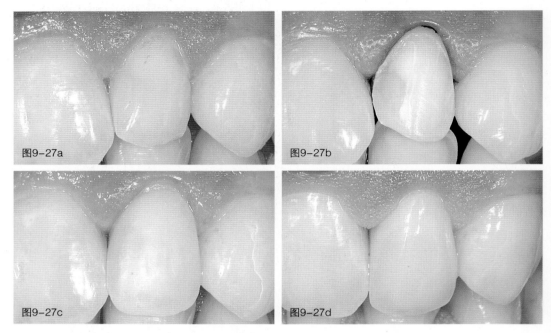

图9-27a

图9-27b

图9-27c

图9-27d

9.2.9 总结

尽管瓷贴面最初有着多种局限，但是近几年来随着诊室和技工室技术的标准化发展，贴面的应用已经得到了极大的扩展。这有赖于牙科瓷材料的大幅度发展，各项机械性能和光学性能都有了显著提高，这使得医师使用极薄的瓷层也可以完美地修复受损牙，并能获得高于90%的10年成功率[11]。

现在有多种瓷贴面材料可供选择。其中一些制作过程复杂、需要大量的技工室工作，制作周期长，如在耐火代型上制作长石质陶瓷贴面。但这类贴面却能提供最佳的美观效果，给技师自由发挥的空间。其他技术，如压铸瓷贴面，则更加简便和容易制作。这类技术价格低、制作快、易操作、可重复，对任何技工室和技师来说都容易完成。

第三类选择是CAD/CAM系统，计算机完成了其中的大部分工作，如光学扫描、虚拟模型、设计、研磨，因此几乎完全消除了人工误差。

与传统技工室技师手工制作瓷贴面

相比，这种机器制作系统费用低，可在诊所或技工室内进行标准化制作，具有每周完成500个瓷修复体的能力，普及率势必会增加。Edward McLaren教授在他的讲座中揭示这一点，建议将这一情况命名为瓷的艺术——人工对决机械：一场陶瓷战争[19]。尽管计算机辅助加工技术有了长足的发展，对于一些疑难病例，如牙列不完整的上颌中切牙美学修复，CAD/CAM研磨的瓷修复体并不能完美地模拟全部细节，从而无法赋予修复体如天然牙般的生命力。在这些病例中，最终的解决方案仍然必须由技师所提供。

（杨雪　韦金奇）

参考文献

[1] Magne P, Belser U. Bonded Porcelain Restorations in the Anterior Dentition: A Biomimetic Approach. Chicago: Quintessence, 2002.

[2] Horn HR. Porcelain laminate veneers bonded to etched enamel. Dent Clin North Am 1983;27:671–684.

[3] Della Bona A, Kelly JR. The clinical success of all-ceramic restorations. J Am Dent Assoc 2008;139(suppl 4):8S–13S.

[4] Freidman MJ. A 15-year review of porcelain veneer failure: A clinician's observations. Compend Contin Educ Dent 1998;19:625–630.

[5] Peumans M, Van Meerbeek B, Lambrechts P, Vanherle G. Porcelain veneers: A review of the literature. J Dent 2000;28:163–177.

[6] Fradeani M. Six-year follow-up with Empress veneers. Int J Periodontics Restorative Dent 1998;18:216–225.

[7] Wiedhahn K. CEREC veneers: Esthetics and longevity. In: Mörmann WH (ed). State of the Art of CAD/CAM Restorations. 20 Years of CEREC. Berlin: Quintessence, 2006:101–112.

[8] Layton D, Walton T. An up to 16-year prospective study of 304 porcelain veneers. Int J Prosthodont 2007;20:389–396.

[9] Fradeani M, Redemagni M, Corrado M. Porcelain laminate veneers: 6- to 12-year clinical evaluation – a retrospective study. Int J Periodontics Restorative Dent 2005;25:9–17.

[10] Goldstein RE. Esthetics in Dentistry, vol I, ed 2. Hamilton: BC Decker, 1998.

[11] Gürel G. The Art and Science of Porcelain Laminate Veneers. Chicago: Quintessence, 2003.

[12] Touati B, Nathanson D, Miara P. Esthetic Dentistry and Ceramic Restorations. London: Martin Dunitz, 1998.

[13] Gürel G. Predictable and precise tooth preparation techniques for porcelain laminate veneers in complex cases. Int Dent SA 2007;9:32–40.

[14] McLaren EA, Bazos M. Controlling tooth reduction and the bonded mock-up: Part 1. Inside Dentistry 2007;3:96–100.

[15] McLaren EA, Vigoren G. Preparations and controlling tooth reduction. Part 2: Crowns and fixed partial dentures. Inside Dentistry 2007;3:86–90.

[16] McLaren EA, Schoenbaum TR. The bonded functional esthetic prototype: Part 1. Inside Dentistry 2013;9(1):58–59.

[17] McLaren EA. Porcelain veneer preparations: To prep or not to prep. Inside Dentistry 2006;2:76–79.

[18] Lasserre JF, Laborde G, Koubi SA, et al. Restaurations céramiques antérieures (2): Préparations partielles et adhésion. Réal Clin 2010;21:183–195.

[19] McLaren EA, Whiteman YY. Ceramics: Rationale for material selection. Inside Dentistry 2012;2:38–52.

[20] Belser UC, Magne P, Magne M. Ceramic laminate veneers: Continuous evolution of indications. J Esthet Dent 1997;9:197–207.

[21] Sailer I, Feher A, Filser F, Gauckler LJ, Luthy H, Hammerle CH. Five-year clinical results of zirconia frameworks for posterior fixed partial dentures. Int J Prosthodont 2007;20:383–388.

[22] McLaren EA, Chang YY. Creating physiologic contours using a modified Geller cast technique. Inside Dentistry 2007;3:88–91.

[23] Ivoclar Vivadent. IPS e.max Lithium Disilicate: The Future of All-Ceramic Dentistry. Amherst: Ivoclar-Vivadent, 2009:1–15.

[24] Koubi SA, Margossian P, Weisrok G, Lasserre JF, et al. Restaurations adhésives en céramique: Une nouvelle référence dans la réhabilitation du sourire. Info Dentaire 2009;91:363–367.

[25] Magne P, Stanley K, Schlichting LH. Modeling of ultrathin occlusal veneers. Dent Mater 2012;28:777–782.

[26] Pashley DH, Tay FR, Breschi L, Tjäderhane L, Carvalho RM. State of the art etch-and-rinse adhesives. J Dent Mater 2011;27:1–16.

9.3 全瓷冠
ALL-CERAMIC CROWNS

目前微创牙医学的发展可以满足多数前牙区的高美观需求，它旨在最少损伤牙齿结构的前提下恢复美观与功能。

然而仍然有一些病例无法使用微创的方法修复，如大面积牙体缺损、仅残存少量牙釉质的死髓牙、已行全冠预备的前牙。

当选择全瓷冠修复时，应考虑以下几个问题以做出正确决定：

· 应该使用哪种全瓷系统？
· 进行何种类型的牙体预备？
· 使用什么样的粘接剂？
· 远期效果如何？

9.3.1 全瓷系统分类

市场上可供选择的全瓷系统数量众多，大量的厂家以及他们生产的各种品牌在选择时给临床工作者造成一定的困扰。这可能会导致一系列结果，例如不愿使用某一系统，而错误地选择了另一种系统。

我们认为对现有全瓷系统做一下简单的总结归纳是很有帮助的。一种可能的分类依据是瓷的微结构（较少被临床医师所接受），另一种分类依据是加工工艺[1]。

根据瓷材料的微结构可以分成以下几类：

· 玻璃系统（主要是硅酸盐）：长石质陶瓷。

· 含有不同填料（白榴石、二硅酸锂）的玻璃系统（主要是硅酸盐）：压铸陶瓷。

· 内含玻璃填料（主要是氧化铝）的晶体系统：In-Ceram（尖晶石，氧化铝，氧化锆）。

· 多晶固相系统（氧化铝和氧化锆）。

更加简便易懂的分类方法是根据制作工艺分类：

· 传统粉浆涂塑。

· 压铸。

· CAD/CAM制作（使用研磨技术的回切法，或者使用电泳沉积的添加法）。

第三种分类方法科学性相对较低，主要根据临床用途分类（仅用于前牙）：

· 不带有内部基底冠的全瓷冠：在耐火代型或铂箔基底上烧结的长石质陶瓷。

· 带有内部基底冠和饰瓷的全瓷冠：基底冠可由压铸陶瓷、氧化锆或In-Ceram制成。

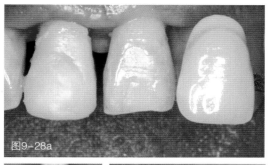

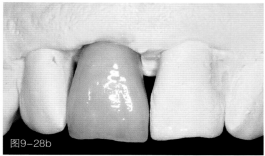

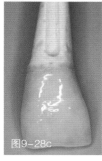
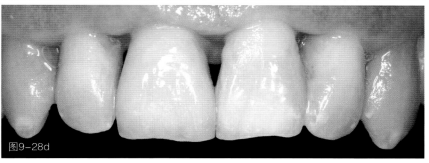

图9-28　a. 初诊情况。
b. 工作模型上的全瓷冠。
c. 可移动代型上的全瓷
冠。
d. 最终效果：11没有基底
冠的长石质瓷全瓷冠。

9.3.2　不带有基底冠的全瓷冠

这类全瓷冠是由长石质陶瓷在耐火代型或铂箔上制成。这类瓷材料通常用于在基底（金属或瓷）上堆层，或制作贴面。

这类瓷透明度很高，使修复体看起来非常自然。但这类瓷的体外挠曲强度较低（最高100MPa）。

建议用于正常咬合关系单个前牙的冠修复。不能用于固定桥。备牙量较少（鉴于没有基底冠）。牙体预备量取决于牙齿变色程度和最终修复体形态。

如果颜色改善在一个比色片以内，牙体预备量应为：轴面0.5~0.8mm，切端1mm，腭侧前牙切导0.8mm。

深度变色牙（四环素牙、死髓牙、带有无法拆除的金属桩的患牙）不应使用此类型全瓷冠，因为不能完全遮色。

粘接一般选择颜色与修复体相符的复合树脂水门汀。这类瓷可酸蚀处理，与牙釉质粘接力强，临床效果稳定（图9-28a~d）。

9.3.3　带有基底冠的全瓷冠

9.3.3.1　带有In-Ceram基底冠的全瓷冠

In-Ceram包括一系列陶瓷材料，原理相同但是挠曲强度、透明度和制作方法各异，有着广泛的临床适应证。有3个系列：

·In-Ceram Spinell（氧化镁和氧化铝基质），透明度最大，中等抗弯强度。

·In-Ceram Alumina（氧化铝基质）透明度降低，抗弯强度提高。

·In-Ceram Zirconia（氧化锆和氧化铝基质），抗弯强度最高、透明度最

图9-29 a. 初诊情况。
b. 最终效果。
c. 12,11,21,22 In-Ceram 氧化铝全瓷冠。
d. 最终修复微笑像。

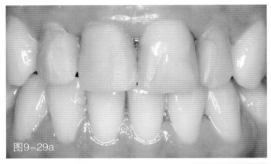
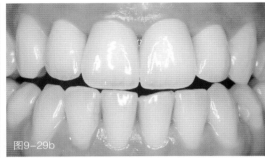
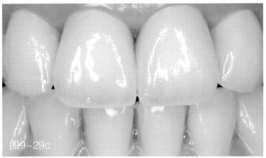
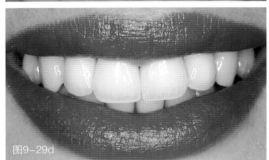

低，设计用于后牙3单位固定桥。

In-Ceram系统是为替代传统的烤瓷熔附金属冠而发展出来的。

它的抗弯强度从尖晶石的350MPa到氧化铝的450MPa到氧化锆的650MPa不等。

修复体的制作是通过在复制模型上堆塑瓷粉与水的粉浆完成的。由于烧结后会发生0.2%的收缩，模型常堆塑得稍大。在那之后用镧系玻璃渗入氧化铝基底冠的微孔，提高抗力。最后在外表面堆塑长石质陶瓷[1,2]。

此系统的适应证是前牙单冠、一个桥体的3单位桥。基底冠是不透明的，可修复深度变色牙，但冠的透明度会降低。因此在遮色效应上In-Ceram氧化铝全瓷冠可以与烤瓷熔附金属冠媲美（由于基底冠不透光）（图9-29a～d）。

9.3.3.2 带有压铸陶瓷基底冠的全瓷冠

这类全瓷冠的基底冠是由压力灌注技术制成的。通过包埋、失蜡、注入单色的熔化瓷形成基底冠。在基底冠表面进行饰瓷堆层形成透明、美观的修复体。

瓷块具有不同的颜色和透明度：从高透明度到高遮光度，可根据牙齿颜色选择。

颜色深的牙应选择遮光度高的基底冠，以遮盖深底色。

最初，白榴石玻璃陶瓷使用较多（如Empress，Ivoclar；Finesse，Dentsply；OPC，Pentron）。

近期，二硅酸锂玻璃陶瓷也在临床应用（IPS e.max，Ivoclar），抗弯强度最

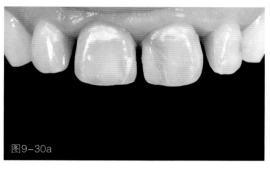

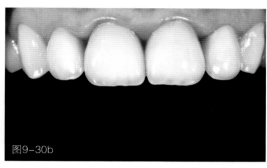

图9-30　a. 初诊情况。
b. 12,11,21,22带有饰瓷的 e.max压铸全瓷冠。

高，可达360~450MPa。此类瓷材料由于二硅酸锂颗粒的存在，除了强度提高之外，透明度也很高。饰瓷为硅酸铝玻璃的一种氟磷灰石晶体。

还有可用于计算机研磨的玻璃陶瓷瓷块（e.max CAD）。这种工艺在提高边缘密合性的同时保持全瓷修复体的透明性。

适应证包含前牙区的所有牙齿，无论是否有牙髓活力以及是否变色。也可用于连接区域能达到12~16mm²的含一个桥体的3单位桥[1,2]。

这种系统的优势在于，它结合了压铸陶瓷基底冠边缘密合性（与长石质瓷经历烧结时会发生收缩不同，压铸过程并不会发生明显形变）和能表现出颜色层次感的分层堆砌陶瓷的美学效果。

由于瓷表面能酸蚀处理，牙冠能够产生粘接力。应根据牙体和修复体的颜色选用粘接剂的颜色（图9-30a、b）。

9.3.3.3　带有氧化锆基底冠的全瓷冠

这类修复体的内冠是由CAD/CAM系统切削的。有两种高强度瓷可由计算机切削：氧化锆基（ZrO_2），氧化铝基（Al_2O_3-Procera，Nobel Biocare）。

氧化锆的抗弯强度远高于氧化铝，为900~1100MPa。制作过程包括光学扫描模型，计算机设计基底冠并将信息传送至切削设备，进而切削氧化锆瓷块。建议使用部分烧结的氧化锆瓷块（绿色状态），这样能缩短切削时间，并且预防微小裂纹。

计算机处理能够确保修复体边缘的准确性。研究表明氧化锆基底冠不存在任何问题，问题出现在外部饰瓷的崩裂

图9-31 a. 初诊情况：死髓变色牙。
b. 带有饰瓷的氧化锆全瓷冠。

图9-32 a. 初诊情况：21，22烤瓷熔附金属冠和死髓牙。
b. 最终效果：带有饰瓷的氧化锆全瓷冠。

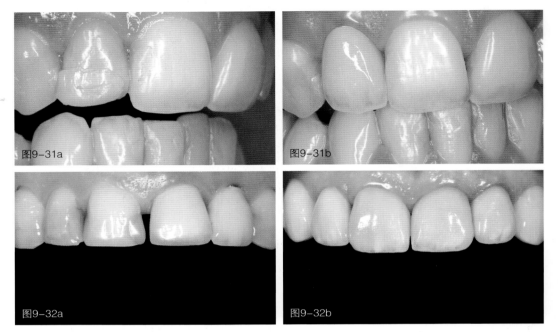

图9-31a

图9-31b

图9-32a

图9-32b

脱落。建议烧结饰瓷后缓慢降温，这样可以使氧化锆向饰瓷均匀散热。这种方法能使饰瓷的抗折强度增加20%。

此系统的适应证很广，包括单冠和连接体面积能达到6～9mm²大小（由计算机软件决定）的长固定桥（多于一个桥体）。还能用于重度变色牙，甚至是金属桩核修复的患牙，因为氧化锆完全不透光。有些医师因为氧化锆基底冠的不透明性而不用它修复前牙。但是自从氧化锆投入市场以来，瓷块的颜色性能得到了显著提升。已经有众多氧化锆产品，如Lava（3M Espe），Everest（Kavo），CEREC inLab（Sirona）[1-2,8]。

这类瓷材料不能酸蚀处理，虽然生产商试图生产用于氧化锆的粘接剂，粘接性能仍旧不能令人满意的。有研究认为氧化锆表面喷砂（如3M Espe系统的Rocatec）能提供更好的粘接，但同时有人反对这么做，因为这样会产生微裂纹。因没有统一意见，我们建议采用传统粘接（图9-31a、b，图9-32a、b）。

带有基底冠的全瓷冠修复前牙时，牙体预备需满足以下要求[3]：

·唇面应沿着近远中向和切龈向两个平面预备成凸面。

·唇面预备量为1～1.5mm。

·腭面预备分两个平面：舌隆突以上（腭面的切1/3与殆平面成10°～22°），舌隆突以下（形成舌侧窝保证前导空间）。

·腭面预备量1.2～1.5mm。

·邻面预备与殆平面大约成10°夹角。

·切端预备量1.5～2mm。

·切缘预备成平面以支撑瓷材料。

· 牙颈部预备：内角圆盾的肩台或变异无角肩台。

· 根据牙齿大小，肩台宽度为1~1.2mm。

· 线角圆钝避免出现瓷内部张力。

9.3.4 远期效果研究

临床人员在决定选择某种修复体时，始终会受到一个问题的影响，就是"它能使用多久？"，患者受这个问题的影响往往更大。这个问题没有一个确切的答案，因为修复体在患者口内受多种因素影响，而不总是与医师或厂商有关。我们只能参考已发表的关于修复体不同时间段内持久性和纵向临床的研究结果。

所有文献都确定在正确的临床适应证和操作流程的前提下，这种修复体的使用寿命是可以保证的。选择一些有关前牙全瓷冠修复的文献，我们发现In-Ceram系统15年的成功率为82.7%，压铸玻璃陶瓷7年的成功率为98.9%，氧化锆6年的成功率为88.9%。

另一项包括了全部种类前牙全瓷冠的分析表明10年成功率为93.5%，20年成功率为78.5%[4-9]。

以上这些数据使我们对全瓷修复系统抱有充足的信心。

（杨雪　韦全奇）

参考文献

[1] Giordano R, McLaren E. Ceramics overview: Classification by microstructure and processing methods. Compend Contin Educ Dent 2010;31:682–696.

[2] Fradeani M, Barducci G. Esthetic Rehabilitation in Fixed Prosthodontics: Prosthetic Treatment, vol 2. Chicago: Quintessence, 2008.

[3] Massironi D, Pascetta R, Romeo G. Precision In Dental Esthetics. Chicago: Quintessence, 2007.

[4] Segal BS. Retrospective assessment of 546 all-ceramic anterior and posterior crowns in a general practice. J Prosthet Dent 2001;85:544–550.

[5] Land MF, Hopp CD. Survival rates of all-ceramic systems differ by clinical indication and fabrication method. J Evid Based Dent Pract 2010;10:37–38.

[6] Rinke S, Tsigaras A, Huels A, Roediger M. An 18-year retrospective evaluation of glass-infiltrated alumina crowns. Quintessence Int 2011;42:625–633.

[7] Beier US, Kapferer I, Dumfahrt H. Clinical long-term evaluation and failure characteristics of 1,335 all-ceramic restorations. Int J Prosthodont 2012;25:70–78.

[8] Heintze SD, Rousson V, Survival of zirconia and metal-supported fixed dental prostheses: A systematic review. Int J Prosthodont 2010;23:493–502.

[9] Lops D, Mosca D, Casentini P, Ghisolfi M, Romeo E. Prognosis of zirconia ceramic fixed partial dentures: A 7-year prospective study. Int J Prosthodont 2012;25:21–23.

9.4 个性化基台的技术和材料

THE CUSTOMIZED ABUTMENT: TECHNIQUE, MATERIAL

对前牙区的单个中切牙进行修复需要面临许多美学挑战。这是由于修复时不仅要尝试在前牙区完美模拟天然牙，同时还需要考虑面中线两侧的完美对称性。这就意味着修复体需要有合适的大小和形态、微观和宏观纹理、颜色、透明度和亮度，并且满足功能性咬合。

而在这些目标外，最大的挑战就在于修复体与牙周组织的结合，这一点在修复中如同"阿基里斯之踵"般存在。对于修复体周围的牙龈，应与对侧同名天然牙有对称的牙龈高度，颊侧牙龈凸度，牙龈曲线顶点的位置，牙间乳头的长度，并且存在相似的颜色。

当在种植体上而非天然牙上进行前牙区修复时，所有上述内容则变得更加复杂，而这主要是由于种植体周围组织的缘故。在多数情况下，需要进行种植修复的前牙区可用骨量都较为有限，导致这种情况的原因多为组织的退缩。而骨量有限同时也伴随着存在软组织不足，因此多数作者建议该区域种植修复时应进行骨及软组织的移植[1-4]。

对于一个成功的前牙区美学种植修复病例，以下因素需要考虑在内：

外科因素

·种植体植入的三维位置正确：包括颊舌向、近远中向及冠根向[4-6]。

·尽可能使用直径较小的种植体以保存周围更多的骨量，尤其是颊侧的皮质骨[14]。

·骨移植（尤其是拔牙后即刻种植的病例），以补偿牙根与种植体形状与大小的差异[1]。

·结缔组织移植预防后续的组织退缩及确保创面的牙龈封闭。

修复因素

·采用临时修复体进行软组织整塑，以塑造出理想的牙龈轮廓及牙间乳头。

·采用个性化基台以支撑种植体周围软组织的形态。

·对于个性化基台及个性化的修复体采用美学材料，尽可能地使修复体的透光性与牙体组织接近[8-12]。

有些研究认为常规使用美学基台是不必要的。我们发现以下关于软组织厚度以及基台选择的关系：

·如果软组织的厚度大于3mm，则任何基台都可以应用（钛基台及瓷基台）。

·如果软组织的厚度小于3mm，则应该选用瓷基台。

推荐使用牙本质颜色的基台[5,7]。

除了种植基台材料的选择，还有一些其他与美学效果相关的设计要求：

· 适应修复体形态的肩台（冠、贴面）。

· 基台的边缘在前部颊侧区域以及腭侧贴近牙龈处位于牙龈下1mm。

· 穿龈轮廓有足以支撑种植体周围组织的厚度。

· 在基台牙龈下区域采用凹形形态以保护移植的结缔组织或种植体周围软组织并确保角化组织的厚度[13]。

一些学者认为对于软组织稳定性和长期美学效果而言，牙龈生物型、质量及厚度，基台的龈下形态以及材料的种类似乎比颊侧骨壁的厚度更为重要[7,11]。

9.4.1 个性化基台的作用

最终的基台应该有着和临时基台一样的，通过临时修复体调整出的穿龈形态。通常，该穿龈形态为凹形的以避免对软组织产生压力并避免后续的组织退缩。此外，该凹形设计可以保持足够的软组织厚度，尤其是该区域可能已进行了软组织移植[9,12]。

使用预成最终基台在（通常是水平向）肩台上需要被调磨，且基台直径不合适（通常是过大，仅与种植体直径相匹配）会导致意想不到的、有时候是立刻发生的种植体周围软组织退缩，进而导致美学效果欠佳（图9-33～图9-36）[3]。

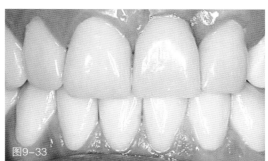

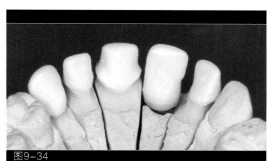

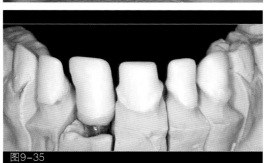

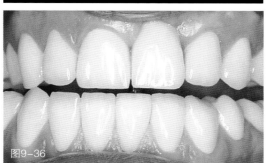

图9-33 使用临时修复体进行软组织成型。

图9-34 使用预成基台无法满足种植体周围软组织。

图9-35 使用预成基台无法满足种植体周围软组织。

图9-36 使用非个性化基台后出现的种植体周围软组织退缩。

图9-37　术后即刻临时基台就位。
图9-38　临时冠就位。
图9-39　调磨临时冠和基台用以软组织塑型。
图9-40　最终装配。

图9-37

图9-38

图9-39

图9-40

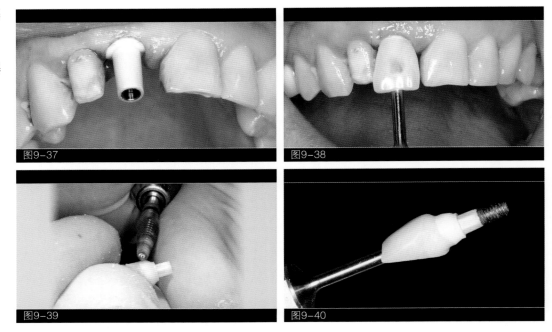

9.4.2　制作个性化基台的技术

·推荐使用与邻牙形态类似的由丙烯酸酯塑料或复合树脂材料制备的临时修复体及临时基台（如果种植体的初期稳定性允许即刻负载）。采用调磨或者增加丙烯酸塑料 / 树脂的方法以获得修复体理想的种植体周围软组织形态（图9-37 ~ 图9-40）。

·种植体骨结合完成且种植体周围软组织稳定后，进行最终修复体的制作。为此，需要制取关于种植体周围软组织的穿龈形态的印模，并以此制作个性化基台（图9-41、图9-42）。

·从种植体上取下临时修复体和临时基台，将临时基台拧入种植体代型内。

·将种植体代型和临时基台放入印膜材内（首选油泥型硅橡胶），只露出牙龈上临时冠的部分（图9-43、图9-44）。

·一旦印模材完全变硬，从代型上

图9-41　术后4个月。
图9-42　经过临时修复体塑型后的种植体周围软组织形态。

图9-41

图9-42

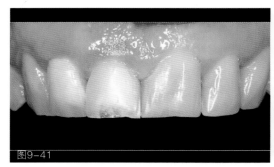

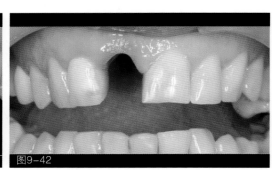

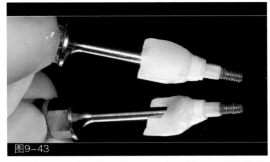

图9-43

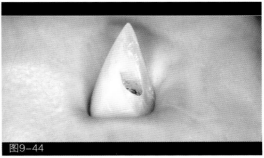

图9-44

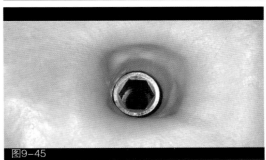

图9-45

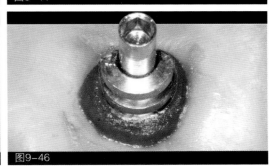

图9-46

图9-43 就位前的临时基
台和临时冠。
图9-44 油泥型硅橡胶印
模。
图9-45 穿龈区域的印
模。
图9-46 丙烯酸树脂放置
在印模帽上。

取下临时基台和修复体，因此，临时修复体的穿龈部分便被复制到了硅橡胶印模材内。

· 在种植体代型上置入印模柱，并用自凝丙烯酸酯树脂涂覆于种植体代型周围以制取穿龈部分的印模（图9-45、图9-46）。

· 在树脂硬化后，带着树脂的转移基台（印模柱）被从种植体代型上取下并拧入患者口内的种植体内。该丙烯酸树脂对种植体周围软组织无压力是十分重要的。如果局部压力明显（组织缺血），则需要立刻对丙烯酸树脂进行调整（图9-47、图9-48）。

· 最终，在印模柱安入后，使用硅橡胶／聚醚进行个性化开窗取模（图9-49）。

通过临时冠塑型后的种植体周围组织的印模制取可以用流动光固化树脂进行。树脂涂覆于印模柱周围并在口内光固化，从而复制软组织的形态，在光固化完成后，就可以进行（聚醚或者聚乙

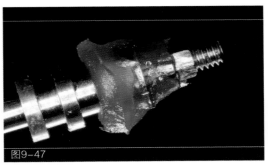

图9-47

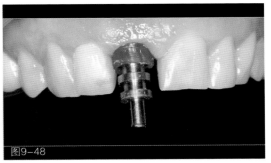

图9-48

图9-47 穿龈部分的树脂
复制。
图9-48 将转移基台放入
患者口内，周围组织未见
缺血。

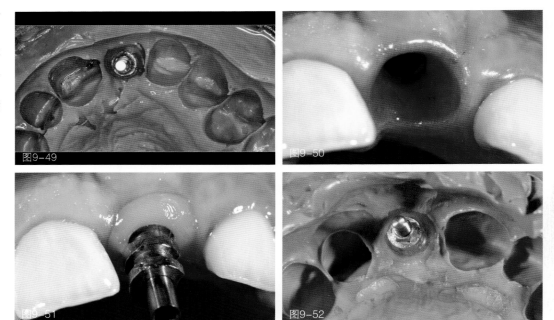

图9-49 采用聚醚印模材进行开窗式取模。

图9-50 通过临时修复体塑型后的种植体周围组织。

图9-51 使用光固化树脂涂覆于印模柱周围。

图9-52 开窗取模。

烯硅氧烷）经典的开窗式印模制取（图9-50～图9-52）。

在技工室，精确复制了种植体周围软组织形态的模型将被用于制作修复体。基台制作的技术方案是根据基台材料的选择确定的。通常，这些基台是混合材料的，包括一个（预成的）钛核心，和采用氧化锆或压铸陶瓷制作的内冠。

如果需要使用混合-氧化锆基台，模型将被三维扫描，之后氧化锆内冠将被CAD/CAM切削成型，并最终粘接在钛核心上。而在最终粘接前，基台氧化锆内冠表面会被烤一层薄层的釉质以确保基台与未来全瓷冠的粘接效果。因为全瓷冠黏合在氧化锆表面的效果目前尚存疑问（图9-53、图9-54）。

如果需要采用铸瓷混合基台，则需要在钛核心上制作内冠的蜡型。内冠将被包埋，而颜色适当的瓷铸块将会被压入到模型内。然后，内冠将被黏合在金属核心上。总之，在这种情况下，最终

图9-53 个性化基台（混合铸瓷）安装在种植体上后复制了塑型后的种植体周围组织。

图9-54 混合氧化锆基台。

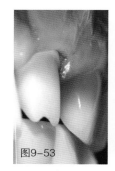
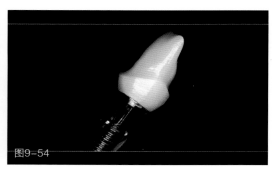

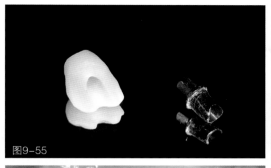

图9-55

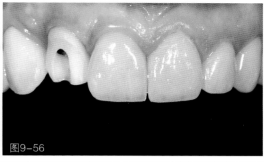

图9-56

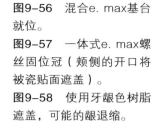

图9-55 e. max混合式基台粘接前。

图9-56 混合e. max基台就位。

图9-57 一体式e. max螺丝固位冠（颊侧的开口将被瓷贴面遮盖）。

图9-58 使用牙龈色树脂遮盖，可能的龈退缩。

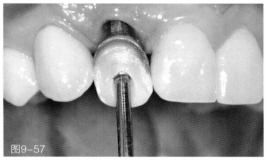

图9-57

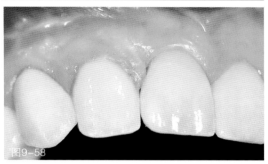

图9-58

修复体将被粘接在基台上。

现在有多种种植系统的预成金属基台允许在基台上直接压铸陶瓷而不必粘接内冠，这样就可以使用螺丝固位的修复体，而内冠可以做成最终牙冠的形态。在切端回切、表面涂塑、烧结饰瓷形成最终修复体外形。这种结构具有不会在龈沟内残留粘接剂的优势，而残留粘接剂最终会导致种植体周围炎的发生[12,14]。

有时，在肩台下方的穿龈水平，瓷层可以为粉色或使用类似于牙龈组织颜色的粉色复合树脂。这是为了视觉上掩盖潜在的牙龈退缩（图9-55~图9-58）[4]。

总而言之，为了在前牙区进行种植修复获而得理想的美学效果，文献推荐需要考虑与种植体基台相关的一些需求[3-4,9,15]。

· 缩小的或者凹形基台。

· 基台材料尽量坚固：氧化锆、氧化铝、钛。

· 避免反复拧入和拧出螺丝，尽早放入最终基台。

· 利用临时修复体调整软组织轮廓并用基台原位进行最终印模的制取。

· 氧化锆可以减少细菌的附着。

· 为了获得良好的组织反应，清洁和消毒基台是重要的。

（赵旭　王妙贞）

参考文献

[1] Botticelli D, Berglundh T, Lindhe J. Hard-tissue alterations following immediate implant placement in extraction sites. J Clin Periodontol 2004;31:820–828.

[2] Higginbottom F, Belser U, Jones J, Keith S. Prosthetic management of implants in the esthetic zone. Int J Oral Maxillofac Implants 2004;19:62–72.

[3] Kois JC. Predictable single-tooth peri-implant esthetics: Five diagnostic keys. Compend Contin Educ Dent 2004;25:585.

[4] Saadoun AP, Sullivan DY, Krischek M, le Gall M. Single tooth implant: Management for success. Pract Periodontics Aesthet Dent 1994;6:73–80.

[5] Belser U, Martin W, Jung R, et al. ITI Treatment Guide. Vol 1: Implant Therapy in the Esthetic Zone: Single-Tooth Replacements. Chicago: Quintessence, 2007.

[6] Tarnow DP, Elian N, et al. Vertical distance from the crest of bone to the height of the interproximal papilla between adjacent implants. J Periodontol 2003;74:1785–1788.

[7] Kois JC, Kan JY. Predictable peri-implant gingival aesthetics: Surgical and prosthodontic rationales. Pract Proced Aesthet Dent 2001;13:691–698, 721–722.

[8] Misch C. Dental Implant Prosthetics. St Louis: Mosby, 2005.

[9] Fradeani M, Barducci G. Esthetic Rehabilitation in Fixed prosthodontics. Vol 2: Prosthetic Treatment: A Systematic Approach to Esthetic, Biologic, and Functional Integration. Chicago: Quintessence, 2007.

[10] Jemt T. Restoring the gingival contour by means of provisional resin crowns after single-implant treatment. Int J Periodontics Restorative Dent 1999;19:20–29.

[11] Canullo L, Pace F, Coelho P, Sciubba E, Vozza I. The influence of platform switching on the biomechanical aspects of the implant-abutment system. A three dimensional finite element study. Med Oral Pathol Oral Cir Bucal 2011;16:e852–e856.

[12] Canullo L, Iannello G, Netuschil L, Jepsen S. Platform switching and matrix metalloproteinase-8 levels in peri-implant sulcular fluid. Clin Oral Implants Res 2011;23:556–559.

[13] Giannopoulou C, Bernard JP, Buser D, Carrel A, Belser UC. Effect of intracrevicular restoration margins on peri-implant health: Clinical, biochemical, and micro-biologic findings around esthetic implants up to 9 years. Int J Oral Maxillofac Implants 2003;18:173–181.

[14] Mustafa K, Wennerberg A, Arvidson K, Haag P, Karlsson S. Influence of modifying and veneering the surface of ceramic abutments on cellular and proliferation. Clin Oral Implants Res 2009;19:1178–1187.

[15] Proceedings of the Third ITI Consensus Conference. Int J Oral Maxillofac Implants 2004;19(suppl):1–156.

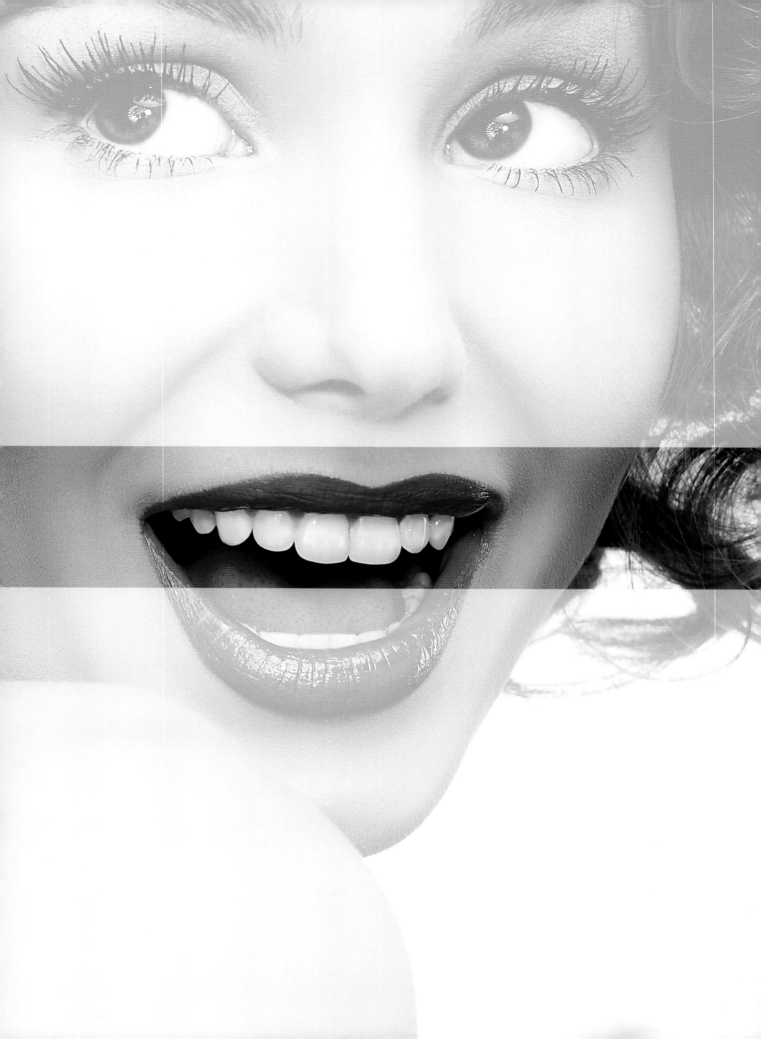

(10.1) CONSTANTIN VÂRLAN, BOGDAN DIMITRIU, IONUȚ BRÂNZAN
(10.2) CAMELIA ALB, FLORIN ALB
(10.3) SMARANDA BUDURU, RAREȘ BUDURU

第十章
Chapter X

后牙美学修复
ESTHETIC RESTORATION OF POSTERIOR TEETH

10.1　直接修复
DIRECT RESTORATIONS

大多数种类的复合树脂，如微混合填料型、亚微混合填料型、纳米填料型和纳米技术复合树脂等，具有良好的生物机械性能和美学特性，广泛用于后牙直接粘接修复[2-9]。

根据牙釉质-牙本质粘接技术，后牙复合树脂粘接修复可分为以下几种[2,7]：

· 直接修复。

· 半直接修复。

· 直接-间接修复。

· 间接修复。

直接粘接修复技术认知度高且应用广泛。改良后的牙釉质-牙本质粘接系统不仅种类多样，还可补偿并消除复合树脂聚合收缩的不良影响，使其具有更好的边缘适合性，减少微渗漏，并延长使用寿命[2-3,6-7]。

目前应用的复合树脂具有良好的物理和化学特性，较强的抗折性和耐磨性，足以用于后牙小面积和中等面积窝洞的充填[4-5,8-9]。

上述改良大大提高了复合树脂美学直接粘接修复体的存活率[4-5,7-9]。

影响直接粘接修复体质量的因素包括窝洞过大而深，或窝洞位置难以进行操作等。窝洞边缘位于牙骨质-牙釉质界（CEJ）内，或超出CEJ时，直接粘接修复体将难以保持良好的边缘适合性；窝洞冠部釉质洞壁脆弱或倒凹过大，直接粘接修复也会存在问题。

在上述这些情况下，需考虑采用除了直接粘接修复以外的其他修复方式[1-2,4-5,7-9]。

1998年美国牙医协会针对后牙复合树脂直接粘接修复制订了指南[4-5,7]：

· 窝沟封闭，或扩展性窝沟封闭。

· 窝沟点隙的预防性树脂充填。

· Ⅰ类洞和Ⅱ类洞早期龋的治疗。

· Ⅰ类和Ⅱ类充填修复体继发龋的治疗，窝洞颊舌侧宽度小于该牙颊舌尖距离的1/2。

· 牙颈部Ⅴ类缺损的治疗。

· 患者对金属修复材料过敏。

10.1.1　粘接准备

粘接准备[7]适用于初发龋损，指洞型大小仅与牙体硬组织缺损有关的窝洞。

此类粘接修复的特殊处理包括窝洞内部点线角圆钝和釉质边缘无角肩台。需要注意的是，由于外部洞缘釉柱排列具有方向性，预备无角肩台时需用合适的旋转切割器械（直裂钻、锥形裂钻或者火焰状抛光钻针）垂直于𬌗面进行，

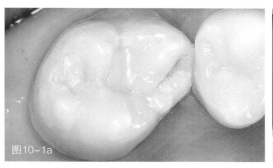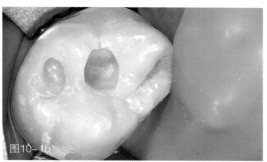

图10-1 a. 17预备前，旧充填体边缘适合性存在问题。
b. 17骀面Ⅰ类洞（预备洞缘斜面）。

切割釉柱并形成角度合适的、适于酸蚀的釉柱截面。此时，预备洞缘斜面是没有必要的[3,6,8]。

10.1.2　洞缘斜面的预备

临床上如有旧金属充填修复体存在，此时需要预备洞缘斜面。去除金属充填物和龋坏牙体组织后，预备窝洞使点线角圆钝，并抛光洞缘斜面。经过以上预备后（图10-1a、b）窝洞具有良好的粘接性能[2,7-8]。

10.1.3　充填修复材料

在大多数后牙充填病例中，推荐使用微混合填料复合树脂，其填料颗粒直径平均为0.5~1μm，并含有直径0.04μm的热解二氧化硅颗粒。后牙复合树脂充填时通常使用流动树脂垫底，特别是窝洞洞底、近髓腔壁以及邻面洞龈壁等部位。

直接修复材料的技术发展决定了后牙充填修复的复合树脂的使用与发展，即纳米树脂，其纳米颗粒粒径小于100nm（大部分为5~20nm）。此类复合树脂不仅具有纳米级填料颗粒，而且纳米颗粒能聚集成稳定的纳米簇，大小与微填料粒径类似：微填料粒径为1~5μm，最大为10μm。因此，纳米树脂的无机填料中纳米颗粒和纳米簇可同时独立存在。

复合树脂填料粒度减小的同时也较

大地提高了填料含量，填料质量百分比（从70%提升至80%）和体积含量（从60%增加至65%）均有增加。目前改良的复合树脂具有更好的物理性能（尤其是机械性能），耐磨性更接近于牙釉质和银汞合金（10~50μm/年）[3,6,9]。而且复合树脂的弹性模量与牙本质相近，机械应变效应相似，有助于修复体的稳定。

复合树脂的美学特性也得到了很大的提高。首先是因为，最新一代树脂具有出色的表面性能，以及修形抛光性能。其次，树脂基质内（作为分散的纳米颗粒）和纳米簇内混合了具有不同光学特性的颗粒，复合树脂的颜色和透明度有了更多的选择。

由于微混合填料复合树脂流动性差、弹性模量高于牙本质（18GPa），因此在后牙充填中推荐使用流动性好，弹性模量低（最大5GPa）的流动树脂垫底，覆盖于牙釉质–牙本质粘接剂之上。流动树脂垫底时只需要薄薄一层即可，作为粘接剂和复合树脂材料的中间层可以减少修复体的整体收缩。

流动树脂垫底可以：

·改善洞底粘接剂层与复合树脂之间的界面。

·补偿复合树脂聚合收缩产生的内部应力，减少充填材料与洞壁之间的张力。

·减少充填术后敏感，特别是窝洞形状不良时的术后敏感。

从以上观点可以得出，我们应该对窝洞进行C因素评估[4-5,7-8]，以此来评价窝洞形状与聚合收缩应力中各影响因素的所占比例。C因素指窝洞粘接面积与非粘接面积的比值，描述了窝洞洞壁面积、粘接面积与聚合收缩之间的关系。因此，粘接性能的削弱取决于聚合收缩增加、窝洞面积较大以及使用高稠度复合树脂等因素。据估计，能够自由流动的复合树脂聚合收缩最小，非粘接面积多于粘接面积时聚合收缩最小[7]。

因此，很明显，I类洞和V类洞有5个粘接界面和1个非粘接界面，C因素较高；充填时洞型内的复合树脂流动性受限。这两类洞型进行复合树脂充填时，聚合收缩将明显增加粘接界面应力，降低充填材料与牙体硬组织之间的粘接力。因此，应用流动性树脂作为洞壁粘接剂层和复合树脂之间的中间层十分必要，这不仅是材料本身的特性需要，也是降低粘接界面聚合收缩应力的需要[3-7]。

10.1.4 材料的充填和成型：分层充填

复合树脂材料的充填技术旨在代偿聚合收缩导致的洞壁张力，便于成型和获得良好的色彩学效果。

后牙的颜色特点决定了复合树脂比色较前牙简单[2,10]，因此，很多厂家减少了颜色种类，趋向于只生产一种牙本质色树脂，和少量几种牙釉质色树脂[7-9]。

确定牙本质色彩细节应该在安装橡皮障之前进行，不仅要对修复牙齿进行比色，邻牙和对颌牙也应该进行比色。

值得注意的是，牙本质层树脂比色

时不能只考虑牙位，还也应该考虑到患者年龄引起的牙齿颜色改变。

釉质层复合树脂比色时应该考虑到天然釉质具有较高乳光性和亮度的颜色特点，并参考牙冠表面不同解剖位置釉质层的厚度。综合以上因素，牙釉质嵴推荐用更白的树脂充填，殆面窝沟点隙处则用深色树脂充填[7-9]。

根据窝洞大小，后牙复合树脂直接修复有不同的充填模式，代表性的包括复合树脂整体充填技术、水平分层技术、斜分层技术、三次分层技术和四次分层技术。

10.1.4.1　复合树脂整体充填技术

主要用于小窝洞充填，即所谓的"预防性窝洞"。应用此类充填方法时要求充填的树脂不能过厚，其产生的聚合收缩应力可以被忽略[2,7]，并能一次将树脂充满整个洞型并固化。

10.1.4.2　水平分层充填技术

分层充填时，首先恢复牙本质层，根据牙本质的颜色和厚度，以及牙尖和窝沟点隙的形态进行充填，并为牙釉质层留出0.5～1mm的充填空间。

应依据牙齿的解剖特点进行树脂的充填和成型。

水平分层充填技术（图10-2）适用于较深且入口较小的洞型，光固化灯的照射方向与窝洞入路方向一致[2,7]。

10.1.4.3　斜分层充填技术

对于入口开阔，深度中等或较深的大窝洞，要求进行逐层分层充填和光固化。因为大块的复合树脂聚合收缩时内部应力增加，若采用水平分层充填技术，将会对洞壁产生更大的应力[2,7-9]。

虽然光照位置会影响聚合收缩的方向，但是对复合树脂的聚合收缩起决定性作用的是窝洞形态和黏接质量。

因此，光固化时可透过牙尖组织，使复合树脂向窝洞壁方向收缩，而不是向窝洞中央收缩（尽管这不是一个重要的因素）。

然而，通过斜分层技术充填复合树脂（图10-3a～c，图10-4a、b），采用光强逐渐增加的模式（软启动）透过牙尖组织光固化，这些措施均能减少复合树脂聚合收缩，从而间接降低洞壁界面的内部应力。

10.1.4.4　三次分层技术

一些研究者[7-9]推荐将这类充填模式用于Ⅰ类洞中小洞型的充填。

三次分层技术是指：

·使用流动树脂做衬层，覆盖洞底牙本质粘接面。

·用一层复合树脂充填牙本质层。

·最后一层修复牙釉质层，同时恢复殆面形态。

图10-2　27窝洞水平垫底。

图10-3　a~c. 27窝洞斜分层充填。

图10-4　a、b. 充填完成效果。

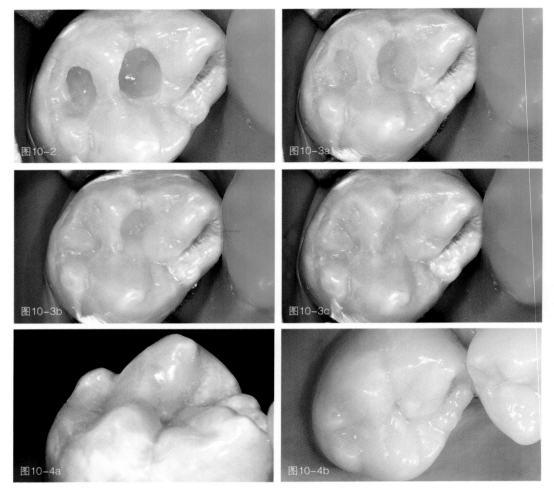

10.1.4.5　四次分层技术

该方法近期被多名研究者提出[7-9]，适用于Ⅱ类洞中小洞型的充填，步骤如下：

· 紧贴成型片放置牙釉质树脂，恢复缺失的邻面壁和边缘嵴（将Ⅱ类洞转化为Ⅰ类洞：向心技术）。

· 流动树脂洞衬。

· 用一层复合树脂充填牙本质层。

· 最后一层修复牙釉质层并恢复𬌗面形态。

10.1.5　修形和抛光

按照以上原则和步骤进行复合树脂充填以及𬌗面成型的修复体，基本可以不用调𬌗。操作者要根据𬌗面解剖形态（窝沟点隙和牙尖斜面）进行充填，避免形成边缘缝隙或悬突。这样，修复体光固化后所需要的形态修整大为减少，无须特殊的修形抛光，尤其是在Ⅰ类洞时。牙体和修复体之间常有潜在界限存在，只需用橡胶抛光尖对修复体表面进行抛光，这只会有极少量的磨损，然后用蘸有抛光膏的抛光刷再次抛光。以上抛光步骤用时少，并能增加现有复合树脂材料的美学效果[2,4,5,7-9]。

10.1.6　临床操作步骤

10.1.6.1　隔离术区

· 记录最初咬合接触点，麻醉，放置橡皮障。

· 使用喷砂装置（碳酸氢盐、浮石粉等）和抛光杯清洁牙面。

10.1.6.2　窝洞预备和修形

· 使用合适的高速旋转器械去除旧充填体（金属或非金属）。

· 使用红标慢速弯机头，柱状或圆形细颗粒金刚砂钻针预备窝洞。

· 使用蓝标弯机头，不锈钢或碳钨钢钻针去除感染牙本质组织。

· 窝洞边缘修形：使用红标慢速弯机头，柱状或火焰状细颗粒钻针制备洞缘斜面，修整牙釉质。

10.1.6.3　牙釉质和牙本质粘接过程

· 35%～37%磷酸酸蚀牙釉质和牙本质（全酸蚀技术，牙釉质酸蚀20~40秒，牙本质酸蚀10~20秒）（图10-5a、b）。

· 大量流水冲洗30～60秒（图10-5c），轻轻吹干橡皮障和邻牙残留水渍，避免气枪直接猛吹窝洞，以免造成组织过度脱水；有研究认为[5]，酸蚀冲洗完成后，可在预处理剂前用0.2%~2%氯己定溶液冲洗窝洞1～2分钟，起到抗菌和抑制蛋白酶（MMPs）作用。

· 使用足量的预处理剂加压涂擦牙本质壁30~60秒，涂擦时随时增加新鲜的预处理剂。

· 轻吹干燥5~10秒；干燥后的表面应光洁明亮。

· 用粘接剂涂擦牙釉质和牙本质几秒，气枪轻轻吹匀成一薄层。

· 粘接剂光固化20~40秒。

图10-5 a. 牙釉质酸蚀。
b. 牙本质酸蚀。
c. 冲洗30~60秒。

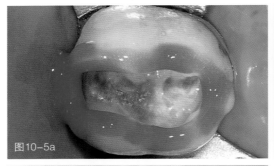
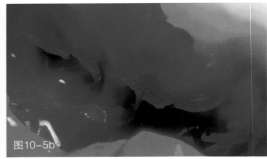
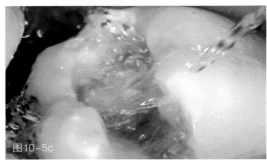

· 流动树脂垫底，光固化。

10.1.6.4 牙本质分层充填

· 窄深窝洞先水平分层充填，渐强光（软启动）或常规光固化。

· 大窝洞斜分层充填，并透过牙尖透照光固化（殆面额外光照固化）。

· 根据牙齿解剖形态多次分层充填，形成牙尖斜面以及殆面窝沟点隙形态（图10-6）。

· 每次分层充填树脂后进行光固化[7]。

10.1.6.5 牙釉质分层充填

· 小窝洞可用整体充填技术。

· 大窝洞可用水平分层和斜分层充填技术。

· 形成窝沟点隙形态。

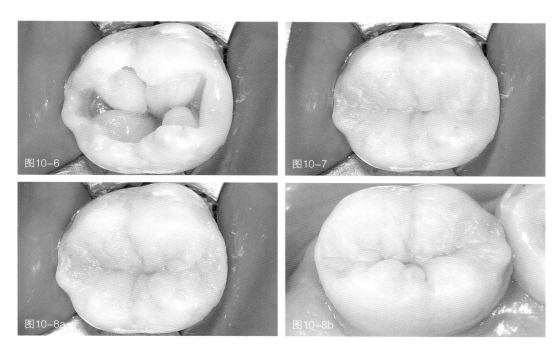

图10-6 37牙本质层的修复，𬤊面观。

图10-7 37牙釉质层的修复，𬤊面观。

图10-8 a. 37使用染色剂后。b. 37修复体最终修形抛光后，𬤊面观。

·每一层复合树脂充填后均进行光固化，最后一层复合树脂表面建议涂甘油凝胶后再进行光照，以防止氧阻聚层形成，促进表层树脂完全固化。

·使用红标慢速弯机头，细颗粒和超细颗粒金刚砂车针修形。

·使用中或细颗粒橡胶头/杯和硅橡胶抛光头。

·用尼龙刷或硅胶刷蘸取抛光膏抛光。

·取下橡皮障，检查咬合，并进行最终的修整（图10-7，图10-8a、b）。

10.1.7 后牙Ⅱ类洞直接树脂粘接修复要点

后牙Ⅱ类洞直接树脂粘接修复时应注意几个要点，包括适应证的选择、减少树脂聚合收缩的充填技术、合适器械和材料的选择以及操作顺序等[2,4-5,7-9]。以下将简略陈述几条。

后牙Ⅱ类洞的中小洞型是直接充填的主要适应证；邻面洞的颈部龈阶处应预留出足够厚度的釉质层[2,4-5,7-9]。

Ⅱ类洞充填临床上必须注意两点[2,4-5,7-9]：

·减少聚合收缩的影响。

·相应牙齿的美学解剖特点。

聚合收缩会在牙–修复体界面产生持续应力，主要有以下两方面证据：

·在洞壁，应力产生微裂，造成洞壁部分或全部折断。

·在粘接界面：

– 充填体边缘有微渗漏的可能。

– 根据牙本质液体动力学理论，牙本质粘接界面可能出现术后敏感[4-5]。

聚合收缩的影响不会立刻出现，而在后期逐渐表现出来，比如几天或几周之后（术后敏感），甚至是几个月后（断裂或折断）。

聚合收缩是材料的固有特性，主要受到以下三方面影响[2-3,6-8]：

·复合树脂的物理化学性能。

·牙–修复体粘接界面的粘接力。

·窝洞的三维形态以及与窝洞型态相关的C因素。

为了减少聚合收缩，抵消其不良影响，研究者提出了几种不同的临床操作方法：

·光固化灯光纤末端使用特殊形态导光头，控制光照在缩聚反应中的应用减少聚合收缩[2,7]。

·光固化前将预制瓷块插入复合树脂中，以减少体积收缩[2,7]。

大多数观点认为，多次分层充填和光固化技术，包括多步充填，多层次三维形态雕塑，以及多个方向光照（水平充填技术，三维光固化技术，斜分层充填技术，三次分层技术，四次分层技术–向心充填技术）是减少聚合收缩的最恰当方案[2,4-5,7-9]。

后牙Ⅱ类洞直接修复想要获得美观

注意：

上述的两种方法均存在缺点：

·充填时洞缘多余的树脂材料难以去除，不易获得良好的邻面接触点。

·难以获得与患牙一致的形态和颜色。

·修形和抛光过程更加复杂。

·整个工作时间延长。

以上原因决定了这些方法只适用于个别情况，而不适用于临床所有情况。

的解剖形态，合适的器械和工具是不可缺少的。

　　树脂充填和成型除了需要合适的工具外，正确使用成型片和楔子也具有决定性作用[4-5,7-8]。

　　为了获得良好的邻面形态和邻面接触，推荐使用分段式邻面成型片，它具有颊舌向和𬌗龈向两个方向的突度。通常与弹性环状金属固定夹联用，环状固定夹有两方面作用：确保成型片就位（相当于传统成型片夹）和少量分牙作用（在牙周边缘组织生理范围内），以更好地恢复邻面接触。

　　有多种邻面成型片可用于Ⅱ类洞复合树脂直接粘接修复。知名度高且应用广泛的成型片系统包括[17]：

　　·Palodent分段式成型片系统，使用Bi-Tine分牙环。

　　·Silver Plus G rings成型片系统；该系统分牙环有两种不同形态：长臂和短臂。

　　·Composi-Tight GDS 3D 成型片系统，配有软面3D分牙环，该环拥有三维成型臂，依靠硅树脂环形成邻面间隙形态。

　　·The V-Ring 成型片系统，附有分牙环。

　　近远中洞需要环形成型片系统，由传统的Tofflemire成型片发展而来。AutoMatrix成型片被广泛应用于该类洞型，它可以被安放、调整并固定于相应位置，以达到理想的修复效果。

（穆海丽　田洪琰）

参考文献

[1] Garber DA, Goldstein RE. Porcelain and Composite Inlays and Onlays: Esthetic Posterior Restorations. Chicago: Quintessence, 1994.
[2] Dietschi D, Spreafico R. Adhesive Metal-Free Restorations: Current Concepts for the Esthetic Treatment of Posterior Teeth. Chicago: Quintessence, 1997.
[3] Powers JM, Sakaguchi RL. Craig's Restorative Dental Materials, ed 12. St Louis: Mosby Elsevier, 2006.
[4] Hilton TJ, Ferracane JL, Broome JC. Summit's Fundamentals of Operative Dentistry: A Contemporary Approach, ed 4. Chicago: Quintessence, 2013.
[5] Heymann HO, Swift EJ Jr, Ritter VA. Sturdevant's Art and Science of Operative Dentistry, ed 6. St Louis: Mosby Elsevier, 2013.
[6] O'Brien WJ. Dental Materials and their Selection, ed 4. Chicago: Quintessence, 2008.
[7] Brenna F, Breschi L, Cavalli G. Restorative Dentistry: Treatment Procedures and Future Prospects. St Louis: Elsevier Mosby, 2009.
[8] Mangani F, Putignano A, Cerutti A. Guidelines for Adhesive Dentistry: The Key to Success. Chicago: Quintessence, 2009.
[9] Terry DA, Leinfelder KF, Geller W. Aesthetic and Restorative Dentistry: Material Selection and Technique. Houston: Everest Publishing Media, 2011.

10.2 间接修复体
INDIRECT RESTORATIONS

10.2.1 为什么关于嵌体与高嵌体的章节会出现在这本美容牙科书中？

30年前，如果患者需要一个小于全冠的修复体，她/他就不得不在银汞直接充填和金合金间接充填体间做出选择。现今，陶瓷、复合树脂等牙色材料已十分常见，它们能同时满足后牙美学修复对美观和功能的双重需求。如今不必再为提高机械强度而牺牲美观[1]。最新的研究表明，复合树脂嵌体和瓷嵌体的10年成功率已超过90%，接近于金标准，与效果最持久的贵金属嵌体相近[2-4]。

仅2008年，美国就有超过4000万全冠修复病例，其中很多患牙本可受益于更为保守的治疗方法。现有的全冠修复技术要求磨除颊舌面剩余的健康牙体组织，这就造成了一种破坏性的预备。可是，为了追求唇面外形的美观，或是不得不使用固定桥来保护牙周病患者的隐裂牙，再或是需要𬌗重建时，医师和患者还是会频繁地选择全冠修复[5]。

10.2.2 什么是嵌体和高嵌体？何时会用到它们？

嵌体是金属、陶瓷或是复合树脂制成的间接修复体，不支撑也不替换牙尖（图10-9）。换句话说，嵌体用于修复经过特殊预备的牙体凹陷结构（点、隙、窝沟）的缺损。可是在咀嚼循环的侧方和前伸运动中，嵌体不能确保对牙尖提供保护[6-7]。

高嵌体是一种间接修复体，它可同时修复经特定预备的牙齿的凸出结构（牙尖、牙面）和凹陷结构（点、隙、窝沟）（图10-10）。它是通过多种技术手段，利用生物相容性材料制成的。高嵌体常常用于修复牙尖，所以它也被用于维持和/或重建咬合垂直距离。通过牙体预备，多数功能咬合点都应设计在修复材料上，而不是天然牙上[8-9]。

全𬌗面高嵌体是陶瓷或复合树脂制成的间接修复体。它可以不经过特殊牙体预备而改变牙齿外形，牙齿凹陷形态（点、隙、窝沟）和凸出形态（牙尖、牙面）均可包含在内[10]。

20年前，烤瓷全冠的使用率远高于嵌体修复体。而今天，随着新型陶瓷压铸技术的引入、实验室复合材料性能的提高、CAD/CAM技术的发展以及牙本质粘接技术的进步，这种状况已经发生了转变。现在，越来越多的患者和牙医接受了微创牙科的新趋势，希望能避免全冠修复所需的过度牙体预备，更多地要

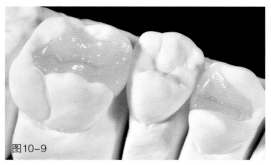
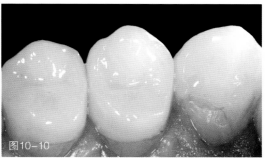

图10-9　瓷嵌体。
图10-10　瓷高嵌体-IPS
e,max Press（Ivoclar）。

求或更易接受粘接美学修复[11-12]。

嵌体／高嵌体的一般适应证：

・不能进行直接充填的牙体缺损；

・中、重度的釉质缺损，接触点难以恢复的；

・短粘接桥的近中固位体；

・口腔卫生状况好，不易患龋的患者[13]；

・对美观要求高的患者，当同一象限有多颗牙需要修复时，可以只取一次印模。

高嵌体可用于需要覆盖牙尖的死髓牙。当患牙存在较高的折裂风险或有"隐裂综合征"时，如果按照嵌体的标准进行牙体预备，现存的隐裂可能会不断加深，这种情况应行高嵌体或全冠预备[14]。高嵌体还可以用于修正咬合平面、恢复咬合垂直距离（VDO）。

相对禁忌证包括：

・口腔卫生状况差，患龋风险高的患者。

・髓腔过大的年轻患者。

・死髓牙：对于嵌体——牙颈部存在大面积充填体的患牙；对于高嵌体——小范围缺损修复的患牙。

・不配合的患者。

修复后的随访是非常必要的。

与后牙复合树脂直接充填相比，后牙间接修复更好地保护了牙体组织，使用寿命也更长。金合金、复合树脂或现代陶瓷制成的间接修复体有出色的机械和物理性能：能成功维持龆间垂直距离（VDO），并且不会造成对颌牙的磨损，也不会随时间推移磨穿修复体本身[15-16]。

间接修复体也有一些缺点：如加工费用导致修复费用较高，需要就诊两次。与直接修复技术相比制作周期长（椅旁CAD/CAM嵌体及高嵌体的制作可以一次完成）。瓷修复体对技术要求高，而复合树脂修复更费时。作为固位体，它们在固定桥中发挥的固位力很小。而且，它们只适用于口腔卫生良好且可以定期随访的患者，因为这种修复方式继发龋的风险很高[17-18]。

10.2.3 间接嵌体及高嵌体修复的制作流程

当医患双方都同意嵌体或高嵌体间接修复时，以下的细节需要仔细检查：

牙髓活力，包括临床检查和影像学检查，因为牙体预备会受牙髓活力的影响。众所周知，死髓牙牙折的风险很高，需要更多的牙齿结构来保护剩余牙体组织的强度。由于纤维桩修复中的粘接树脂和双重固化树脂之间的粘接力好于玻璃离子水门汀的粘接力，所以推荐使用纤维桩（以石英或玻璃纤维为基质伴双重固化复合树脂）。

牙周袋探诊极其重要，因为深牙周袋的存在与否决定了嵌体/高嵌体与邻牙接触点的不同设计[17-18]。

𬌗关系评估对低风险、长寿命的间接修复来说是必要的。建议用咬合纸标记出接触点后，𬌗面涂一层粘接剂，以避免在牙体预备时被喷出的冷却水冲洗掉。

陶瓷及复合树脂嵌体/高嵌体的预备量应控制在最小。最好把咬合接触点放置在釉质上，当牙尖已破坏时，可预备成高嵌体以覆盖牙尖，或使用玻璃离子水门汀获得支持力。牙釉质是行使𬌗功能的最佳材料，因其柱状结构能够正确地传导咬合压力[17-18]。

与复合树脂嵌体相比，陶瓷嵌体需要更广泛的牙体预备，因为牙科陶瓷材料非常坚硬，剩余牙尖的折裂率也更高。由于树脂水门汀的粘接连接和弹性，人们认为粘接后的复合树脂嵌体可以加强剩余牙尖的抗力[20-21]。

仿生原则（牙体预备中避免任何的预防性扩展）极其重要，因为预防性扩展会降低本就薄弱的牙齿抗力。就机械性能来说，没有比牙釉质或牙本质更好的修复材料，从这一点出发，一些学者认为复合树脂嵌体更具优势，因其弹性模量优于陶瓷嵌体，复合树脂嵌体的弹性模量约10MPa，更接近牙本质（18.6MPa），而远小于陶瓷

图10-11 a. 16银汞合金充填体。
b. 第一象限牙齿情况，14、16去除旧充填体后，15去腐后。
c. 14、16去腐后窝洞深度𬌗面观，推荐嵌体修复，15推荐复合树脂直接充填。

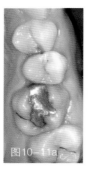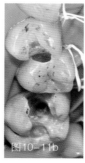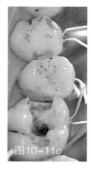

图10-11a　　图10-11b　　图10-11c

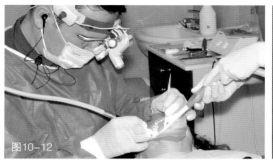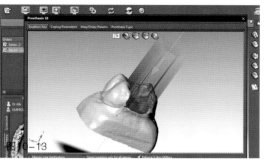

图10-12 医师的正确体位，佩戴至少2.5倍的放大镜，利用口镜反光而非直视。
图10-13 使用数字印模检查预备体的各项参数（深度、平行度、角度）。

（87.2MPa）[18]。

预备体边缘放置十分重要，因为龈下预备可能导致印模不准确，以及粘接剂粘接到牙骨质和牙本质，这些部位的粘接力薄弱，而且很难隔湿。龈下肩台放置的另一个问题是无法用口内扫描器得到预备体的光学印模，因为迄今为止，口内扫描需要边缘很好的可视度。

牙体预备需要在放大下进行，可以使用放大至少2.5倍的带强光的头帽式放大镜，也可以使用显微镜实现更精确的牙体预备。牙体预备的工具可以是传统的旋转器械，或金刚砂超声器械［如Satelec（EMS）］，或干/湿微型喷砂机，或YAG激光、水激光（Biolase）。

在预备前，使用全象限橡皮障可以做到理想的隔离。这样可以使用较少的浸润麻醉一次同时完成几颗牙的预备。牙体预备从远端向近端进行。预备形受以下几个因素影响：龋坏的扩展程度、要替换的旧修复体的位置及使用橡皮障前标记的咬合面接触点的位置（图10-11）。预备形有时会因修复材料所需的最小厚度而改变：压铸陶瓷1.5mm，长石质陶瓷2mm，氧化锆不低于1mm，复合树脂1.2mm（最小厚度）[12,18]。

因存在牙齿折裂风险，预备体的外形终止线不能放置于牙尖或窝沟，而是扩展到牙尖斜面，或者甚至是扩展到颊舌面，此时嵌体转变为高嵌体。陶瓷和复合树脂嵌体的边缘不能预备成斜面，但仍然需要边缘修整。预备体的深度和外形可通过硅橡胶印模或口内扫描检查，软件会显示出固位区。

牙体初步预备后，需要在放大情况下对所有边缘和表面进行修整（图10-12）。边缘线要圆钝以避免产生瓷体内部的应力集中。预备体的最终外形需要考虑就位道，沿牙长轴方向轻度外展4°～6°，以便粘接剂的溢出，也方便在试戴时戴入和取下。

过去修复提分类方法繁多，如根据预备体的形状、累及的牙面（Black分类法）、累及牙面的数量（3/4、4/5）以及是否存在固位沟等进行分类。以上这些分类都因粘接性的牙色间接修复体的出现而消失了。粘接修复不需要制备标准洞型，因此，现在的间接修复可以包括一个牙尖，或仅包括一颗牙的两个面，甚至在磨损与磨耗的情况下无须备牙。这些修复体被称为"殆面贴面"或"咬合贴面"。最贴切的术语是Pascal Magne提出的"瓷粘接修复体（PBRs）"，瓷粘接修复体是在技工室制作的粘接在牙齿上的全瓷修复体，可以只修复一个切角或牙尖，也可以用来修复3个牙面[16,18]。

10.2.4　临时修复体

如果存在牙龈炎，需要等到炎症消退以后再制取印模。其间应使用临时嵌体封闭窝洞。因为性能较差的临时材料不能修复接触区，也无法保证边缘的密合，而这些都是龈乳头炎症愈合所需的。牙龈炎症状态下制取印模会导致技工模型上错误的牙间乳头体积，也会导致技师对软组织轮廓做出错误的判断，这种情况下，技师将会做出邻面外展隙过大的嵌体。

牙体预备后，取印模前，以及在技工室制作嵌体/高嵌体期间，预备好的窝洞表面需涂一层粘接剂保护。临时嵌体由弹性Clip或Coltosol复合材料制作而成，注意不要粘接临时嵌体。使用热塑性材料会更容易些，比如牙胶，它可以防止牙周组织增生至窝洞内，也可以保持邻接点[10]。

运用口内数字扫描技术（比如

图10-14　a. 14、16去腐、预备成型、洞衬后的形态。
b. 取出弹性聚合材料制作的临时嵌体。
c. 磷酸酸蚀。
d. 取印模前，窝洞表面涂粘接剂进行封闭。
e. 运用传统方法，使用加成型硅橡胶（Flexitime，Kerr）制取精确印模。
f. 使用专为技工室CAD/CAM设计的Dental Wings软件，在技工室扫描石膏模型获得数字印模。

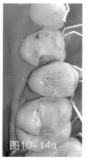
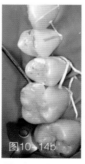
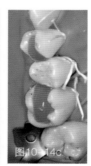
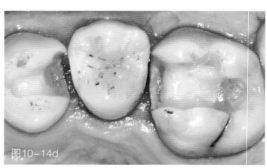
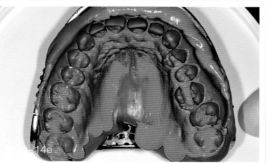
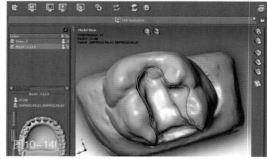

CEREC AC Omnicam, Sirona; 或E4D Dentist, D4D Technologies）直接扫描患者口内预备体同样可以获得印模（图10-13）。牙医可以在特制软件的虚拟模型上设计修复体（在第十二章有详细介绍）。或者也可以采用传统方法使用精确的印模材比如聚乙烯硅氧烷（PVSs）（Takel,Kerr; Aquasil, Dentsply; Imprint 3, 3M ESPE）或者聚醚硅橡胶Impregum（M ESPE）来制取印模。因为需要精准的对殆牙咬合记录，所以推荐制取全牙列印模。推荐使用面弓，尤其是在复杂的咬合重建的情况下，可以重建垂直颌间距离以及前磨牙组的引导。首选CAD/CAM切削的高嵌体，这样可以在蜡型或虚拟殆架上完成功能重建。

印模完成后，送至技工室，灌制传统石膏模型。这个模型将被用于所有技工操作，也会被用于CAD/CAM嵌体的扫描。技工室内的系统通常通过扫描石膏模型来获得光学印模，硅橡胶印模很少被直接扫描。只有龈下肩台的病例时，当龈下很难扫描清楚或根本不可能扫描的时候才需要这样做。

对于一些复杂的病例，牙医通常需要在椅旁制作临时修复体（用丙烯酸树脂或复合材料）并检查咬合，再次扫描咬合情况（双重扫描技术）；随后，将虚拟殆架上的光学功能参数发送到技工室（图10-14、图10-15）。

10.2.5 牙科技工室瓷嵌体的制作

长石质瓷嵌体

只有技术精良的口腔技师才能在耐火代型上制作长石质瓷嵌体（详见第五章）。修复体极易碎裂，所以粘接之前无论是在椅旁还是在技工室都有很大折裂风险。这项技术需花费大量的时间，因为要使用3个不同的石膏模型：Willi Geller模型；可拆卸基台的模型；固体的标准模型；并且有多个陶瓷烧结过程，而且没有试戴后再调整的可能性（图10-16）。

目前，Willi Geller 模型可以由激光

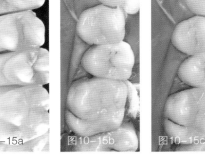

图10-15a

图10-15b

图10-15c

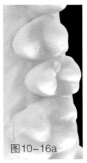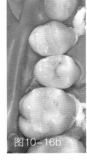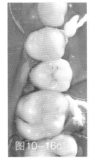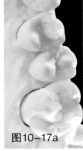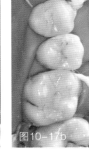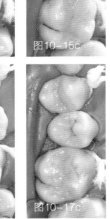

图10-16a

图10-16b

图10-16c

图10-17a

图10-17b

图10-17c

图10-15 a. 两个单独的石膏代型上的树脂嵌体（Vita LC）。b. 树脂嵌体试戴，未涂水门汀。c. 利用试戴糊剂试戴树脂嵌体（NX3 Nexus, Kerr）。

图10-16 a. 可拆卸代型上的长石质瓷嵌体（Vita VM 7 porcelain）。b. 长石质瓷嵌体试戴，未涂水门汀。c. 利用试戴糊剂试戴长石质瓷嵌体，可以看到3个瓷嵌体均密合良好。

图10-17 a. 可拆卸代型上的压制陶瓷嵌体（IPS e.max Press, LvoclarVivadent），运用了Willi Geller技术。b. 压制陶瓷嵌体试戴，未涂水门汀。c. 利用试戴糊剂试戴压铸陶瓷嵌体（Nexus Kerr），可以看到嵌体与天然牙几乎完美的嵌合。

立体雕刻高精度树脂制得，以色列的Strasys公司是这一领域的领导者[22]。确定修复体边缘非常重要，因为同其他技术相比，这是唯一一个可以将透明陶瓷粉应用于边缘衔接区的技术，而这会产生特殊的变色龙效应[22]。

在大部分病例中，经常需要进行额外的检查，特别是MOD嵌体和远中殆面嵌体，这会节省医师粘接的时间。殆面只能在粘接后检查。早接触点可以被白石抛光钻去除，但这可能会减弱表面的色彩效果。借助特殊的超声橡皮头，将嵌体充分就位，达到粘接剂的最小厚度。透明粘接剂是最好的选择。试戴时可以使用试戴糊剂，但操作难度较大[8,23]。

压铸陶瓷嵌体/高嵌体

压铸陶瓷技术相比于其他陶瓷材料具有很多优势，广泛应用于嵌体和高嵌体的制作：它是3种技术中最易掌握的；很多技师习惯上蜡和失蜡技术；嵌体可以通过烧结进行调整；殆面可以在粘接前检查。压铸陶瓷可制作功能性蜡型，所以常被用于需要咬合重建的病例，只产生最小的殆干扰（图10-17）。由于有更高的挠曲强度（300～400MPa），所以可以用于需要抬高咬合的殆面贴面高嵌体，甚至能制成传统高嵌体不能达到的3mm的厚度。而另一个极端，对需要少量改性的牙齿，修复体也可制成薄至0.3mm的修复体，如在正畸治疗后的无预备技术。粘接剂在这种嵌体/高嵌体中的

图10-18 a.两个石膏模型上的CAD/CAM技术制作的嵌体（氧化锂蓝瓷块，Ivoclar Vivadent）。
b.试戴中的切削嵌体，可以看出来颜色与牙齿本来的颜色不匹配。需要进行额外的窝沟深染。
c.用试戴糊剂对切削嵌体进行试戴。
d.CAD/CAM瓷嵌体，以及用来改善色彩的瓷粉。
e.CAD/CAM嵌体准备上釉。
f.经过改良的烧结，CAD/CAM嵌体送往诊室。
g.技工室中嵌体的扫描模型图，嵌体的设计和CAD/CAM切削已经完成，用的是Dental Wings软件，可以匹配很多切削系统（Cercon，3M Lava）。
h.由CAD/CAM软件设计的嵌体细节。

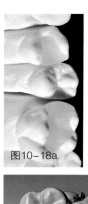
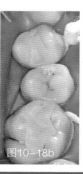
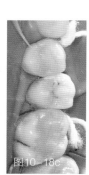
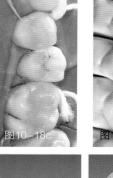
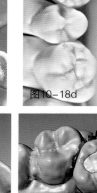
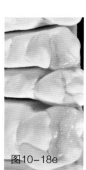
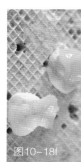

图10-18a　图10-18b　图10-18c　图10-18d　图10-18e　图10-18f

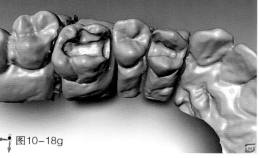
图10-18g

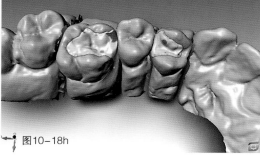
图10-18h

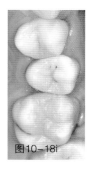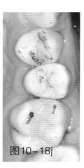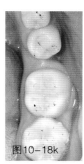

图10-18i　图10-18j　图10-18k

图10-18（续）　i.嵌体最终粘接后效果图。
j.检查第一磨牙的咬合接触情况。
k.对颌牙齿的咬合情况。

应用也比较简单，因为这种嵌体可以承受轻微的压力，折裂风险低。压铸陶瓷有更高的玻璃成分，所以有被氢氟酸过度酸蚀的风险，这也是为什么推荐牙医在诊室里进行硅烷化，而不是由技师完成[12]。

压铸瓷嵌体缺点是颜色的过渡区容易产生不美观现象，但在后牙区域比较容易被接受。美学表现可以通过回切边缘区并将透明或者高彩度的陶瓷粉末最终烧结在牙尖区和边缘区来进行改善。然而，由于烧结后的收缩，边缘缝隙可能增加；同样由于非同质的界面，会导致两种材料分层：一个压铸陶瓷，一个烧结陶瓷。

CAD/CAM瓷嵌体和高嵌体

CAD/CAM嵌体/高嵌体极其精确，可用两种陶瓷制作：氧化锆和玻璃陶瓷。氧化锆不是最美观的，但是抗力最强，适用用于𬌗力大、邻接点大面积缺损或粘接桥的近中固位体。一个简单的改善氧化锆嵌体的美观效果的方法是制作一个小尺寸的0.4mm厚的氧化锆壳，技师在这个壳上使用长石瓷粉堆瓷烧结。需要最少0.8mm的空间修饰氧化锆的不透

明性，并且在移行区用透明瓷粉过渡。第二种是利用CAD/CAM切削块状瓷制作玻璃陶瓷嵌体（如e.max CAD, Ivoclar Vivadent），这样能同时结合CAD/CAM技术和压铸陶瓷的美观两种优势（图10-18）[24-25]。

试戴修复体时使用Artispot接触点标记液，涂于嵌体的粘接面，在接触过紧的地方，磨除相应的牙体组织而不是修复体。这是因为当使用高速旋转器械修整修复体时会增加修复体掉落风险或出现裂纹或磨短边缘。牙间邻接点也可以用Artispot检查，如果需要，可以用白石橡胶磨除。嵌体/高嵌体的邻接区形状/面积应相应增大，以保护颊侧和腭侧的牙尖乳头，提高抗力。与天然牙相比，陶瓷材料机械性能差，更易于折断。

一个间接美学修复体的使用寿命主要取决于粘接（详见第十一章）。

橡皮障的隔离是很必要的，且应在修复体试戴完成后开始隔湿。在后牙复合树脂和瓷修复体中，预备体粘接面的表面处理是一样的。应用三步法粘接系统，酸蚀—预处理—粘接[19]。而为了增加树脂水门汀和嵌体的粘接力，复合树脂嵌体和高嵌体的粘接面需要在技工室喷砂处理，并且应用复合树脂预处理剂（Composite primer）处理[23]。瓷修复体的处理则不同，根据陶瓷种类，可酸蚀陶瓷（长石质陶瓷和玻璃陶瓷）需要在技工室进行喷砂处理，4.5%的氢氟酸酸蚀90秒，双组分的硅烷剂处理（Bis-silane, Bisco）。不可酸蚀陶瓷（氧化锆陶瓷）通过Rocatec（3M）喷砂处理，或者用处理剂（Z-prime, Bisco）增强粘接（图

10-19）。

所有的美学修复中，都会用到双重固化树脂。双重固化树脂可以用于嵌体的内表面和洞壁的粘接，伴随着粘接剂的缓慢溢出嵌体逐步就位，就位过程中应避免压力。预固化1秒，在完全聚合前的凝胶状时用刮治器去除溢出的树脂。如果预固化时间超过2秒，树脂将会变硬，只能使用高速旋转器械去除。最终的聚合需要在甘油（Barrier Gel，Ultradent）的保护下完成，它可以在树脂表面防止氧阻聚层的形成，确保色度稳定和防止边缘渗漏。完全固化后取下橡皮障，检查咬合、邻面接触的强度，

图10-19 16高嵌体修复。
（照片由Ionuţ Brânzan医师提供）
a. 16初诊检查。
b. 取印模前高嵌体预备情况。
c. 橡皮障隔离下粘接。
d. 粘接后取下橡皮障后细节。
e、f. 湿润状态下的嵌体。

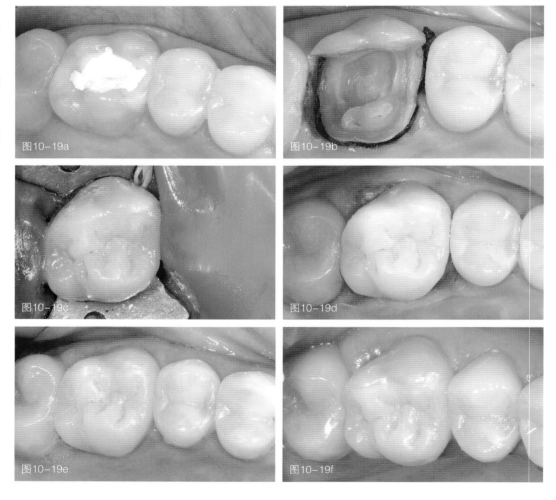

以及是否存在功能性咬合高点和早接触点。最好在24小时后用金刚砂橡皮轮抛光，因为牙体预备取模后，牙周膜松弛牙齿轻度伸长，粘接最初的24小时内偶尔有咬合过高的感觉（图10-20）。

建议所有间接陶瓷修复的患者在最初4周内使用殆垫，有磨牙症的患者则终生使用殆垫保护。这些患者需要一些特殊的清洁工具，比如水牙线、牙线。并且需要每隔6个月进行强制性的复诊进行边缘继发龋的监测。

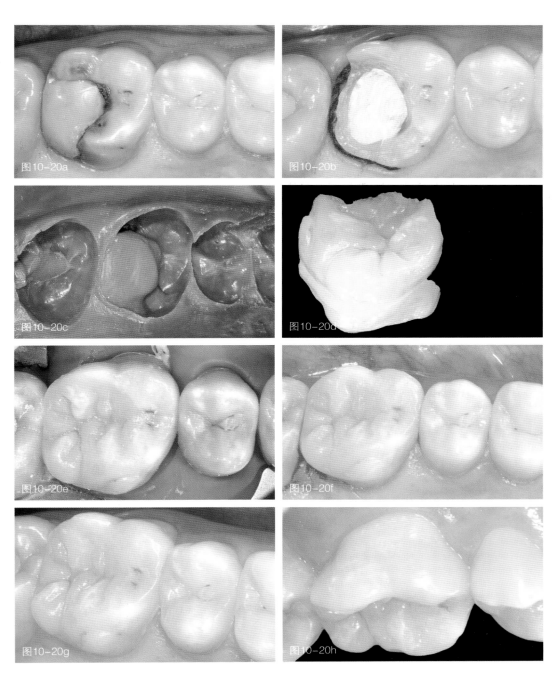

图10-20 26嵌体修复。
（照片由Ionuţ Brânzan医师提供）
a. 临床初诊状态。
b. 取印模前的嵌体预备。
c. 单步法取印模（Imp-regum, 3M ESPE）。
d. 压铸陶瓷嵌体（Empress 1, Ivoclar Vivadent）。
e. 橡皮障隔离下粘接。
f, g. 粘接后取下橡皮障。
h. 湿润状态下的嵌体。

10.2.6　结论

前后牙美学修复的需求与日俱增。由于费用、诊室与技工室分隔两地以及需要多次就诊等方面的问题，复合树脂直接充填依然是后牙美学修复的通用解决方式。尽管现代复合树脂材料的性能有所改善，但是它们只适用于小到中等范围的缺损充填，且充填处不能承担过大的咬合压力。一旦超出适应证范围，会导致直接修复体的失败。

鉴于这些原因以及作者们15年来完成的超过4000例复合树脂或瓷间接修复体的经验，推荐使用间接美学修复体，比如嵌体、高嵌体、全覆盖高嵌体等用于后牙牙体缺损的修复。

作者倾向于使用压铸陶瓷嵌体，因为对于技师来说，此种嵌体的工艺最为简单快捷。二硅酸锂瓷嵌体具有最佳的光学特性，且玻璃陶瓷可酸蚀，嵌体可粘接至预备后的剩余牙体组织上，增强牙齿结构。压铸陶瓷（如IPS e.max Press, Ivoclar Vivadent）的另一个显著优势是相同的一个瓷块可以制作出所有类型的全瓷固定修复体，从贴面到短固定桥，帮助技师在多种修复体并存的病例中简化操作。

复合树脂/陶瓷嵌体以及高嵌体较直接充填修复有以下优势：

· 极佳的美观效果。

· 良好的修复体接触点。

· 重现复杂的邻面和咬合面的凹凸形态。

· 近似于天然牙的机械学特性（挠曲强度、耐磨性）。

· 抗磨耗。

· 修复咬合垂直距离。

· 可高度抛光。

· 相比于全冠，预备量较少。

相对缺点：

· 技术敏感性，对医师技能要求高。

· 额外的技工室费用。

· 相对于直接充填来说就诊次数多。

诊室内CAD/CAM瓷修复体系统如CEREC（Sirona）或E4D Dentist（E4D Technologies）的应用克服了上述最后两个缺点。修复效果令人印象深刻，主要是因为省略了多个临床步骤，包括常规的印模、诊室技工室两地运输及患者复诊次数更少。由于嵌体修复可在几小时内完成，患者无须再次复诊。3~4小时后即可完成粘接，患者和医师都可以节省很多的时间。

用此方法制作的嵌体的精确性非常高，而这些材料如氧化锆或压铸陶瓷经过研磨，具有极佳的性能。但作者认为在目前情况下技师的工作并不能完全被取代，在CAD/CAM切削后，为了追求更好的美学效果，技师仍需要进行一次或二次的额外烧结过程[10,25]。

（李会　杨雪）

参考文献

[1] Gürel G. The Art and Science of Porcelain Laminate Veneers. Chicago: Quintessence, 2003.

[2] Peumans M, De Munck J, Van Landuyt K, Poitevin A, Lambrechts P, Van Meerbeek B. Two-year clinical evaluation of a self-adhesive luting agent for ceramic inlays. J Adhes Dent 2010;12:151–61.

[3] Peumans M, Voet M, De Munck J, Van Landuyt K, Van Ende A, Van Meerbeek B. Four-year clinical evaluation of a self-adhesive luting agent for ceramic inlays. Clin Oral Investig 2013;17:739–750.

[4] Della Bona A, Kelly JR. The clinical success of all-ceramic restorations. J Am Dent Assoc 2008;139(suppl 4):8S–13S.

[5] Christensen GJ. Considering tooth-colored inlays and onlays versus crowns. J Am Dent Assoc 2008;139:617–620.

[6] Christensen GJ. Intracoronal and extracoronal tooth restorations 1999. J Am Dent Assoc 1999;130:557–560.

[7] Roberson TM, Heymann HO, Swift EJ. Sturdevant's Art and Science of Operative Dentistry, ed 4. St Louis: Mosby, 2002.

[8] Touati B, Nathanson D, Miara P. Esthetic Dentistry and Ceramic Restorations. London: Martin Dunitz, 1998.

[9] Goldstein RE. Esthetics in Dentistry, vol 1, ed 2. Hamilton: BC Decker, 1998.

[10] Mörmann WH. The evolution of the CEREC system. J Am Dent Assoc 2006;137(suppl):7S–13S.

[11] Ivoclar Vivadent. IPS e.max Lithium Disilicate: The Future of All-Ceramic Dentistry. New York: Ivoclar Vivadent 2009.

[12] McLaren EA, Whiteman YY. Ceramics: Rationale for material selection. Inside Dent 2012;2:38–52.

[13] Land MF, Hopp CD. Survival rates of all-ceramic systems differ by clinical indication and fabrication method. J Evid Based Dent Pract 2010;10:37–38.

[14] Lynch CD, McConnell RJ. The cracked tooth syndrome. J Can Dent Assoc 2002;68:470–475.

[15] Kramer N, Frankenberger R. Clinical performance of bonded leucite-reinforced glass ceramic inlays and onlays after eight years. Dent Mater 2005;21:262–271.

[16] Koubi SA, Margossian P, Weisrok G, et al. Restaurations adhésives en céramique: Une nouvelle référence dans la réhabilitation du sourire. Info Dentaire 2009;91:363–367.

[17] Kois JC. The restorative periodontal interface: Biological parameters. Periodontol 2000 1996;11:29–38.

[18] Magne P, Belser U. Bonded Porcelain Restorations in the Anterior Dentition: A Biomimetic Approach. Chicago: Quintessence, 2002.

[19] Pashley DH, Tay FR, Breschi L, Tjäderhane L, Carvalho RM. State of the art etch-and-rinse adhesives. J Dent Mater 2011;27:1–16.

[20] Abbas G, Fleming GJ, Harrington E, Shortall AC, Burke FJ. Cuspal movement and microleakage in premolar teeth restored with a packable composite cured in bulk or in increments. J Dent 2003;31:437–444.

[21] Burke FJ, Shortall AC. Successful restorations of load-bearing cavities in posterior teeth with direct-replacement resin-based composite. Dent Update 2001;28:388–394, 396, 398.

[22] McLaren EA, Chang YY. Creating physiologic contours using a modified Geller cast technique. Inside Dent 2007;3:88–91.

[23] Magne P, Stanley K, Schlichting LH. Modeling of ultrathin occlusal veneers. Dent Mater 2012;28:777–782.

[24] Rekow ED. Dental CAD/CAM systems: A 20-year success story. J Am Dent Assoc 2006;137:5s–6s.

[25] Schlichting LH, Maia HP, Baratieri LN, Magne P. Novel-design ultra-thin CAD/CAM composite resin and ceramic occlusal veneers for the treatment of severe dental erosion. J Prosthet Dent 2011;105:217–226.

10.3 全瓷冠
ALL-CERAMIC CROWNS

患者不仅对前牙，对后牙也有很高的美学要求。尽管在牙颌系统的运动中不能完全看到后牙，不会对人们的社交生活产生影响。患者们依旧会仔细检查他们购买的修复体，在很难看见甚至完全看不见的区域也要追求完美。

直到最近，临床中的金标准仍是烤瓷熔附金属全冠，但越来越多的患者对最后的磨牙都要求美学修复。许多人不再接受口腔内出现金属合金，要么是出于美观原因，要么是因为过敏或高昂费用（目前金铂合金比氧化锆价格高很多）。

问题是，后牙区推荐哪种全瓷冠？在前牙全瓷冠的章节，我们提及了一些分类。考虑到内部基底，可以分为两类[1-2]：

· 有基底冠。

· 无基底冠（一体冠）。

10.3.1 有基底冠的全瓷冠

与前牙区不同，后牙可能有基底冠，组成有：

· 玻璃陶瓷（二硅酸锂）。

· In-Ceram（氧化铝、氧化锆）。

· 氧化锆。

请见第九章9.3部分中对结构和制作工艺的数据。

在单冠病例中，如果牙冠有足够的高度可以进行骀面预备，最终预备体高度至少4mm，则无论活髓还是死髓，所有全瓷修复系统均可用于后牙。

至于后牙固定桥则应考虑：

· 氧化锆，任何牙都推荐使用，桥体可以多于一个单位，前提是符合固定桥生物力学原则（Ante法则，基牙的牙周健康等）以及最小的连接区面积。

· 二硅酸锂，作为一个固定桥的基底，推荐在用于三单位的固定桥修复单颗缺失牙，可修复最远第二前磨牙的缺失；不能用于单端固定桥。

· In-Ceram可用于固定桥修复单颗缺失牙，主要指In-Ceram氧化锆。

还有一种可能性就是氧化锆基底加二硅酸锂饰瓷。这种技术依靠二硅酸锂的半透明性可以提升美观效果，还能完全复制牙齿间的咬合接触点（首先在蜡型上重现）。

因此，对多颗牙冠来说制作更简单，制作时间更短，也更精细（例如，IPS e.max ZirPress, Ivoclar Vivadent）。

粘接过程在9.3中讨论过。后牙全瓷冠的牙体预备必须符合以下标准[3]：

- 1.5mm轴面预备。
- 6°~8°殆向聚合度。
- 2mm中央窝预备。
- 360°无角肩台。
- 1mm宽的无角肩台。
- 点线角圆钝。
- 2mm功能尖预备。

10.3.2　无基底冠（一体冠）

正如名字所表示的那样，一体冠由单一材料制成，大小与最终修复体体积一样，这似乎是后牙修复工艺的最新趋势。

根据传统，冠由金属、瓷或者氧化锆内核外加饰瓷层组成，以获得美观及形态，这种技术的缺陷就是饰瓷和基底冠的界面（最常出现裂纹），并且饰瓷的强度很低（90~110MPa），这与内核的强度无关。

一体冠可以由二硅酸锂或氧化锆制成[1-2]。

10.3.2.1　二硅酸锂一体冠

二硅酸锂一体冠可以使用压铸或CAD/CAM工艺制成。在制成后技师为其染色、上釉，已达到个性化的目的。它们的优点是边缘密合，美学效果好（瓷块半透明性好），强度高（体外测试可达400MPa），并且可以通过粘接剂增强最终整体强度。

10.3.2.2　氧化锆一体冠

氧化锆一体冠使用预烧结的氧化锆

瓷块制成，通过CAD/CAM切削，其颜色与牙的基本颜色相近。完成后，技师染色，抛光，上釉。它们的优点是高强度（约1000MPa）。因此可以应用在有口腔副功能——磨牙症的患者口内。它们的美学效果稍逊于二硅酸锂陶瓷，但是制造商正在努力提高它们的美学性能。边缘密合性极高，可使用传统方式粘接。如果试戴时调殆，氧化锆全冠需要完善抛光，否则会造成对殆牙磨耗。目前尚没有长期实验研究使我们可以预估氧化锆一体冠对对殆天然牙的磨损程度。但高抛光度（镜面）的氧化锆似乎不会伤害对殆牙[4]。

氧化锆一体冠的主要优点是预备牙量少（只需一种材料的预备量）。甚至可以应用在咬合空间不足的部位。预备应该满足以下条件：

- 1.5mm轴面预备。
- 6°~8°殆向聚合度。
- 中央窝预备0.5mm、1mm、1.5mm。

如果殆面空间小于1mm，虽然牙冠的强度可以保证，但是殆面的形态看起来不自然。

- 360°无角肩台。
- 0.3~0.5mm肩台宽度，氧化锆全冠可以制作刃状边缘，但是有折断风险。
- 点线角圆钝。
- 1~1.2mm功能尖预备。

10.3.3　成功率

二硅酸锂全瓷冠的10年成功率与

图10-21 36初诊状况。
图10-22 36分层堆瓷的二硅酸锂全瓷冠牙体预备细节。
图10-23 36骀面观。

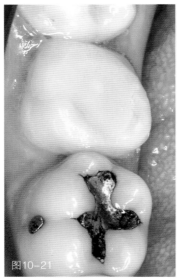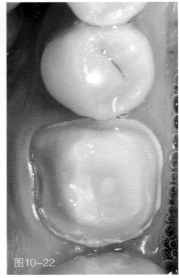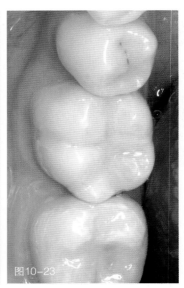

PFM类似，如果不考虑粘接技术，它被看作是PFM的良好替代品。

与此同时，对于氧化锆的持久性研究支持临床上对它的使用，但是还应注意它的观察时间并没有PFM或其他全瓷修复体久（图10-21～图10-25）[5-12]。

（李会　杨雪）

图10-24 36侧面观。
图10-25 二硅酸锂冠的半透明性。

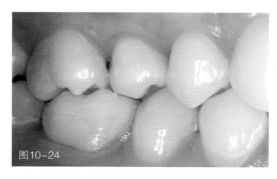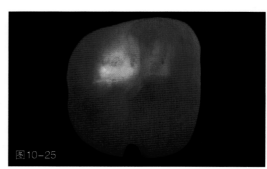

参考文献

[1] Giordano R, McLaren E. Ceramics overview: Classification by microstructure and processing methods. Compend Contin Educ Dent 2010;31:682–684.

[2] Fradeani M, Barducci G. Esthetic Rehabilitation in Fixed Prosthodontics: Prosthetic Treatment, vol 2. Chicago: Quintessence, 2008.

[3] Massironi D, Pascetta R, Romeo G. Precision in Dental Esthetics. Chicago: Quintessence, 2007.

[4] Winter B. Posterior Full-Contour Zirconia Crowns: Preparation Design. Scottsdale: Spear Education, 2012.

[5] Cortellini D, Canale A. Bonding lithium disilicate ceramic to feather-edge tooth preparations: A minimally invasive treatment concept. J Adhes Dent 2012;14:7–10.

[6] Kern T, Tinschert J, Schley JS, Wolfart S. Five-year clinical evaluation of all-ceramic posterior FDPs made of In-Ceram Zirconia. Int J Prosthodont 2012;25:622–624.

[7] Raigrodski AJ, Hilstead MB, Meng GK, Chung KH. Survival and complications of zirconia-based fixed dental prostheses: A systematic review. J Prosthet Dent 2012;107:170–177.

[8] Roumanas ED. The clinical reliability of zirconia-based fixed dental prostheses appears acceptable but further research is necessary. J Evid Based Dent Pract 2013;13:14–15.

[9] Stawarczyk B, Özcan M, Schmutz F, Trottmann A, Roos M, Hämmerle CH. Two-body wear of monolithic, veneered and glazed zirconia and their corresponding enamel antagonists. Acta Odontol Scand 2013;7:102–112.

[10] Janyavula S, Lawson N, Cakir D, Beck P, Ramp LC, Burgess JO. The wear of polished and glazed zirconia against enamel. J Prosthet Dent 2013;109:22–29.

[11] Preis V, Weiser F, Handel G, Rosentritt M. Wear performance of monolithic dental ceramics with different surface treatments. Quintessence Int 2013;44:393–405.

[12] Kern M, Sasse M, Wolfart S. Ten-year outcome of three-unit fixed dental prostheses made from monolithic lithium disilicate ceramic. J Am Dent Assoc 2012;143:234–240.

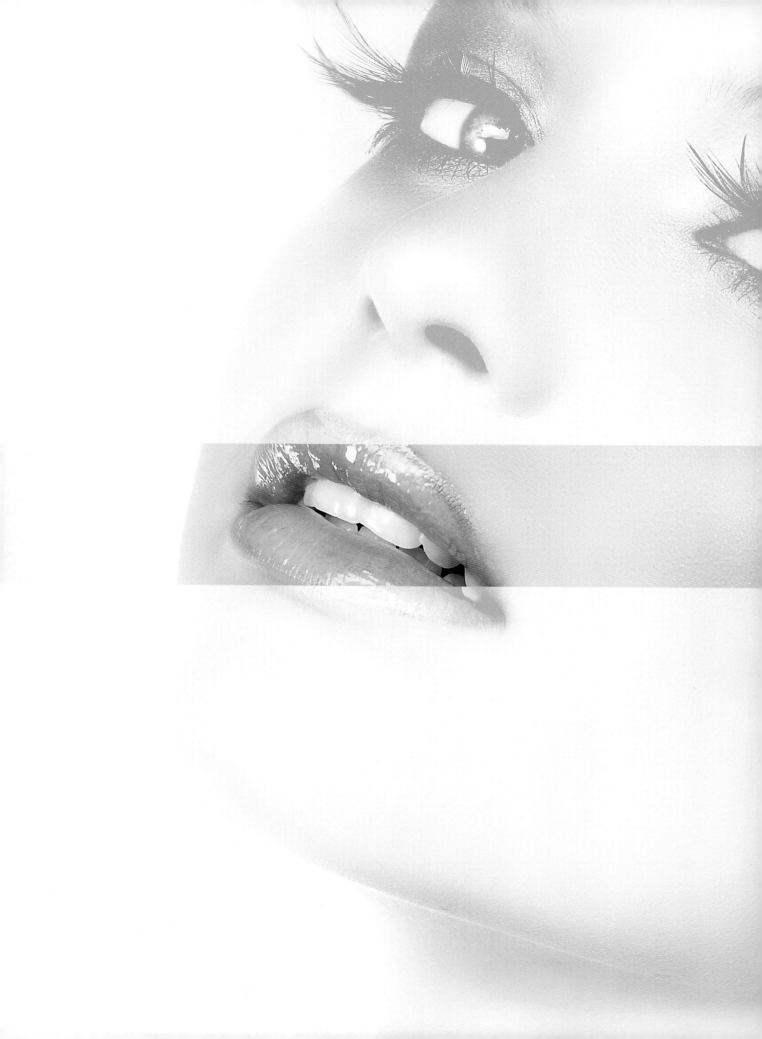

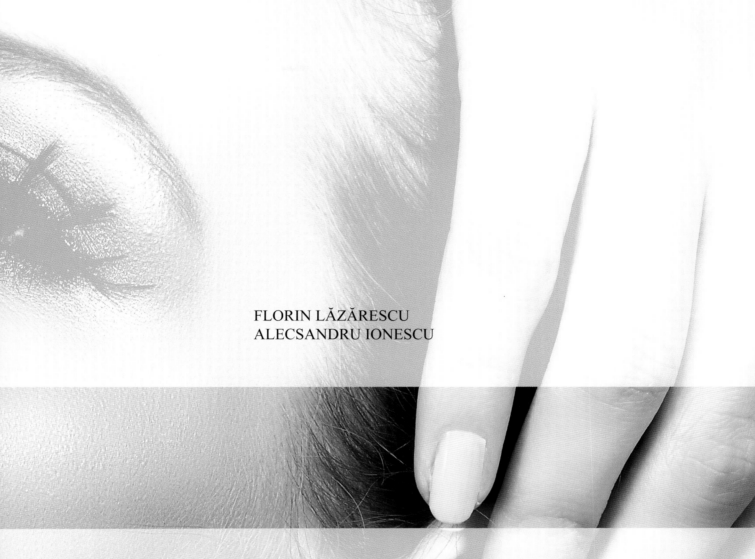

FLORIN LĂZĂRESCU
ALECSANDRU IONESCU

第十一章
Chapter XI

全瓷修复体的粘接方案
LUTING PROTOCOL FOR ALL-CERAMIC
RESTORATIONS

11.1 树脂水门汀的选择
CHOICE OF THE RESIN CEMENT

在牙齿和经过预处理的陶瓷材料之间，依靠树脂介质的机械和化学性质产生的一种特殊的联结方式称为粘接。

临床研究表明树脂水门汀的使用效果要优于其他传统水门汀（例如磷酸锌水门汀、玻璃离子水门汀）[1-2]。

由于在第五章已经详细介绍了牙科材料，在第七章也全面解释了粘接，本章将阐述临床粘接方案。

在进行单牙修复时，临时粘接是强烈不推荐的。由于精确的边缘密合度，在移除修复体时可能会破坏修复体结构的完整性[3]。

同时，临时粘接也可能影响远期的粘接效果。有研究对比了全瓷修复体直接粘接预备体的效果和使用含丁香酚或不含丁香酚的水门汀临时粘接过的修复体粘接效果。结果表明全瓷修复体直接粘接的粘接效果更好，而使用含丁香酚和不含丁香酚的水门汀临时粘接过的两组间修复体粘接效果没有显著性差异（图11-1）[4]。

在使用硅酸盐类陶瓷（长石质瓷和玻璃陶瓷修复体）时，由于这类陶瓷是可以被酸蚀的，所以树脂水门汀（图11-1）[17]的使用是必不可少的。此外，对于渗透技术陶瓷（例如铝基或锆基陶瓷，像Vita In-Ceram Alumina或Vita In-Ceram Zirconia）或者晶体氧化物陶瓷（二氧化锆和氧化铝）来说树脂水门汀也是其中一种选择，但还有其他材料和技术可供选择[5]。

即使是在这些情况下，通过比较传统水门汀（磷酸锌或玻璃离子水门汀）和粘接树脂水门汀的使用效果可以发现，由于树脂水门汀的材料强度更高（实验室研究表明）且树脂-陶瓷界面封闭性更好，因此能提供更好的粘接效果[17]。

在使用树脂水门汀时，是用双重固化（自固化和光固化）水门汀还是用单纯光固化水门汀目前还有争论。使用前者的争论点在于其结构中的氨基化合物[6]降解可能会导致颜色不稳定。

有临床实践证明只要严格遵守光照时间（修复体每个面光照60~120秒，取决于固化灯的强度），光固化水门汀的

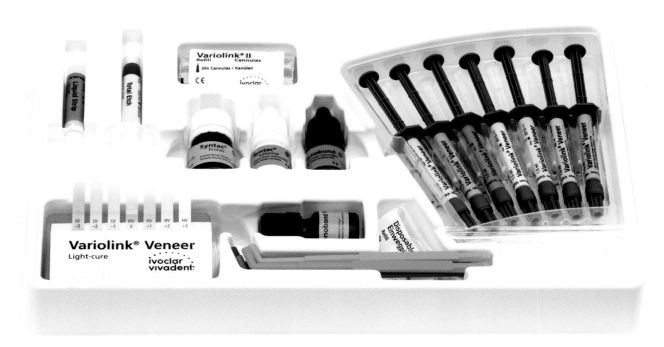

图11-1a

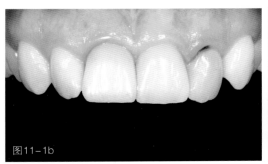

图11-1b

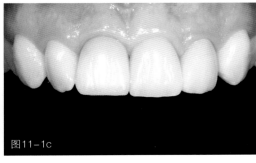

图11-1c

图11-1　a.树脂水门汀
套装。
b. 22初诊临床情况。
c. 最终临床情况，22粘
接后。

粘接效果并不比双重固化水门汀差。

在大多数情况下，双重固化水门汀由于操作困难（可操作时间更短）和化学不稳定性而不被推荐使用。其主要适用于厚度大于2mm或极其不透明（例如需要遮盖牙齿变色）的陶瓷修复体[5]。

（廖宇　张一）

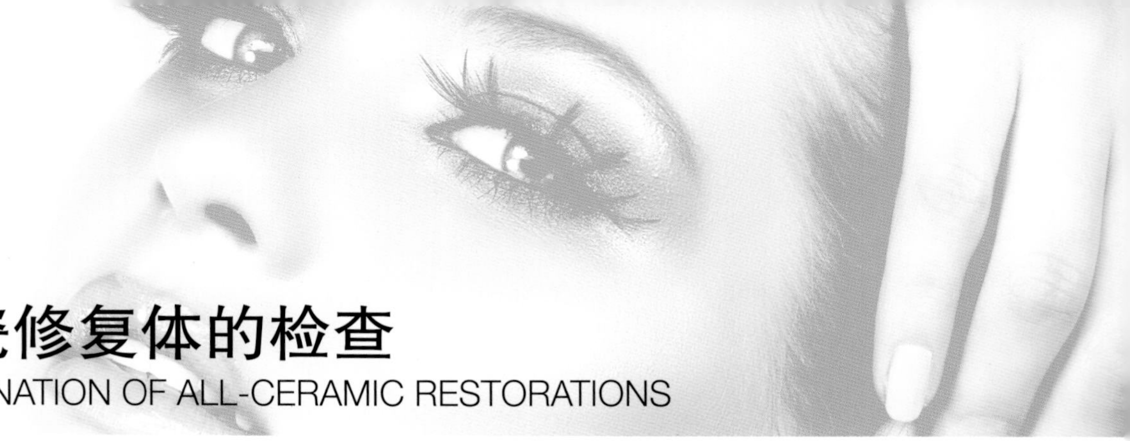

11.2 全瓷修复体的检查
EXAMINATION OF ALL-CERAMIC RESTORATIONS

在移除临时冠后，需要依次使用常规器械和细颗粒研磨膏清理牙体表面残留的水门汀。

在牙体和陶瓷表面处理前，需要使用与树脂水门汀颜色一致的甘油基试戴糊剂在口内对修复体进行最后的检查（图 11-2，图11-3a、b）。越来越多的全瓷修复体变得薄且透明，因此树脂水门汀的颜色能够改变最终的修复效果。

由于未粘接的修复体存在很高的折断风险，所以试戴过程中患者是不允许做咬合动作的。

试戴结束后，对即将进行粘接的牙齿使用排龈线和橡皮障完全隔湿[7]。

一些专家建议使用3.0手术缝合用丝线代替常规的排龈线。

根据预备体形态，修复体类型和临床医师的选择，橡皮障可有多种使用方法。常规的技术是在即将粘接陶瓷修复体的每个牙或一组牙上交替使用橡皮障夹。这种技术比较受欢迎，尤其是在预备体边缘稍偏龈下的情况。但这种技术最大的缺点是在前牙区粘接时观察对称点的视角和视野不佳，同时橡皮障夹也会对牙龈产生刺激。为了克服这些缺点，特别是对于无预备贴面和齐龈／龈

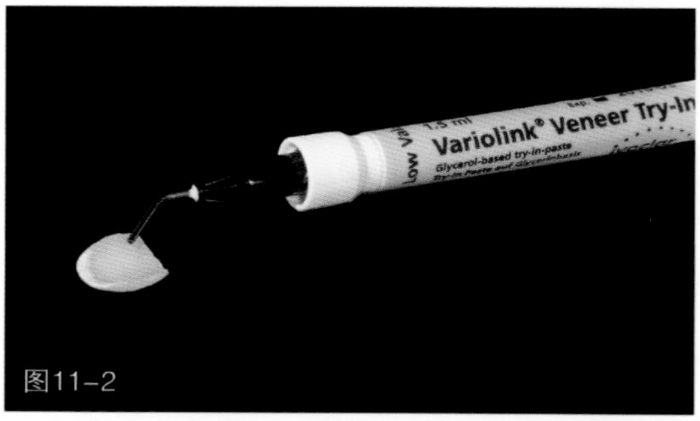

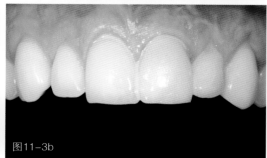

图11-2

图11-2 试戴糊剂的使用。

图11-3 a、b. 不同试戴糊剂的临床检查。

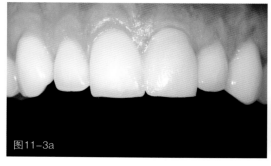

图11-3a

图11-3b

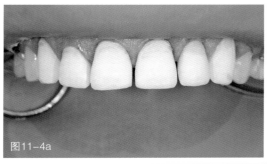

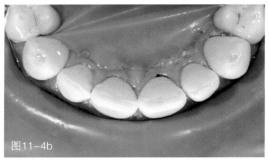

图11-4 a、b. 橡皮障隔离。

图11-5 特氟龙胶带保护邻牙。

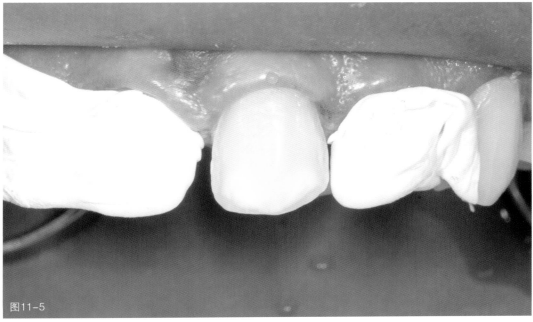

图11-5

上预备体，替代技术将整个工作区域上的橡皮障剪开，并把橡皮障夹放在工作区域的远中。橡皮障的游离边缘可以使用氰基丙烯酸盐粘接剂粘在牙龈上或者向颊侧翻转压在前庭沟里的棉卷上（图11-4a、b）。

在表面预处理前，需要在放置好橡皮障的情况下最后检查修复体的就位和边缘密合度。

在粘接时应该使用特氟龙胶带来保护邻牙，以防止无意间沾上处理剂，尤其是在邻接触点被保留的情况下，否则多余的树脂会粘在邻牙上极难去除（图11-5）。

在粘接前，需要特别注意避免陶瓷表面被抛光膏、手套里的乳胶、唾液或试戴材料（硅材料、试戴糊剂）污染，因为这会降低粘接强度[23]。

需要粘接的陶瓷修复体的内表面（组织面）应该使用有机溶剂（如丙酮、酒精、甲醇和氯甲烷）仔细清洁[12]。

（廖宇　张一）

11.3 牙体和陶瓷表面的预处理
CONDITIONING OF THE DENTAL AND CERAMIC SURFACES

11.3.1 陶瓷表面的预处理

玻璃陶瓷修复体（硅基二氧化物）必须使用氢氟酸进行预处理（图11-6、图11-7）。对于氢氟酸的使用时间（1~3分钟）和浓度（2.5%~10%）目前还存在意见分歧[7,13-15]。

相关研究结果表明白榴石晶体的数量，大小和分布会影响使用氢氟酸之后微孔的形成。因此氢氟酸的使用时间和浓度很大程度上取决于制作最终修复体的陶瓷类型。对于白榴石增强型长石质瓷，使用9%浓度的氢氟酸溶液处理60秒能达到最满意的效果。对于这一类型的陶瓷，推荐喷砂后接着使用氢氟酸酸蚀和陶瓷表面硅烷化处理[14]。

一项20年的研究选取了84位患者（其中50%为磨牙症）中的318个瓷贴面为研究对象，这些瓷贴面使用二硅酸锂和长石质瓷制作且使用多种粘接系统（96%的水门汀是光固化水门汀）进行粘接，其研究结论如下：5年的成功率为94.4%，10年成功率为93.5%，20年成功率为82.93%。只有7%的失败被归类为脱粘接，磨牙症患者的失败风险是正常人的7.7倍[7]。

尽管如此，分析氧化锆基底瓷修复体的粘接得到的是不同的结果。现在氧化锆预处理最常推荐的方式是联合使用硅元素包裹的氧化铝颗粒（50~110μm）进行表面喷砂及含有磷酸酯类单体（如MDP，10-methacryloyloxydecyl dihydrogen phosphate）的化学预处理剂。

推荐的水门汀里最好含有MDP，以获得更好的化学粘接[8]。

图11-6 氢氟酸酸蚀修复体。
图11-7 氢氟酸酸蚀后修复体外观。

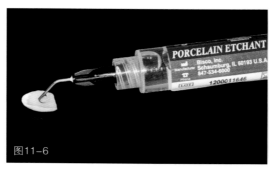

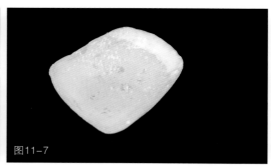

然而研究发现150天后，使用这种方法进行过预处理和粘接的修复体具有高失败率[9]。

需要注意的一点是如果不喷砂而单独使用含有MDP成分的化学预处理剂会显著降低粘接强度，由此可见喷砂对于获得良好的粘接效果来说非常重要[10]。

为了获得更好的粘接效果，许多新型的粘接技术正在测试中。一种方法是在全瓷修复体的内表面（组织面）覆盖不同类型的二硅酸盐类陶瓷，而这类陶瓷可以使用氢氟酸预处理。这种方法在临床上获得了非常好的效果。在一个已烧结的氧化锆圆盘为研究对象的体外对比试验中使用了3种处理方法：对照组表面无处理；第二组使用50μm颗粒氧化铝在0.2MPa气压下距离10mm喷砂15秒；第三组使用选择性渗透酸蚀（selective infiltration etching, SIE）技术，氧化锆表面被含有硅（65%）、铝（15%）、氧化钾（5%）和氧化钛（5%）的溶液覆盖，在空气中加热到750℃持续3分钟。试验结果分析了在潮湿环境下处理前的数据和使用人工老化技术在潮湿环境中放置4周、26周、52周和104周的数据。研究结果表明选择性渗透酸蚀技术（SIE）组结果最好，喷砂组次之，对照组最差[11]。

这类（氧化锆）修复体还可以使用除了磷酸锌水门汀以外的传统水门汀粘接。但不透明性让其失去了作为一种非金属修复体的美学优势[3]。

同等重要的是酸蚀后玻璃基质的清洁。已经有对比试验研究了清理处理后表面最好的方法。在10%氢氟酸预处理20秒并用水冲洗60秒后，使用如下方法清洁：用水冲洗60秒然后干燥，或用蒸馏水超声水浴4分钟然后干燥，或用99.5%丙酮溶液超声清理4分钟然后干燥，或用70%乙醇溶液超声清理4分钟然后干燥。结果证明最佳的清洁方法是蒸馏水中超声水浴（图11-8）[16]。

11.3.2　硅烷化

二氧化硅基质陶瓷可以和树脂水门汀产生化学粘接。这归功于3-（甲基丙基酰氧基）丙基三甲氧基硅烷分子中的甲基丙烯酸酯与树脂粘接剂和水门汀中的甲基丙烯酸酯形成的共价键。前者是目前牙科领域应用最广泛的硅烷。

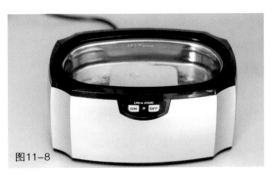

图11-8　蒸馏水超声水浴清洁修复体。

图11-8

图11-9 硅烷化。
图11-10 硅烷化后的修复体。

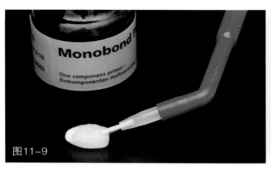

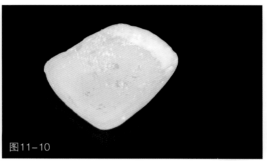

为了能让硅烷作为陶瓷粘接预处理剂行使功能，通常需要借助乙酸水解。

硅烷可能直接以预水解的形式出厂或是在双组分系统中以未水解的形式出现。

如果以前者形式出现，硅烷溶液会有保存期限：建议贮存在冰箱中，在需要使用前拿到室温里，并在一年里使用完毕。同时，如果溶液变浑浊了，也建议更换。

如果是双组分系统（未水解的硅烷溶液，乙醇和乙酸和水），则在使用前由临床医师混合。对于水解作用的持续时间尚存在不同意见，从5分钟到2小时不等。如果牙科医师不常用到硅烷，那么建议使用保质期限更长的双组分系统[18]。

硅烷使用时建议不要超过2~3层，且在两次涂布硅烷期间应有停顿让溶剂挥发（图11-9）[7]。

目前已经形成普遍共识认为热处理能增加硅烷的作用效果，但还存在分歧。在一项特殊研究中，将一种单组分硅烷和一种双组分硅烷用在陶瓷表面。表面被加热到20℃、40℃、60℃、80℃和100℃持续5分钟。接着在陶瓷表面使用粘接剂和光固化水门汀。试验结果显示在两种硅烷系统中，加热到60℃后硅烷化产生的粘接效果均更好。在20~60℃间效果逐渐增强，在60~100℃间效果逐渐减弱。因此可以得出结论，加热温度应该低于硅烷的沸点[19]。

使用硅烷后表面应呈现为与使用前一样的白垩色（图11-10）。如果发现表面是光滑的，则可能是因为硅烷层太厚，建议重新处理（喷砂、氢氟酸酸蚀、硅烷化）。

在以渗透技术制作的陶瓷修复体（例如In-Ceram Alumina, In-Ceram Zirconia）和多晶氧化物陶瓷（氧化铝、氧化锆）上，硅烷化将不起作用。

下一步包括在陶瓷表面上涂布一薄层粘接剂，然后使用粘接树脂水门汀（图11-11）。不要在使用树脂水门汀前将粘接剂光照固化，因为这么做会影响预备体边缘精确的密合度。

11.3.3 牙体表面预处理

严格地将牙体预备量限制在釉质层是非常重要的，因为这样能够获得良好的粘接效果且避免术后敏感。在预备体表面存在80%～90%釉质的情况下，应该使用37%的磷酸进行全酸蚀处理30秒，冲洗干燥，然后再使用粘接系统（详见第七章粘接系统部分）[7]。

在预备体表面存在大量牙本质暴露的情况下，应该在牙体预备后、临时修复体粘接前立即使用牙本质粘接系统以消除戴用临时修复体时的术后敏感，并避免牙本质小管被外来物质污染[7]。这种情况下酸蚀技术需要有选择地实施，先在釉质边缘酸蚀15秒，然后对牙本质再酸蚀15秒。然而新一代的自酸蚀粘接系统不再需要分别酸蚀，简化了操作步骤。

另一些考虑是关于患者的年龄和酸蚀处理时间是如何影响粘接强度的。一项研究以100个离体牙的暴露牙本质表面为研究对象，以年龄分组（15～25岁，35～55岁，及50岁以上），使用之前描述过的所有酸蚀种类。光固化时间使用生产商标注时间与更长的固化时间做比较。

研究结论表明年龄或者光固化时间并不会造成粘接强度显著增加或者

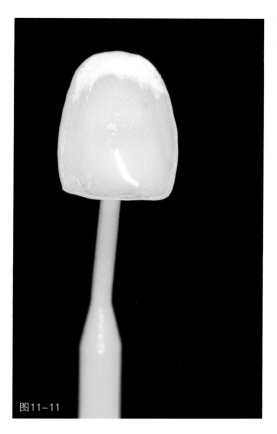

图11-11　涂布粘接剂后的修复体。

降低[21]。

在使用第4、第5、第6和第7代粘接剂时，只要严格遵守生产厂家的说明就能确保获得成功的粘接效果。

（廖宇　张一）

11.4 陶瓷修复体的粘接
LUTING THE CERAMIC RESTORATIONS

图11-12 光固化中。

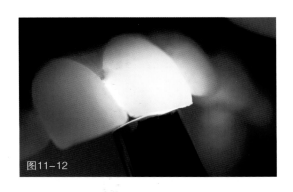

图11-12

牙椅（牙科工作站）照明灯，尤其是LED灯（包括牙科放大镜的LED灯）都能加速水门汀的固化或引起不良并发症，因此需要使用保护措施。修复体就位时需要考虑就位轴向，并使用一个持续中等强度压力以使多余的粘接剂延预备体边缘溢出，这样临床医师就能控制陶瓷修复体的边缘密合度[24]，在黏接无预备修复体时需要更加注意这一点。为了使无预备修复体完全就位，最好使用低黏度水门汀。在修复体就位后，要避免任何移动。在黏接多个修复体（例如尖牙到尖牙）时，黏接顺序是先中切牙，再侧切牙，最后到尖牙。这么做主要是为了美学考虑，因为当接触点不紧密时容易被察觉，而这一点在试戴时可能被忽视。随着牙齿越靠牙弓的远中，这种情况越不容易被发现。接着将特氟龙胶带和大块多余树脂从邻牙上去除

掉。细小的多余树脂可以用棉棒去除。

应在各个牙面进行间断性的光固化操作，防止软组织和活髓牙牙髓过热（图11-12）。

建议光固化时在预备体边缘使用甘油层封闭。有证据表明没有甘油层覆盖的光固化边缘由于氧阻聚作用更容易快速染色[7,20]。

将多余的树脂从龈沟里完全去除是极其重要的，因为即使是微量的残留树脂都会导致牙龈炎症。这需要使用细小的手术刀在橡皮障隔离下完成。由于旋转器械可能产生粗糙表面因而刺激牙龈，所以不推荐使用[7]。对于无预备贴面或是齐龈/龈上修复体，在1~2秒的预固化后就可以轻易地去除多余树脂。然而这样操作必须非常小心，因为对于部分固化的修复体来说存在较高的移位的风险，尤其是无预备贴面修复病例。当去除龈下修复体多余的树脂时，由于不能直视牙齿与牙冠的交界面，所以也要特别注意。很多原因会引起牙龈炎症，如放置于龈下的肩台，牙齿与牙冠的交界面表面粗糙，或者牙齿和牙冠表面形成台阶。建议在粘接后拍X线片进一步检查，并让患者在戴牙后短时间内复诊，再次检查并去除所有粘接剂残留[3]。这次

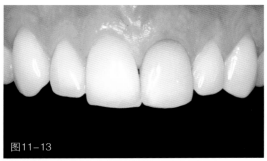
图11-13

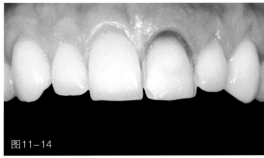
图11-14

图11-13 术前照片。
图11-14 预备体照片。
图11-15 a、b. 术后照片。

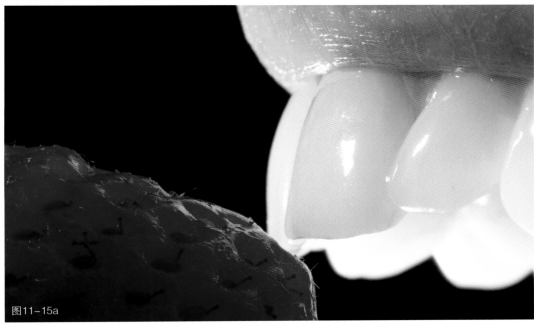
图11-15a

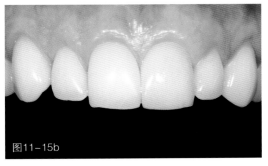
图11-15b

就诊时除了功能检查和去除潜在残留树脂外，牙科医师还应该检查患者是否能够保持良好的口腔卫生[3]。

　　同时在这次就诊时，应该拍摄最终的术后照片，放入存有术前和术中照片的文件夹中（图11-13～图11-15）。

（廖宇　张一）

11.5 咬合关系的检查：一些特殊的考量
EXAMINATION OF OCCLUSAL RELATIONS: SPECIAL CONSIDERATIONS

在陶瓷修复体粘接后需要检查静态和动态的咬合关系，否则会出现很高的修复体折断风险。需要在正中关系位及前伸和侧方运动时进行功能性检查，如果出现早接触或殆干扰则需要进行调殆（图11-16a、b，图11-17a~c）。调殆之后需要使用陶瓷抛光系统进行抛光。为了让陶瓷修复体获得远期的成功，在制订治疗设计时应该充分遵循功能考量，为此在一些病例中甚至需要跨学科治疗。

以经过检验的临时修复体为模板，精确设计复制出来的最终修复体，在粘接后即可获得机械和功能上的整合（和谐）[3]。

在修复体粘接前或粘接过程中可能遇到一种特殊情况就是出血。一项研究以100颗离体牙为研究对象，模拟了以下可能出现的临床情况：在牙齿和修复体间放入凝固的血液；在牙齿和修复体中放入新鲜的血液；以及使用不同的溶液（3%过氧化氢，0.4%~0.5%次氯酸钠基质的抗菌溶液，4%硼酸）清除血液。用这些溶液直接处理牙面10秒，或者涂擦牙面10秒，然后冲洗10秒。

结果显示任何形式的血液介入都会影响粘接效果。同时结果也表明在清洁过程中使用涂擦的方式并不会影响试验结果，使用水枪冲洗10秒足以清洁牙面上的血液污染[22]。

只有在出血较少的情况下，这些体外研究结果才可以在临床上应用。否则在出血较多的情况下，是绝对不允许进行粘接的，建议推迟粘接或重复所有的步骤。

（廖宇 张一）

图11-16 a.初诊情况。b.最终情况。

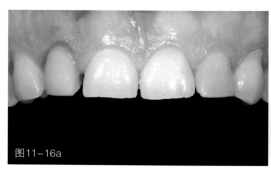

图11-16a

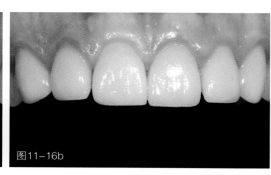

图11-16b

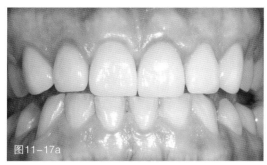
图11-17a

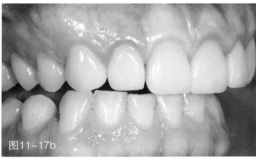
图11-17b

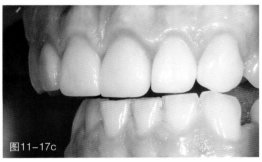
图11-17c

图11-17 a~c. 功能检查。

参考文献

[1] Alvaro D, Kelly JR. The clinical success of all-ceramic restorations. J Am Dent Assoc 2008;139(suppl 4):8S–13S.

[2] Kelly JR. Dental ceramics: Current thinking and trends. Dent Clin North Am 2004;48:513–530.

[3] Fradeani M, Barducci G. Esthetic Rehabilitation in Fixed Prosthodontics, vol 2. Chicago: Quintessence, 2008.

[4] Bagis B, Bagis H. Bonding effectiveness of a self-adhesive resin-based luting cement to dentin after provisional cement contamination. J Adhes Dent 2011;13:543–550.

[5] Darr AH, Jacobsen PH. Conversion of dual cure luting cement. J Oral Rehabil 1995;22:43–47.

[6] Beier U, Dumfahrt H. Clinical performance of porcelain laminate veneers for up to 20 years. Int J Prosthodont 2012;25:79–85.

[7] Magne P, Belser U. Bonded Porcelain Restoration in the Anterior Dentition. Chicago: Quintessence, 2003.

[8] Petre A, Sfeatcu R. Adhesive cementation protocol of zirconia restorations. Rom J Oral Rehabil 2011;3:114–119.

[9] Wolfart M, Lehmann F, Wolrfanrt S, Kerrn M. Durability of the resin bond strength to zirconia after using different surface conditioning methods. Dent Mater 2007;23:45–50.

[10] Aboushelib MN, Klervalaan CJ, Feilzer AJ. Selective infiltration-etching technique for a strong and durable bond of resin cements to zirconia-based materials. J Prosthet Dent 2007;98:379–388.

[11] Moustafa N. Evaluation of zirconia/resin bond strength and interface quality using a new technique. J Adhes Dent 2011;13:255–260.

[12] Barghi N, Chung K, Farshchian F, Berry T. Effects of the solvents on bond strength of resin bonded porcelain. J Oral Rehabil 1999;26:853–857.

[13] Chen JH, Matsumura H, Atsuta M. Effect of different etching periods on the bond strength of a composite resin to a machinable porcelain. J Dent 1998;26:53–58.

[14] Blatz M, Sadan A, Kern M. Resin-ceramic bonding: A review of the literature. J Prosthet Dent 2003;89:268–274.

[15] Barghi N, Fischer D, Vatani L. Effect of leucite content of porcelain, types of etchant and the etching time on porcelain-composite bond. J Esthet Restor Dent 2006;18:47–52.

[16] Martins M, Leite F, Queiroz J, Vanderlei A, Feres H, Ozcan M. Does the ultrasonic cleaning medium affect the adhesion of resin cement to feldspathic ceramic? J Adhes Dent 2012;14:507–509.

[17] Burke T, Flemming G, Nathanson D, Marquis P. Adhesive Technology for Restorative Dentistry. Chicago: Quintessence, 2005.

[18] Gary A. Preparing Porcelain Surfaces for Optimal Bonding. Funct Esthet Restor Dent 2008;2:38–49.

[19] Wang Y, Chen J, Xiao Y. The Effect of Heating on Silanization in Ceramic Bonding. 8th Annual Scientific Meeting of IADR Chinese Division, 2007; Poster session.

[20] Bergmann P, Naack MJ, Roulet JF. Marginal adaptation with glass-ceramic inlays adhesively luted with glycerine gel. Quintessence Int 1991;22:739–744.

[21] Oliveira GC, Oliveira GM, Ritter A, Heymann H, Swift E, Yamauchi M. Influence of tooth age and etching time on the microtensile bond strengths of adhesive systems to dentin. J Adhes Dent 2012;14:229–234.

[22] Tachibana A, Castanho G, Vieira S, Matos A. Influence of blood contamination on bond strength of a self-etching adhesive to dental tissues. J Adhes Dent 2011;13:349–358.

[23] Gürel G. The Science and Art of Porcelain Laminate Veneers. Chicago: Quintessence, 2003.

[24] Massironi D, Pascetta R, Romeo. Precision in Dental Esthetics: Clinical and Laboratory Procedures. Chicago: Quintessence, 2007.

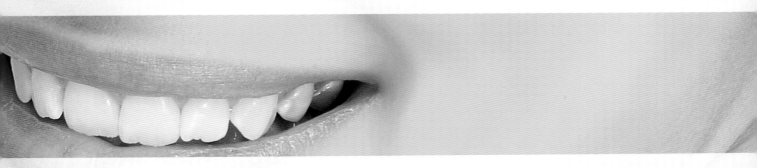

FLORIN LĂZĂRESCU

第十二章
Chapter XII

诊室内CAD/CAM技术
IN-OFFICE DENTAL CAD/CAM TECHNOLOGY

12.1 系统描述
SYSTEM DESCRIPTION

在过去10年中，对于技工室技师、牙科医师甚至牙科工业而言，CAD/CAM技术已经成为修复学中及牙科中非常重要的一个领域。该技术的出现可以提高牙科诊疗效率，推进修复体标准化，并且发展新的牙科治疗材料和概念，前景广大。

CAD/CAM技术所具有的优势包括：高质量的工业预成型加工材料块，标准化的修复体质量，数字加工的可重复加工性，可预见的生产加工成本降低以及新的材料创新方式。

CAD/CAM目前几乎被认为是切削技术加工修复体的同义词，但是该技术的名称并不能提供任何其加工方式的信息：CAD代表的是计算机辅助设计（computer-aided design），而CAM则是计算机辅助加工（computer-aided manufacturing）的缩写。所有的CAD/CAM系统都包括3个部分：

扫描设备：它可以将收集到的图像信息转化成可以用计算机处理的数字化数据（图12-1）。

专业的设计软件：它可以处理获得的数字化数据并设计修复体。

加工设备或技术：它可以将生产数据转化为最终修复体（图12-2）。

基于以上部件的使用地点，CAD/CAM系统可以分为：

图12-1 CAD/CAM CEREC Bluecam 扫描仪（Sirona）。

图12-2 CAD/CAM CEREC MC XL 牙科研磨设备（Sirona）。

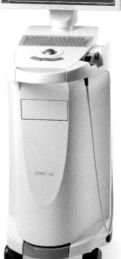

图12-1

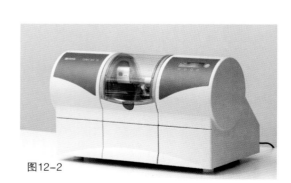

图12-2

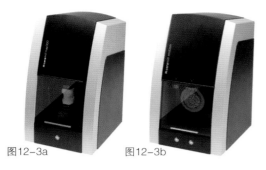
图12-3a　　图12-3b

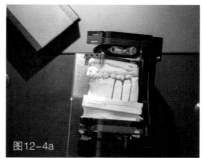
图12-4a

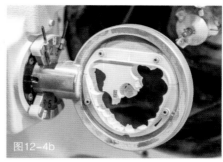
图12-4b

图12-3　a、b. CAD/
CAM Ceramill-Amann
Girrbach。（图片来自
Amman Girrbach）
图12-4　a、b. CAD/
CAM Ceramill-Amann
Girrbach。（图片来自
Amman Girrbach）

·椅旁CAD/CAM系统。

·技工室CAD/CAM系统。

·切削研磨加工中心。

12.1.1　椅旁CAD/CAM系统

椅旁CAD/CAM系统包括两个设备组件：一部扫描设备和一台切削研磨设备（图12-1、图12-2）。传统印模被数字化印模所取代，并且在大多数情况下，修复体可以现场加工好，这就体现了其节省时间的这一主要优势。

12.1.2　技工室系统

技工室则需要临床获取传统印模并送至技工室以便于技师制作模型。其后通过对模型进行扫描获取数字化数据进一步使用CAD/CAM技术加工（图12-3a、b，图12-4a、b）。当然，有条件的情况下也可以在临床获取光学印模并传送至技工室。因此，技师只需要加工修复体内层结构，然后交由上瓷的技师以传统的方式完成修复体；有些情况下，基于材料的不同也可以直接研磨出最终的修

复体。

12.1.3　研磨中心

牙科技工室也可以仅仅配备光学印模单元，其后将加工数据传送至切削研磨中心进行加工。这种方式会带来经济效益，因为如此一来，技工室不需购买切削设备。而最终的修复体或修复体内层结构会递送回技工室。然而，对于牙科医师而言，直接交送切削研磨中心是比较困难的，因为在大多数情况下，牙科技工室必须参与完成修复体的设计制作（例如桥体的加工），否则加工流程将会极其复杂并且效率低下。原则上，只有嵌体、高嵌体、牙冠、贴面和短固定桥有可能在没有技工室参与的情况下完成。

在上述所有的情况中，有一点是极其重要的——口内数据获取系统应该是开放的，这样获取的数据才可以被技工室中不同的数字化加工设备利用。

本章将着重介绍椅旁CAD/CAM系统相关的内容（口内扫描仪、研磨机以及一旁可用的加工材料）。

12.1.4　扫描仪

扫描分为两种类型：

· 光学扫描仪。

· 机械扫描仪。

光学扫描仪获取数据的原理是三角测量；顾名思义，光源和接收器之间存在一个固定的角度。该角度的存在使得计算机可以通过接收器的图像数据来计算三维（3D）数据。

机械扫描仪对3D结构通过表面线–线读取堆叠获得三维数据。这种方式获得的图像非常精确，但是数据不易处理，因而相较于光学扫描仪使用难度更高[1]。

随着CAD/CAM技术应用的领域逐渐增多，包括修复（𬌗面缺损修复及牙科修复）、种植和正畸，口内扫描也逐步扩大其应用范围。

石膏模型仍旧是修复体制作的基础[2]。传统加工流程（取印模、灌制模型、修复体制作）已经证明了它的高效性，即使该过程中存在着印模材料容易收缩[3]，石膏模型二次反应时易于膨胀[4]等缺陷。而这些改变可能会导致最终修复体不适合或对基牙产生额外的作用力。天然牙可以在其轴向上发生25~100μm的移动，在其水平方向上发生56~108μm的移动[5-6]，牙周韧带可以容忍修复体轻微不适合所带来的微小调整。然而，种植体在轴向上仅可以移动3~5μm，水平面上可以移动10~50μm[6]。

利用口内扫描技术替代传统印模方式可以在早期有效地消除上述误差。除了以上优点，修复体加工时间较短（当扫描设备与研磨设备配套时）也促进了CAD/CAM技术的广泛应用。

目前，市场上可以购得的扫描设备有11种：4种产自于美国；2种产自于德国；2种来自以色列；其他3种分别来自于意大利、瑞士和丹麦[7]。所有这些系统（下列）都具备制作高精度模型和建立3D档案的优点：

· CEREC – Sirona Dental System（德国）。

· iTero – Cadent（意大利）。

· E4D – E4D Technologies（美国）。

· Lava COS – 3M ESPE（美国）。

· IOS FastScan – IOS Technologies（美国）。

· DENSYS 3D – Densys（意大利）。

· DPI-3D – Dimensional Photonics International（美国）。

· 3D Progress – MHT （意大利）和 MHT Optic Research（中国）。

· DirectScan – Hint–Els（德国）。

· Trios – 3Shape（丹麦）。

尽管这些扫描仪获取图像的原理不同（例如CEREC AC 使用光纹投射和主动三角测量建立3D图像[8]，Cadent iTero 使用平行共聚图像技术获取3D图像[9]，而Lava COS 使用主动式波阵面层扫获取3D图像）[10]，所有可用的扫描系统的目标都是减小图像模糊，因为扫描数据的精确性会受扫描表面的光学特性影响。

部分扫描仪需要在牙齿表面喷涂抗眩光的氧化钛粉（如CEREC蓝光版、

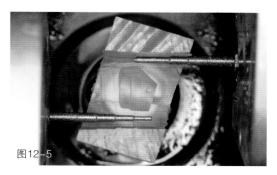

图12-5

Lava COS），而其他的扫描仪则不需要（如CEREC真彩版、iTero、Trios、E4D）。

12.1.5 设计软件

设计软件由制造商提供来设计不同的修复体（嵌体、高嵌体、冠、桥、贴面、种植导板，种植体上部结构，双层套筒冠）。这些软件一直在更新换代，而不同代的CAD/CAM系统最大的差别就在于其重建软件的不同，而获取光学印模和加工设备的差别很小。数据储存的格式通常为STL（标准形态变化语言），但是正如上文所提及的，有些厂家会使用自家独有的文件格式，这就导致不同软件的格式不兼容[1]。

12.1.6 切削研磨设备

研磨设备通常根据其所具备加工轴数来区分（3~5轴）。CEREC MC XL（Sirona）和E4D（E4D Technologies）系统是仅有的椅旁系统（图12-5、图12-6），

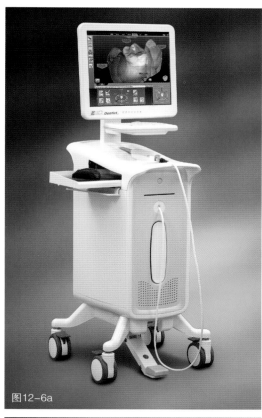

图12-6a

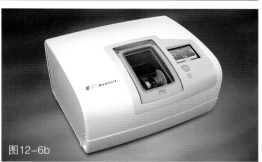

图12-6b

图12-5 MC XL-Sirona 研磨切削单元。（图片来自Sirona）
图12-6 a、b. E4D系统。（图片来自E4D Technologies）

其他的系统更多用于牙科技工室。

研磨设备又分为干磨和湿磨两种。椅旁研磨设备则混合使用了蒸馏水和润滑油。

（余涛　刘星）

12.2 修复体的临床指征
CLINICAL INDICATIONS/TYPES OF RESTORATIONS

前文已述，目前只有两个系统含有椅旁研磨设备（CEREC MC XL，Sirona；和 E4D，E4D Technologies）。到目前为止，这两个系统最大的差别在于CEREC系统需要在扫描的表面喷氧化钛粉（其真彩扫描仪已不需要喷粉）。此外，二者在扫描设备和研磨设备之间的数据传输不同：CEREC系统的数据自动传输，E4D系统则需要点击命令按钮完成传输。本章后续部分将集中基于CEREC系统讲述，因为该系统是最早且最广泛使用的系统（超过25年），这就意味着有不同类型的修复体研究基于该系统完成。因而早期版本的CAD/CAM系统主要用于嵌体、高嵌体、全覆盖高嵌体和贴面，后来迅速扩展至冠和桥体、手术导板和种植基台的加工（种植基台的扫描数据必须发送至技工室加工）。

由于CAD/CAM系统相比于传统技工加工范围相对有限，本章着眼于探讨如何成功实现该技术的应用，包括其所使用的材料，而非窝洞预备或牙体预备技术，这些技术与第九及第十章所深入探讨的全瓷修复体预备技术相似。

12.2.1 嵌体/高嵌体/全覆盖高嵌体

利用CAD/CAM技术加工这3种类型的修复体已经成为许多诊疗场所的可选方法。为了检验此类修复体的表现也进行了大量的研究。其中一个研究，在1990—1997年、1997—1999年分别用CEREC1和CEREC2系统为794位患者制作了2328个嵌体/高嵌体。随机抽取44例修复体进行显微镜下观察，发现其边缘密合度为（236 ± 96.8）μm[11]。成功率为95.5%，其中仅有[35]修复体丧失，其原因主要为牙齿拔除。失败原因与修复体尺寸及位置无显著性关联（图12-7、图12-8）。

另外，澳大利亚的格拉茨大学进行了一项长达15年的针对CEREC嵌体、技工室加工嵌体和金嵌体的对比性研究。该研究样本包括：93个磷酸锌粘接的金嵌体，71个树脂粘接剂粘接的金嵌体，94个技工室加工的嵌体（Dicor，Optec，Duceram，Hi-ceram）和51个CEREC加工的嵌体（Vita Mark I）。其中49颗为死髓牙，包括：5个磷酸锌粘接的金嵌体，14个粘接剂粘接的金嵌体，22个技工室加

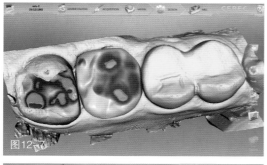
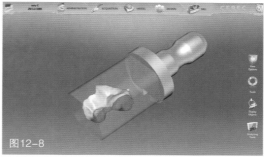

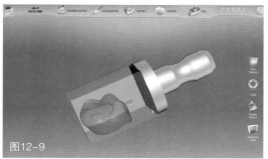
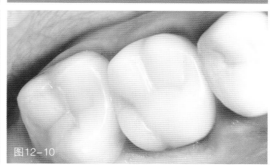

图12-7　修复体设计。
图12-8　嵌体修复。
图12-9　冠修复。
图12-10　修复后临床表现。

工的嵌体和8个CEREC加工的嵌体[12]。

对以下因素进行分析：缺失或完全折裂，修复体或牙体部分折裂，脱粘接，缺损二次扩大和牙髓失活。在所有的研究分组中，死髓牙的嵌体修复效果较活髓牙差。金嵌体和CEREC嵌体之间并无统计学差异（15年以上约93%成功率）。技工室加工嵌体成功率显著较低（68%）。

一些其他的研究横向评估了使用不同材料制作的修复体寿命。其结果显示了不同的年失败率：玻璃离子（7.7%），银汞合金（3.3%），复合树脂充填体（2.2%），复合树脂嵌体/高嵌体（2%），金嵌体/高嵌体（1.2%），CEREC嵌体/高嵌体（1.1%）[13]。全覆盖高嵌体的高成功率也有报道。一项研究在2003—2004年为244名患者

制作了268个该类型的修复体（Vita Mark Ⅱ ceramic，CEREC 制作）。随访时间93个月，成功率为96.5%。研究发现：前磨牙较磨牙失败风险稍高，下颌牙较上颌牙失败率略高[14]。

12.2.2　全冠

随着CEREC 2系统的发展，除嵌体和贴面外，也能够在椅旁进行全冠的制作（图12-9、图12-10）。已完成的针对各种不同情况病例冠修复的研究，包括：活髓牙、殆龈径短的牙齿和死髓牙，也涉及髓腔的预备（嵌体冠）。文献显示成功率最高的报道为常规的牙体预备（97%），其次则是殆龈径短的牙冠（92.9%）。利用髓腔的冠修复体应用于磨牙区成功率较高（87.1%），而前磨牙

图12-11 个性化加工贴面。
图12-12 个性化加工冠。

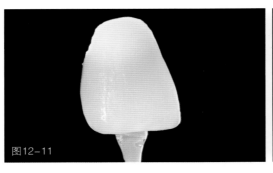

图12-11

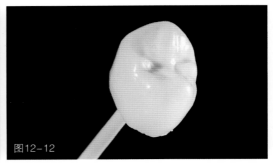

图12-12

区则成功率较低（68.8%）。

以上结论获得于一项随访4年的65例Vita Mark Ⅱ全瓷冠的研究[15-16]。其他的作者也报道了类似的研究结果，通常边缘完整、无继发龋、无变色和解剖形态保存完好的冠修复成功率可达到97%[17]。

12.2.3　瓷贴面

通常，瓷贴面对患者而言与美学牙科同义。但即便利用光学扫描和数字研磨加工，与患者交流用的模型和蜡型制作以及口内诊断饰面仍是不可忽视的。在使用椅旁CAD/CAM系统的情况下，牙医将单独承担设计的责任。

为了满足美学需求，贴面和前牙区冠必须特别设计加工。除非医师已经具备足够的美学修复经验，否则建议仍是与牙科技师配合以获得最佳的美学修复效果（图12-11、图12-12）。

一项为期9.5年的前牙区贴面和部分冠的研究，所有修复体由CEREC1和CEREC2系统完成，材料选用了Vita MarkⅡ（占大多数）和Ivoclar ProCad：509例粘接至天然牙，108例用于更换原修复体。在原来已有充填体的牙上进行再次

粘接修复的成功率为91%，直接在天然牙上修复的成功率为94%[18]。

另一个研究为随访9年的715例CAD/CAM贴面，其成功率为98%；97.3%的牙齿一直维持着牙髓活力，96.2%的牙齿始终无不适症状。CAD/CAM贴面与技师制作的贴面的临床使用效果相当[19]。

上述文献为CAD/CAM修复体可以获得长期成功的证据。然而，前牙区贴面和牙冠的制作应该在医师已经熟练使用CAD/CAM技术并且和牙科技师有良好配合的情况下进行。

12.2.4　固定桥

CAD/CAM系统的材料制造商还需要更新其产品以满足桥修复的需要，而非官方推荐用预成瓷块制作短桥体。CAD目前已经可以允许设计4单位以上的桥体，并通过分别研磨二矽酸锂瓷块和氧化锆桥架（图12-13），然后使之粘接在一起完成，这一修复体的制作往往需要技工室配合进行。

3单位前牙桥最近也可以用CAD/CAM完成了（材料：e.max，Ivoclar Vivadent）。

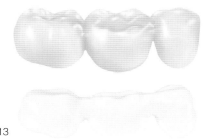

图12-13 CAD技术加工的桥体。

图12-13

12.2.5 手术导板

随着牙科种植的应用日益增多，种植手术的引导方式也随之得到发展。计算机导航手术基于锥形束CT（CBCT）对上颌骨结构扫描的3D图像，通过加工导板来指导临床操作。一些特殊的软件程序，可以将3D CBCT图像和牙齿及牙龈的3D扫描图像相关联。这就可以辅助制作可以即刻负重的种植体手术导板，省略了翻瓣术（图12-14～图12-16）。手术导板可以简单地用于手术早期指导，也可以一直使用到种植体通过导板负重。

通过将CBCT数据和研究模型发送到专业的加工中心完成种植导板的加工，也可以在配备有CBCT和CAD/CAM系统的诊室自行加工。诊室内完成的前提是椅旁系统可以处理获得的数据，这就要求病例的缺牙间隙较小，1～3颗种植体能够满足修复需要，并且有邻牙存在。然而，目前的技术还不能很好地满足椅旁加工导板的需求，包括单独加工每一个种植体的导板，因为即使是连续的种植体也不能在一个材料块中研磨两个手术导板。

（余涛　刘星）

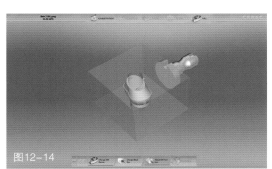

图12-14

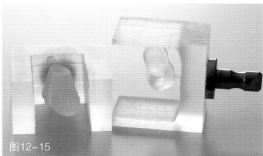

图12-15

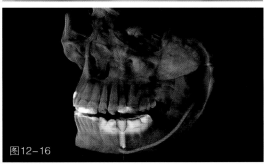

图12-16

图12-14　手术导板。
图12-15　手术导板。
图12-16　最终状态预览。
（图片来自Sirona）

12.3　椅旁CAD/CAM修复的美学
THE ESTHETICS OF IN-OFFICE CAD/CAM RESTORATIONS

瓷材料制造商提供的染色和上釉系统可以用于后牙区嵌体、高嵌体和牙冠的个性化修饰（图12-17）。显然，这还需要一台椅旁烧结炉来完成瓷加工。然而，考虑到某些瓷材料所具备的结构和性质可以展现出不同程度的透明性、亮度和色彩，从而不需要进行研磨后的调整加工。一些瓷材料（如长石质瓷）易于加工和抛光，使得其在不必染色加工的情况下获得不错的最终修复效果。根据加利福尼亚牙科协会（California Dental Association）的研究，87%的修复体是具备较好的甚至优秀的美学特点，而不需要染色上釉等个性化加工[20]。

前牙区的情况则截然不同，当染色和上釉不足以满足美学需要时，其切端需要进行回切后加瓷。在这种情况下则需要传统印模技术和石膏模型。对于超薄贴面，在粘接前其内表面需进行染色（图12-18～图12-20）。

（余涛　刘星）

图12-17　嵌体色彩个性化加工。
图12-18～图12-20　贴面内染色。

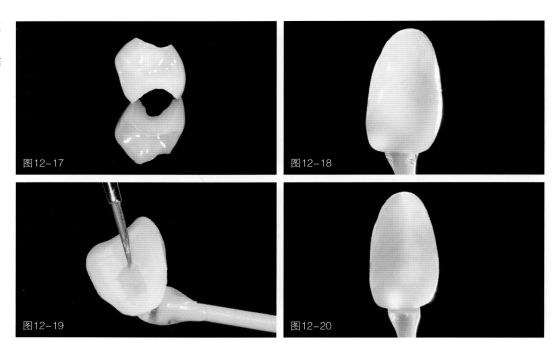

图12-17

图12-18

图12-19

图12-20

12.4 用于椅旁CAD/CAM技术的材料

MATERIALS USED IN CHAIRSIDE CAD/CAM TECHNOLOGY

12.4.1 简介

1987年后，计算机辅助加工和完成技术使得瓷块的工业化加工成为可能。CAD/CAM系统在牙科的使用成为修复体加工的基本手段。CAD/CAM设备可以加工的瓷材料种类由研磨机决定。某些研磨机专门设计用于氧化锆支架的加工，而其他研磨机的加工范围则覆盖了从玻璃陶瓷至渗透陶瓷和氧化物高硬度陶瓷。

目前，有以下标准瓷材料可以用于CAD/CAM系统[21]:

· **硅基陶瓷**（玻璃基制牙科陶瓷）:
  - 细颗粒长石质瓷。
  - 白榴石增强瓷。
  - 二矽酸锂瓷。
· **渗透陶瓷**:
  - In-Ceram 铝瓷（Al_2O_3）。
  - In-Ceram 锆瓷（Al_2O_3, ZrO_2）。
  - In-Ceram 尖晶石瓷（$MgAl_2O_4$）。
· **晶体氧化物瓷**:
  - 氧化锆。
  - 氧化铝。

这一部分主要介绍适合于椅旁CAD/CAM系统使用的玻璃陶瓷。

在各种不同的可研磨玻璃陶瓷瓷块中，医技可以选择细颗粒长石质瓷块（如Vita Mark II，Vita），白榴石增强瓷块（如Empress CAD，Ivoclar Vivadent），二矽酸锂瓷块（如IPS e.max CAD, Ivoclar Vivadent）。由于它们具备相对较高比例的玻璃基质，相比于氧化物瓷它们更有利于氢氟酸酸蚀，从而获得更佳的粘接效果。目前可用的瓷块有单色或多层色两类（表12-1、表12-2）。

12.4.2 VITA瓷块

Vita公司是在CAD/CAM系统所用瓷块加工方面具有非常丰富的经验。自从

表12-1 单色玻璃陶瓷瓷块

瓷块名称	制造商	陶瓷种类	临床适应证
VITABLOCS Mark II	Vita	长石质瓷	嵌体、高嵌体、贴面、全冠
CEREC Blocs	Sirona	长石质瓷	嵌体、高嵌体、贴面、全冠
IPS Empress CAD	Ivoclar Vivadent	白榴石增强瓷	嵌体、高嵌体、贴面、全冠
IPS e.max CAD	Ivoclar Vivadent	二矽酸锂瓷	全冠、套筒冠、贴面、嵌体、微创高嵌体、种植体上部结构、3~4单位桥

图12-21 VITABLOCS
Mark Ⅱ。（图片来自Vita）
图12-22 CEREC BLoc。
（图片来自Vita）
图12-23 IPS Empress
CAD。（图片来自Ivoclar
Vivadent）
图12-24 IPS e.max CAD。
（图片来自Ivoclar Viva-
dent）

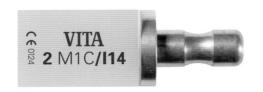

图12-21

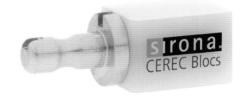

图12-22

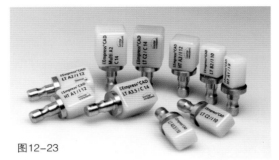

图12-23

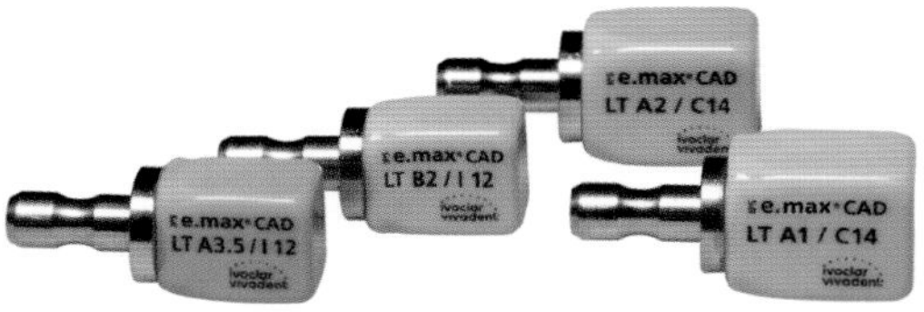

图12-24

表12-2 多层色瓷块

瓷块名称	制造商	陶瓷种类	临床适应证
VITABLOCS Triluxe	Vita	多层色长石质瓷	嵌体、高嵌体、贴面、全冠
VITABLOCS Triluxe Forte	Vita	多层色长石质瓷*	嵌体、高嵌体、贴面、全冠
VITABLOCS Real Life	Vita	多层色长石质瓷	嵌体、高嵌体、贴面、全冠
CEREC Blocs PC	Sirona	多层色长石质瓷	嵌体、高嵌体、贴面、全冠
IPS Empress CAD Multi	Ivoclar Vivadent	白榴石增强瓷自然色	嵌体、高嵌体、贴面、全冠

* VITABLOCS Triluxe Forte 在色泽过渡上更加自然，色彩饱和度更高，颈部荧光效果更强，切端更加透明。

　　VITABLOCS Mark Ⅱ 和CEREC BLocs 是有细颗粒长石质瓷，其磨耗性能与天然牙釉质接近。由于具有高度透明性和良好的抛光性，通常情况下不需要上釉（图12-21、图12-22）。

　　除了VITABLOCS Mark Ⅱ 的这些特性，VITABLOCS Triluxe 瓷块在同一瓷块中有3层不同色彩饱和度的层次，更加逼真地复制牙齿透明性和色彩饱和度的结构特点（图12-25）。

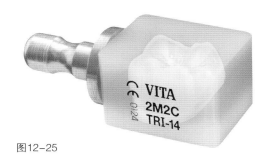

图12-25

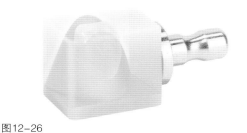

图12-26

图12-25 VITABLOCS Triluxe。（图片来自Vita）
图12-26 VITABLOCS Real Life。（图片来自Vita）
图12-27 IPS Empress CAD Multi。（图片来自Ivoclar Vivadent）

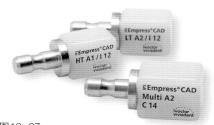

图12-27

VITABLOCS Real Life 瓷块内部则根据根据牙齿分层展现了不同的颜色特征，它在内部分为了牙釉质瓷层和牙本质瓷层，使得在研磨过程中最终修复体好像是套在模拟牙本质的预备体上一样。其弹性强度为150MPa（图12-26）。

12.4.3 IPS Empress CAD

IPS Empress CAD是一种白榴石增强瓷块，其弹性强度为160MPa，具有良好的色彩特性。因此，该瓷块可以选择不同的透明性（高透或低透）和色彩（经典比色体系 A~D）或漂白色。

高透瓷块通常用于小修复体（嵌体，高嵌体），因为其具有变色龙效应，可以获得真实自然的效果。而低透瓷块适合于加工全冠修复体，因为它们有良好的色彩和明度（图12-23、图12-27）。

除了上述优点，IPS Empress CAD Multi 为多色瓷块，具有较高的明度和透明性。它们同样具有逼真的变色龙效应

和与邻接牙体结构相似的荧光效果。

IPS e.max CAD瓷块是用二矽酸锂陶瓷制成，具有360MPa的弹性强度。它同时具备了强度、效率和美学的特点，使得其可以用于后牙单冠甚至前牙4单位桥体的加工（后者通常利用双层冠技术，在制作好的氧化锆支架的上加工瓷上层结构）（图12-24）。

由于它们具有良好的颜色稳定性、抗磨耗性能和优异的美学性能，因而应用非常广泛[23]。

IPS Empress CAD除了可以选择高透和低透瓷块外，还有中度遮色的瓷块，其主要用于变色基牙。由于其强度和亮度的特性，IPS e.max Impulse瓷块非常适合于部分冠和超薄贴面的加工。

值得一提的是，与其他无须烧结结晶的材料相比，这种瓷块需要30分钟的研磨后结晶过程。烧结前为不透色并且在其较"软"的状态下更易于研磨。因此，这就需要一台椅旁烧结炉。

任何由上述材料加工的修复体都可以粘接，因为它们都可以与氢氟酸发生反应。此外，瓷块大小可以根据临床需要进行选择。

12.4.4 临时修复体

椅旁CAD/CAM技术制作的另一类修复体为临时修复体。无论是全冠或者固定桥，有时需要长期佩戴临时修复体，这时就可以用制造商提供的各种临时冠材料加工制作（如 Vita CAD Temp 单色或多色树脂块，其弹性强度为80MPa，Telio CAD，Ivoclar Vivadent，可以用于含有最多两个桥体的临时固定桥，佩戴周期可达12个月）（图12-28）。

近期，不断有新的材料出现，例如3M ESPE的优韧瓷和Vita的弹性瓷（Vita Enamic）。

优韧瓷是一种树脂混合陶瓷（图12-29）。就像复合树脂一样，不易于折裂，同时保有其光泽从而获得长期稳定的美学表现。

这类材料不需要研磨后上釉，只需进行抛光。它的弹性强度为200MPa，高于前述材料（除结晶后的IPS e.max CAD外）。该材料适用于制作牙冠、种植修复、嵌体、高嵌体和贴面。可保证10年的质量。

弹性瓷则是一种具有双重网络结构的混合瓷材料，其主要的瓷网络结构被高分子聚合物网络所增强，两种网络结构相互穿插从而创造了这种同时具有瓷和树脂特性的复合材料。该材料非常适合于加工后牙全冠修复体和微创修复体（图12-30）。

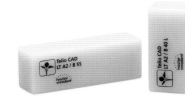

图12-28

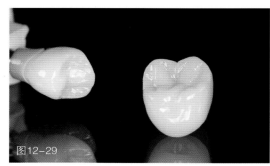

图12-28　Telio CAD。（图片来自Ivoclar Vivadent）

图12-29　Nanoceramic 牙冠。（图片来自3M ESPE）

图12-30　Vita弹性瓷牙冠。

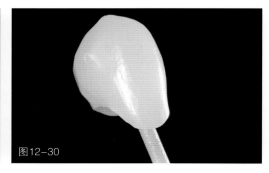

图12-29

图12-30

Vita 琥珀瓷（Suprinity）是一种氧化锆增强的二矽酸锂瓷，其平均弹性强度为494.5MPa，可以用于加工嵌体、高嵌体、贴面、前牙和后牙的单冠及单牙种植上部修复体。该材料研磨后需要结晶，其后还可以用专用的瓷粉进行个性化修饰（图12-31a、b）。

12.4.5 结论

总而言之，由于CAD/CAM技术不可否认的优势，无论是否受限于光学印模或相关的研磨设备，它必将成为牙科诊室日常工作不可或缺的一部分。当系统多样化后，随着新的厂商和材料出现在市场上，该系统的高昂价格将逐渐降低，其临床使用的范围也将逐渐扩大。

（余涛 刘星）

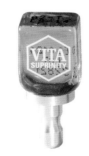

图12-31a

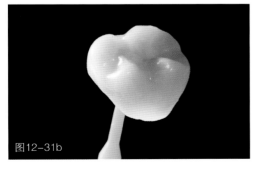

图12-31b

图12-31 a. Vita 琥珀瓷牙冠。
b. Vita 琥珀瓷牙冠结晶及个性化加工后。

参考文献

[1] Beuer F, Schweiger J, Edelhoff D. Digital dentistry: An overview of recent developments for CAD/CAM generated restorations. Br Dent J 2008;204:505–511.
[2] Van der Meer WJ, Andriessen FS, Wismeijer D, Ren Y. Application of intra-oral dental scanners in the digital workflow of implantology. PLoS One 2012;7(8):e43312. doi:10.1371/journal.pone.0043312.
[3] Johnson GH, Craig RG. Accuracy of four types of rubber impression materials compared with time of pour and a repeat pour of models. J Prosthet Dent 1985;53:484–490.
[4] Millstein PL. Determining the accuracy of gypsum casts made from type IV dental stone. J Oral Rehabil 1992;19:239–243.
[5] Sahin S, Çehreli MC. The significance of passive framework fit in implant prosthodontics: Current status. Implant Dent 2001;10:85–92.
[6] Kim Y, Oh TJ, Misch CE, Wang HL. Occlusal considerations in implant therapy: Clinical guidelines with biomechanical rationale. Clin Oral Implants Res 2005;16:26–35.
[7] Logozzo S, Franceschini G, Kilpelä A, Caponi M, Governi L, Blois L. A comparative analysis of intraoral 3D digital scanners for restorative dentistry. J Med Internet Res 2011;5:117–141.
[8] Schenk O. The new acquisition unit Cerec AC. Int J Comput Dent 2009;12:41–46.
[9] Kachalia PR, Geissberger MJ. Dentistry a la carte: In-office CAD/CAM technology. J Calif Dent Assoc 2010;38:323–330.
[10] Syrek A, Reich G, Ranftl D, et al. Clinical evaluation of all-ceramic crowns fabricated from intraoral digital impressions based on the principle of active wavefront sampling. J Dent 2010;38:553–559.
[11] Posselt A, Kerschbaum T. Longevity of 2328 chairside Cerec inlays and onlays. Int J Comput Dent 2003;6:231–248.
[12] Arnetzl G. Different ceramic technologies in a clinical long-term comparison. In: Mörmann WH (ed). State of the Art of CAD/CAM Restorations, 20 Years of CEREC. Berlin: Quintessence, 2006:65–72.
[13] Hickel R, Manhart J. Longevity of restorations in posterior teeth and reasons for failure. J Adhes Dent 2001;3:45–64.
[14] Arnetzl GV, Arnetzl G. Reliability of nonretentive all ceramic CAD/CAM overlays. Int J Comput Dent 2012;3:185–196.
[15] Bindl A. Survival of ceramic computer-aided design/manufacturing crowns bonded to preparations with reduced macroretention geometry. Int J Prost Odont 2005;18:219–224.
[16] Otto T. Computer-aided direct all-ceramic crowns: 4 year results. In: Mörmann WH (ed). State of the Art of CAD/CAM Restorations, 20 Years of CEREC. Berlin: Quintessence, 2006.
[17] Reich SM, Wichmann M, Rinne H, Shortall A. Clinical performance of large, all-ceramic CAD/CAM generated restorations after three years: A pilot study. J Am Dent Assoc 2004;135:605–612.
[18] Wiedhahn K. CEREC veneers: Esthetics and longevity. In: Mörmann WH (ed). State of the Art of CAD/CAM Restorations, 20 Years of CEREC. Berlin: Quintessence, 2006:101–112.
[19] Wiedhahn K, Kerschbaum T, Fasbinder DF. Clinical long-term results with 617 Cerec veneers: A nine-year report. Int J Comput Dent 2005;8:233–246.
[20] Sjögren G, Molin M. A 10-year prospective evaluation of CAD/CAM-manufactured (CEREC) ceramic inlays cemented with a chemically cured or dual-cured resin composite. Int J Prosthodont 2004;17:241–246.
[21] Beuer F, Schweiger J. CAD in practice. Dig Dent Technol 2011;2:91–95.
[22] Molin MK, Karlsson SL. A randomized 5-year clinical evaluation of 3 ceramic inlay systems. Int J Prosthodont 2000;13:194–200.
[23] Liu PR, Essig ME. Panorama of dental CAD/CAM restorative systems. Compend Contin Educ Dent 2008;29:482–486.

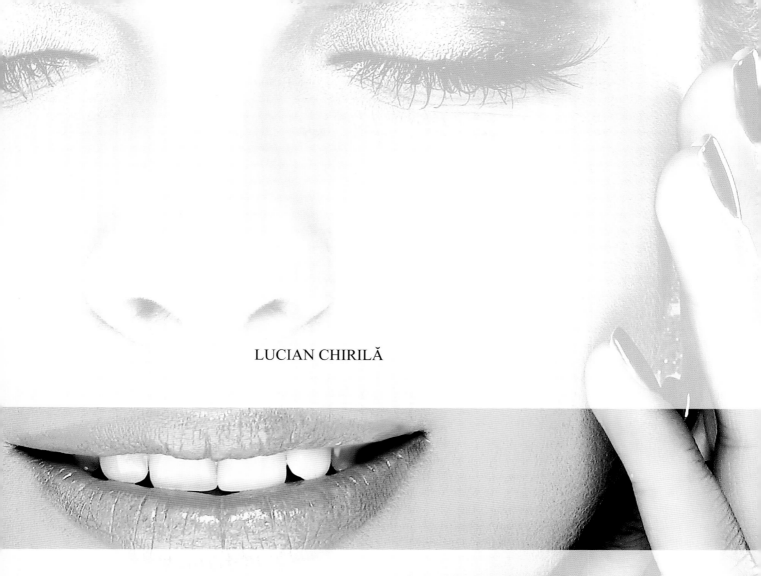

LUCIAN CHIRILĂ

第十三章
Chapter XIII

美学区种植
DENTAL IMPLANTS PLACED IN THE ESTHETIC ZONE

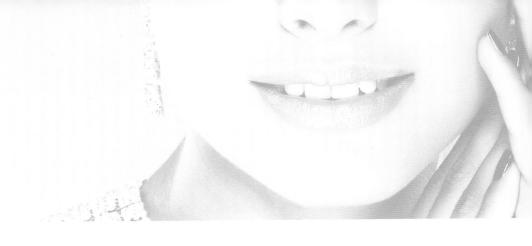

13.1　前言

在多数情况下，牙种植体的上部修复是可预测和把控的步骤。现代种植学不仅关注牙种植体的长期成功（存留于牙列或者有骨结合），也注重牙种植体对口颌系统功能和美学效果的恢复（美学修复体与颌面部的协调统一）。

随着种植患者的要求越来越高，种植治疗的美学效果也显得越来越重要。

种植体植入，尤其是牙槽骨缺损的病例，需要考虑植体植入的三维位置，以确保植体的长期存活率，这是功能上的要求，同时植体周围需要有充足的骨组织和软组织，以确保长期的美学效果。所有的牙体和牙周区美学和功能都必须兼备。

传统的观点认为，美学区特指上颌前部，但事实上，上颌多数牙齿的红白美学都参与了整个面部的协调性。

在美学区进行种植修复对种植团队来说是极大的挑战，尤其是修复结果会极大地影响患者的面容。

美学区需要软硬组织的协调。红白美学缔造完美的微笑，并与面型协调统一。临床医师应受到良好的训练，还要考虑到牙龈（形态、质地、颜色、外形

和尺寸）[2,5]。

骨支持需要在骨质和骨量两方面进行评估。上颌骨既是牙龈赖以生长和塑型的基础结构，又是牙种植体的受植床。

13.2　诊断和治疗程序

对上前牙缺失的治疗是一个挑战，尤其是连续多牙缺失。保留或者重建牙龈形态以模拟天然牙是很困难的，往往技术上极小的失误就会影响美学效果导致患者不满意[1-2]。

在美学区种植体上部修复能否取得良好的美学效果取决于准确的术前诊断和合理的治疗计划。

既往史对于患者的评估和他/她的美学期望来说都很重要。必须对患者进行一个全面的身体健康状况评估。这可以预测手术风险。还要评估患者牙齿健康状况、牙科既往治疗史以及牙周状态，进行口腔及颌面部检查。

结合临床检查和患者的美学期望，进行影像学分析（包括曲断和CBCT）。术前的病历资料还应包括研究模型和临床照片。通过全面的检查可以分析种植体支持的修复体美学风险影响因素[6-8]。

还有全身疾病、功能异常（如磨牙症）、吸烟或者较差的口腔卫生状况，这些都是美学区种植影响植体功能和美学效果的潜在危险因素。

想要植体植入理想的三维位置，并得到良好的美学效果，就需要术前充分评估，包括缺牙区与面部协调性，牙体和牙周检查。成功的骨结合需要达到功能和美学的平衡，包括骨与植体稳定结合，植体周围牙龈组织长期健康[9-10]。

13.3 种植成功的评判标准[9]

种植治疗的另一个目标是保存骨和牙龈组织，满足患者的美观要求[7]。

预测上前牙区美学效果有很多影响因素，最重要的是美学参数，包括笑线，牙齿的位置、状态，邻牙的冠根形态，牙龈类型，缺牙区牙龈萎缩的程度，下方支持骨的形态，三维位置和植体的位置[3,5,11,21]。

种植体没有动度
影像学检查植体周围没有明显的密度减低影
经过1年的功能性负载之后每年骨吸收量小于0.2mm
没有牙龈炎症、骨感染、疼痛、神经功能紊乱或感觉异常
5年成功率85%以上，10年成功率80%以上

13.3.1 笑线

上唇形态及其与牙列的相互关系在评估牙齿美学方面起着极其重要的作用。这种关系是上前牙美学修复的出发点。同时，它决定了红白美学重建的治疗方法[6]。

一般来说，微笑时会显露上前牙牙间乳头及牙冠高度的75%～100%。如果笑线过低，显露的上前牙高度不足75%（图13-1）[12]。

显而易见，高笑线的患者比低笑线的患者美学要求更高。高笑线患者微笑时会显露牙龈曲线，红白美学在上前牙种植中是重要的美学影响因素。

下唇线是面部协调性的影响因素之一，可以通过它与上切牙的关系评估切平面的曲度和倾斜度、切端的位置、前牙的唇倾度。

微笑时，上前牙切端曲线应该顺应下唇线。如切端过突或者内倾，可预测

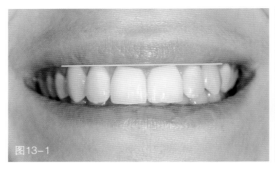
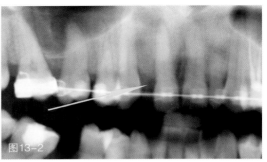

图13-1 该图显示微笑时上唇下缘的位置，显露出上前牙牙间乳头及牙冠的75%~100%。此型笑线被称为"中位笑线"，在人群中占的比例高达70%。

图13-2 该图显示正畸治疗纠正近远中间隙不足，避免植体植入时进入危险区。正畸打开近远中间隙的程度取决于同名牙的大小以及植入植体的最低要求（6~7mm）。

美学效果不佳[12]。

还要考虑到膜龈联合线，可通过牙龈切除术改善。侧切牙龈缘高度可能与中切牙略微有些不同，也可能相同。交代医嘱时，需要适度夸大术后牙龈曲线可能出现的不协调或者不对称的程度。现存的龈曲线可以为将来的美学修复体提供参考。

上前牙对上唇有支撑作用。如果前牙缺失数目过多，可能需要在更靠近唇侧的位置进行修复重建以增加对唇部的支撑。牙齿处于中性区之外，除了可能影响到美学效果，植体会受到异常力进而影响骨组织与牙龈组织。应该把前牙设计在功能带，在此区唇、舌运动达到平衡。除了对功能、美学、语音有所影响，对形态也有影响。

13.3.2 余留牙的冠根位置，牙周条件影响缺牙区种植

对余留牙也需要做临床和放射学检查，以明确与缺牙区的关系。如果邻牙牙根向缺牙区倾斜，可能会影响植体植入正确的方向。为了防止植体损伤邻牙牙根只能把它植于理想位置之外，可能会限制临时冠诱导牙龈乳头的形成。此类患者需要在术前接受正畸治疗（图13-2）。

邻面牙槽嵴高度是预测治疗效果和美学效果的一个重要因素。邻面牙槽嵴高度明显降低会增加美学风险，甚至影响种植体的成功率。由于局部条件的限制（不可能完全封闭牙周间隙导致缺血或坏死），垂直向骨增量疗效没有保证。比较可预期，也比较推荐的是通过

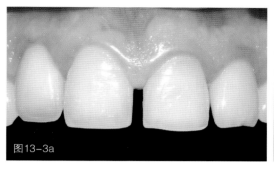

图13-3a

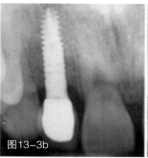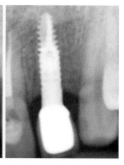

图13-3b

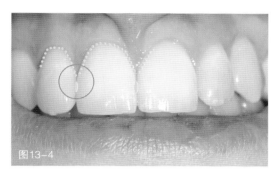

图13-4

图13-3 a. 11、12种植体在永久修复3年后复查，良好的美学效果。b. X线片显示邻面牙槽嵴得到了较好的保存，对牙龈乳头起到支撑作用。接触区被牙龈乳头和游离龈充盈。

图13-4 显示健康的牙周组织中正常的龈缘形态，牙间乳头的高度和形态以及邻接触点。

软组织移植进行软组织增量（图13-3a、b）。

13.3.3 牙龈曲线和牙间乳头

牙龈曲线可能是正常的、特征性的，也可能是比较平缓的，通常是顺应牙槽骨的外形。在健康的牙周组织中，中切牙的牙槽嵴顶位于釉牙骨质界（CEJ）下方3.5mm，其余牙位于CEJ下方2mm。因此，特征性的高弧线形龈缘者，牙间有较多的牙龈组织，并且龈乳头更靠近冠方。低弧线形龈缘比较容易恢复，因为此型的牙龈乳头更接近牙槽嵴顶[11]。

邻面牙槽嵴支撑着上方的牙间乳头，影响邻近的缺牙区。邻面牙槽嵴高度及缺牙区牙槽骨高度共同决定美学效果。缺牙区牙槽骨距离牙龈曲线的生物学宽度为2～3mm（图13-4）[4,16,21]。

13.3.4 牙龈生物型

这是决定上颌前牙区牙修复体美学效果的必要参数。牙龈生物型决定了外科手术的选择，限制了美学效果。牙龈生物型分为薄龈生物型和厚龈生物型[22]。

薄龈生物型，牙周组织比较薄而脆弱。它的特点是有骨开窗，龈附着最少。外科手术操作经常导致龈退缩。尽量减少手术创伤，在翻瓣时不能切断血供[6,11]。

需要向此类患者交代术后可能出现的龈退缩和骨吸收，必要时需二次手术。将种植体偏腭侧植入，植入较深，可预防上述情况发生。

厚龈生物型，牙周组织纤维成分较多，比较致密，角化龈也较多。牙周组织比较能耐受创伤，龈退缩程度较小。此种类型对创伤的反应是形成牙周袋（图13-5a ~ c）[6,11,13]。

同时，术后的瘢痕反应更明显，可能影响到最终的美学效果。但是这种美学效果比较持久稳定。

13.3.5　牙槽嵴的骨形态

骨支持是种植治疗成功的决定因素之一，它也影响到长期的存活率和美学效果。牙槽骨有理想的三维形态是保证种植体正常发挥功能，并且效果稳定的前提。同时，合适的骨形态可以预防软组织萎缩以确保美学效果。因此，合适的骨形态除了利于植体的骨整合，还是软组织定植的前提，可减少龈退缩。

图13-5　a. 示21植体的冠部修复。该病例为厚龈生物型，永久修复后9年，依然得到长期稳定的效果。
b. 虽然邻牙已经有龈退缩了，21的牙龈组织得到了很好的保存。
c. 示种植体植入正确的三维位置，事先考虑到牙龈生物型利于确保长期的美学效果。

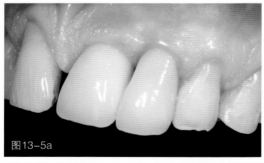
图13-5a

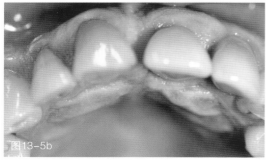
图13-5b

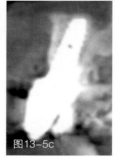
图13-5c

如果骨的解剖形态不佳或者骨量不够充足，还需要额外的外科手术进行骨增量。治疗前要向患者充分沟通，为了达到预期的效果，可能需要额外的软硬组织移植术（图13-6a ~ d）。

需要通过三维分析、临床检查和影像学检查共同评估骨结构。现在的影像学技术，例如CBCT，是常见的骨三维形态分析的重要手段。临床检查不能被忽视，因为它在诊断和治疗中起着重要的作用。

由于牙龈组织下方的骨组织决定了牙龈的体积和位置，通常骨移植同期需要软组织移植。尤其在垂直骨吸收病例特别重要。此类病例操作困难，并且结果不可预期。

还可以在拔牙前评估骨量。Kois[11,13]认为待拔牙骨嵴顶与游离龈缘的距离可以预测拔牙后骨吸收的程度。距离越大，拔牙后骨吸收越多。一般来说，骨嵴顶与游离龈缘的距离是3mm，拔牙后即刻种植可能有1mm的骨吸收。距离超过3mm，骨吸收量更大。因此，术前测量有助于治疗决策：如果牙槽嵴顶距离游离龈缘超过3mm，需要在拔牙前进行正畸牵引牵出患牙。

同时，还要评估邻面牙槽嵴骨量。它是牙间乳头获得重建的关键因素。邻面间隙通常是由牙龈组织所填充。一个重要因素是邻面牙槽嵴高度。高度越高，对牙龈乳头的支持越有利，牙龈乳头长期效果更稳定。保存并维持牙龈乳头稳定的一个重要因素是邻接触点的位置。如果邻接触点与邻面牙槽嵴顶的距离是3 ~ 5mm，牙龈乳头最终会填满这个

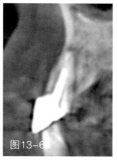
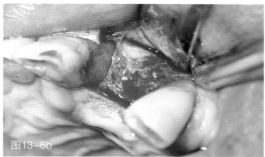
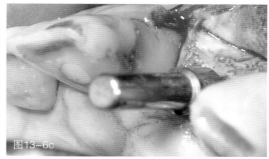
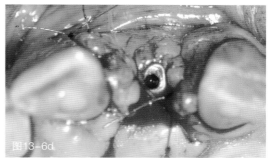

图13-6 a. 22侧切牙由于根纵裂，导致松动度2°～3°，唇侧皮质骨吸收，牙周膜增宽。
b. 引导骨再生术后4个月的临床所见。
c. 植体植入的方向。
d. 植体植入同期塑造龈乳头。

间隙，无论最初牙龈乳头是否被成功地塑造出来。当这个距离是6mm时，有45%的病例牙龈乳头会缺失。当达到7mm，有75%的病例牙龈乳头不能填满这个间隙。在单牙种植的病例中，植体周围牙龈乳头的高度不是取决于植体周围骨高度，而是取决于邻面牙槽嵴高度[18]。

牙龈乳头是否存在，取决于邻面牙槽嵴高度，也受到邻接触点位置的影响。邻接触点可能是个关键因素，它是由牙冠的外形和牙齿倾斜度以及技师的能力和修复医师的要求共同决定的。从这点来说，在美学区需要用临时的树脂冠来引导牙龈乳头的再生。

如果邻面牙槽嵴顶与邻接触点的距离超过5mm，牙龈乳头高度难以维持，因此会形成所谓的"黑三角"。在无牙颌进行多牙种植从邻面牙槽嵴顶到龈乳头顶点的距离是2～4mm。因此，接触点应设计在更靠近牙槽嵴顶一些，以防止"黑三角"的形成。植体间的龈乳头高度比植体–天然牙间的龈乳头高度较低。因此，影响龈乳头高度的因素包括：邻接触点，植体间隙，牙冠外形（图13-7）[3,16]。

还有一些临床变量也影响龈乳头的

图13-7 牙间乳头的体积
和形态主要取决于邻面牙
槽嵴高度和接触点。当邻
面牙槽嵴高度足够，通过
改变邻接触点可以调整龈
乳头的位置。单牙缺失，
接触点应设计在邻面牙槽
嵴顶冠方5mm，以利于牙
龈乳头形成。超过5mm不
会有足够的龈乳头填充这
个间隙，进而形成"黑三
角"。

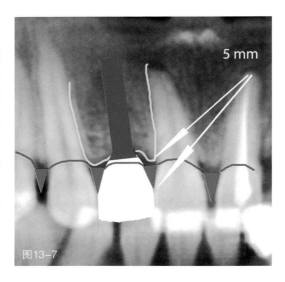

图13-7

5 mm

形成：植体–天然牙间牙槽嵴顶点，邻面
牙槽嵴顶和邻接触点的距离；植体–天
然牙间的近远中向距离，或植体之间近远
中向距离；修复体外形；牙槽嵴保存的方
法；牙龈生物型；软组织愈合的时间和
程度[7]。

　　在美学区待种植的病例中，需要从
植体植入理想位置的角度考虑牙槽骨的
骨量和骨质。但是，术者需要考虑到这
个事实：骨增量手术，种植体植入，或
者种植体暴露都会影响软组织量与软组
织形态，影响程度与牙龈生物型有关。
因此，应该把单纯的骨缺损视如骨缺损
联合软组织缺损。美学区的修复重建不
能仅限于骨或牙龈，还要包括对术后骨
吸收和龈退缩的代偿。为了掩饰组织重
建或者瘢痕收缩可能导致的软硬组织缺
损，需要对软组织进行过量移植[6]。

　　因此牙槽骨是一个极其重要的因
素，但是不仅在制订治疗计划时需要考
虑，在治疗中也需要考虑。Kois[11]指出
预测上前牙美学修复效果，有5个关键因
子，评估的时机是拔牙术后：

获得理想美学效果的关键因子是：
·邻牙的位置。
·牙龈形态。
·牙龈生物型。
·牙齿的形态。
·牙槽骨的位置。

　　待拔前牙的位置、角度，以及植体
植入的位置、角度很重要，需要事先分
析评估。这种位置、角度的改变都会引
起牙龈形态的变化[11]。

　　牙齿的垂直向位置，牙颈部牙冠的
顶点，可能更靠根方，或者更靠冠方，
或者在理想的位置。在拔牙之后，游离
龈至少要退缩2mm，种植体植入术后即
刻，牙龈平均退缩1mm[13-14]。

　　从实用的角度，待拔牙更靠冠方，
将来在植体上部进行美学修复效果更
好，同时拔牙后的龈退缩更少[11]。

　　如果待拔牙是在一个理想的位置或
者更靠根方，牙龈退缩会更明显。代偿
牙龈退缩的一种方法是在拔牙前进行正
畸牵引[11,15]。

　　牙齿的唇舌侧位置也可能影响到牙
龈的外观。太靠唇侧的牙齿通常骨皮质
较薄，更易吸收，导致龈退缩增加，游
离龈曲线在该区有明显的凹陷。这些临
床情况都是在制订美学修复方案时，需
要软硬组织移植的手术指征[5,11]。牙齿靠
舌侧通常有较好的唇侧骨皮质，最少的
龈退缩。

　　还要评估牙齿与邻牙的近远中向
位置关系以及维持牙间乳头的邻面牙槽
嵴。当与邻牙位置过近，导致邻面牙槽
嵴顶近远中向宽度小于1.5mm，会导致拔
牙后牙槽嵴顶高度降低，继发牙间乳头

萎缩[11,16]。

邻面牙槽嵴顶是一个重要的美学参数，对牙间乳头有支撑作用，在拔牙时不能损伤。通过影像学检查可以评估它的体积。有时牙冠的形态可以提示邻牙牙槽嵴顶的大小。上前牙区牙冠如果是方圆形的，通常邻面牙槽嵴顶呈刃状，早期易有骨吸收；如果是尖圆形的，通常邻面牙槽嵴顶比较圆钝。

牙齿的近远中向倾斜角度会影响牙根的位置，进而影响缺牙区的种植。建议在种植前进行正畸治疗，使牙根间互相平行[16]。

另一个评估的参数是牙间的游离龈缘水平和切端边缘线。形态为尖圆形，则会表现出切缘方向空间较小，而牙龈组织占的面积较大。如果这种差异没有被纠正（正畸、邻面片切或者修复体修复），由于缺少龈乳头的代偿，最终植体的上部修复美学效果一定会差强人意（植体上的牙冠会有"黑三角"）。

牙齿的形态影响植体周围的美学。Kois[11]认为牙冠对游离龈曲线的影响体现在冠和根的水平。牙齿形态可能是尖圆形、方圆形或者卵圆形。从牙龈形态的角度考虑，方圆形的牙齿有更大的美学便利，预后比较可预期，因为它的邻接触范围较大，更接近骨支持，在5mm以内。相反的，尖圆形牙齿邻接触更靠切端，对龈乳头的高度要求更高。但是，从牙槽嵴的角度考虑，尖圆形牙齿更佳，因为它的牙槽嵴更靠冠方。尖圆形牙冠牙槽骨不易萎缩，允许植体的近远中向位置离牙槽嵴顶远一些。牙冠的外形需要参考对侧同名牙。有些作者认为

尖圆形牙冠的牙龈往往是薄的、扇贝状的，而方圆形牙冠的牙龈往往是比较平缓的、厚实的[6]。

综上，符合以下情况者，美学风险较低：牙齿位置更偏冠方和舌侧，较缓和的牙龈曲线，较厚的牙龈类型，方圆形牙冠，牙槽嵴顶位置较高。相反，高陡的牙龈曲线，薄扇贝状的牙龈类型，尖圆形牙冠，较小的牙槽嵴（图13-8a～f），则美学风险较高。

13.3.6 种植体植入的理想位置

缺牙数越少，植体植入位置的精确性要求更高。上前牙单牙缺失，对植体植入的位置要求极严格。即使是1mm的误差，也可能是种植成功或者失败的分水岭。

一般来说，关注美学区植体植入的三维位置，更多的是关注植体平台的位置。在研究模型上分析植体与邻牙、植体与缺失牙的位置关系，包括近远中向、唇舌向和冠根向。另一个必须考虑的是植体的植入角度，尤其是唇舌向的角度。

一个经常被忽略的要素是修复前牙缺失的牙冠类型和种植体与修复体的连接方式（粘接或者螺丝固位）。一开始就选择了连接类型和修复的牙冠能指导植体植入到理想的位置。这个概念是由Garber提出来的[23]。他认为植体是牙冠在根部的延伸，这跟患者的认知是一致的。这个概念可以理解为以修复为导向的植体植入，相反的，传统的观念是以骨为导向的植体植入。Garber提出的

图13-8

图13-8 a. 车祸导致上中切牙冠根折，联合纵向的根折和牙龈损伤。该牙3年前曾行桩冠修复。

b. 拔除11，即刻植入植体。CBCT显示骨结构（骨壁完整），牙根方向，以及局部形态。模拟种植以指导手术。

c. 种植术中指示杆指示备洞的三维方向。

d. 拔牙术后即刻种植需要精确的术前准备和操作。不翻瓣种植对软硬组织的损伤最小。

e. 术后X线片。植体植入的位置：距游离龈缘根方3mm，骨下1mm，以代偿愈合过程中的骨吸收。用临时修复体对牙龈进行塑型。

f. 术后的临床照片。

这个概念，要求植体植入在最适合修复缺失牙的位置，尤其是在美学修复区。根据美学效果考量设计的植入位置可能需要额外的软硬组织移植。在每一个牙位都有一个"安全区"和一个"危险区"[3,21]。

种植体平台位于安全区可以对美学修复体提供必要的支持。而位于危险区会使得治疗成功率显著降低（图13-9a、b）。

需要特别谨慎地评估近远中向位置。单牙缺失的病例，尤其是切牙，要测量缺牙间隙在牙颈部的大小，拔牙后邻牙可能向缺牙间隙倾斜。间隙过小必

须在术前正畸纠正。近远中距离决定植体颈部平台的选择。目标是在"危险区"以外植入植体，危险区是指距离邻牙1.5~2mm的区域。距离过近可能导致邻面牙槽嵴骨吸收和牙间乳头萎缩（图13-10）[3-4,7,21]。

连续多颗牙种植修复，植体间理想距离是3~4mm。这个间隙是在植体牙槽嵴顶水平测定的。在上前牙，植体间间隙对保存植体间牙槽骨和龈乳头是有用的。植体间龈乳头距离植体顶部的垂直向高度是3.5mm，这比植体-天然牙间龈乳头的垂直向高度小得多（5mm）（图13-11a、b）[16,20]。

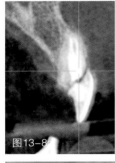

图13-8a

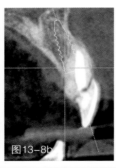

图13-8b

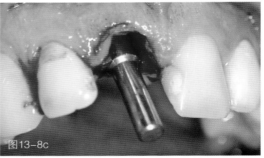

图13-8c

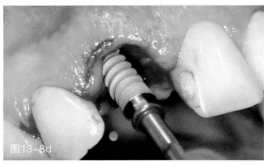

图13-8d

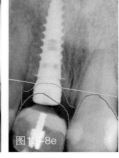

图13-8e

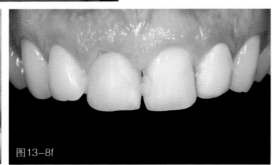

图13-8f

由于植体距离天然牙至少1.5～2mm，距离邻近植体至少3mm，前牙区植体的平台选择不能过大［宽颈（WP）］，这与拔牙后即刻种植的植体要求是一样的。

经常犯的错误是认为植体的平台与缺失牙的近远中径相同。应该注意的是，植体与植体支持的牙冠之间是有中间连接结构的，叫作修复基台。每个种植系统都提供了各种尺寸的修复基台，其直径通常大于植体本身。需要评估美学基台的大小，与近远中间隙的大小相匹配，而不是与种植平台相匹配。Wheeler和Ash 测量了平均牙冠的大小

和牙颈部的大小，结果显示上中切牙颈部平均7mm宽，上侧切牙4mm，上尖牙5.5mm[19]。

植体的唇舌向位置影响牙冠的形态和合适的穿龈轮廓。植体平台的唇侧边缘在天然牙冠唇侧边缘线以内1mm。参考点可以是釉牙骨质界。在这个基线的唇舌向2mm范围以内均为安全区。超过这个范围，即为次危险区（图13-12）[3]。如果植体太靠近唇侧，有唇侧骨吸收和龈退缩的风险。同时，美学修复会更加困难。唇侧骨皮质1mm厚可以预防这种情况的发生。如果植体太靠近舌侧，为了美学需要牙冠过突会导致

图13-9 a. 12植体支持的冠修复体，5年后修复效果依旧良好。b. 植体植于安全区。

图13-10 正确的近远中向位置可以预防邻面骨吸收，植体颈部距邻牙牙根1.5～2mm。

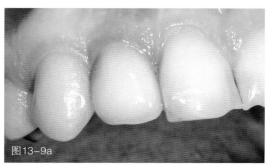

图13-9a

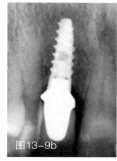

图13-9b

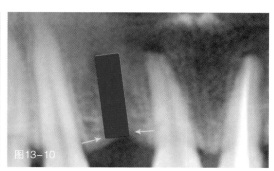

图13-10

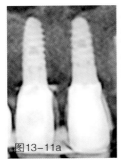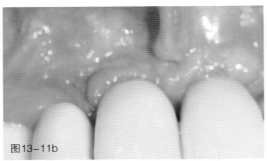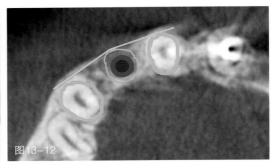

图13-11a

图13-11b

图13-12

图13-11　a. 两个相邻植体间距离最少3mm。b. 种植后4年复查，植体间龈乳头的体积比天然牙间龈乳头小。

图13-12　植体平台唇侧在唇舌向的正确放置是指在假想牙冠唇侧轮廓线以内1mm处。如果植体太靠近唇侧，由于不恰当的穿龈轮廓以及可能的唇侧骨吸收导致对游离龈的支持丧失从而龈退缩，美学效果不佳。如果植体太靠近舌侧，会导致牙冠过大。

清洁困难。

至少保证唇侧骨皮质1mm厚能保持软硬组织稳定。Priest建议将植体中心点定位于未来牙冠的唇侧边缘以内3mm处（常规颈的植体直径4mm）。这种情况下，美学基台距离唇侧边缘1mm，最大不能超过2mm。从美学和生物力学的角度植体偏腭侧的危害比偏唇侧的危害小。事实上，薄龈生物型的患者，更偏腭侧植入可以预防骨吸收和龈退缩。

植体植入的垂直向位置是将来修复体游离龈缘的根方2～3mm[3-4,20-21]。

为了使将来牙冠或者游离龈缘的位置可视化，应该使用外科手术导板。一个非常有用的参考点是釉牙骨质界，尤

其是在单牙缺失的病例中，可以用来确定植体植入的深度。但是，这个参考点要谨慎使用，因为釉牙骨质界变异比较大，尤其是在侧切牙，它比中切牙和尖牙可能更靠近冠方（图13-13）[3]。

植体植入的深度在游离龈缘根方3mm的原因是要形成3mm的生物学宽度。也为了掩饰修复基台以及基台与冠的连接部分，同时创造空间进行穿龈轮廓的塑造。还可以代偿种植术后的软硬组织退缩[20]。

一些学者认为，把植体植得深一些可以保证比较好的美学效果，而且他们推荐使用窄颈的植体（NP），以便下一步穿龈轮廓的塑造，当然这对组织健康

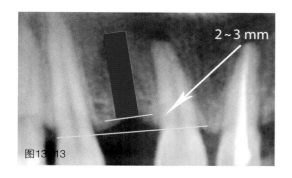

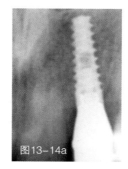
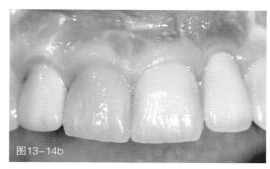

图13-13

图13-14a　图13-14b

图13-13 植体正确的冠根向的位置。植体植入深度为从CEJ或者未来牙冠龈缘根方3mm。植体植入过深可能导致更多的骨吸收以及继发的龈萎缩，虽然最初会有较好的美学效果。如果植入过浅，透过黏膜可以看见植体或者基台。

图13-14 a. 植体植入较深评估美学效果。b. 厚龈生物型容易留疤，由于植入过深导致唇侧骨板骨吸收，继发龈萎缩。

有不利的影响。骨皮质钻增加了骨吸收的风险（图13-14a、b）[7,18]。

上前牙种植植入理想位置，考虑的第四个方面是植体植入的角度。虽然逻辑上植体植入的角度应该参考原牙的牙根角度或者邻近天然牙的牙根角度（尤其是单牙缺失的病例），但是理想的植体位置肯定不是这样的。通常来说，植体应该是向腭侧倾斜的。这样的位置易于进行穿龈轮廓的塑造。因此植体的根方比天然牙根尖更偏唇侧（图13-15）。

Priest[20]建议植体牙轴顺应牙冠切端部分的舌侧切线。这样的角度利于创造美学的穿龈轮廓。同时，它防止植体太偏腭侧，创造出具有特征性的较凸的

牙龈形态和牙冠穿龈轮廓。植体太偏唇侧会导致唇侧骨板和牙龈过薄，容易萎缩。

种植体植入的角度和位置是以修复为导向的，这个概念需要在美学区被接受。如果决定做一个粘接冠，种植体的轴向需要与切端的轴向一致，而如果使用螺丝固位，种植体的轴向需要与牙冠舌隆突一致[1,3-4,7,20-21]。这种理念提示在植体植入的当下已经确定好修复方案了。建议美学区种植体植入的角度比原有天然牙牙根角度更偏舌侧5°~10°（图13-16）[14]。最初提出这样的建议是为了保证唇侧骨板1.5~2mm厚，两段式植体功能性负载后经常会观察到生理性吸

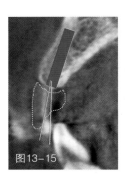
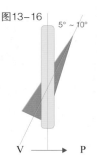
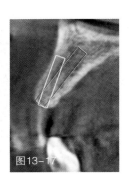

图13-16

5°～10°

V ———→ P

图13-15

图13-17

图13-15 植体植入的唇舌向角度是由以下几个方面决定的：植体肩台距离未来牙冠颈部及邻牙轮廓线1mm。同时，植体长轴应该顺应植体-牙冠美学修复复合体，以符合生物力学原则。绿色：粘接冠理想的植体长轴。蓝色：螺丝固位冠理想的植体长轴。

图13-16 图示植体向舌侧倾斜5°～10°。

图13-17 更向舌侧倾斜（黄线）能够更好地塑造穿龈轮廓，保证唇侧骨皮质至少1mm厚，软硬组织的稳定性更好。

收。但是舌向倾斜10°允许植体植入最佳位置，并获得最佳的美学效果。此外，植体植入还应考虑生物力学因素和殆学类型，在植体长轴上的功能性负载，以及切导和尖牙保护殆（图13-17）。

上前牙区的美学修复效果取决于一系列的外科和修复参数。植体的植入需要遵照三维方面的原则，植体周围牙龈组织必须充足并且稳定。修复牙冠必须与邻牙协调，在多颗前牙缺失的病例里，需要与整个面部外形相协调。

术前的分析以及治疗方案的设计，将会提供最佳的美学效果。如果患者充分了解手术的困难、风险因素以及将会为了满足美学目的而做出的努力，那么患者的心理预期将会比较好预测。

制订治疗程序时还应评估软硬组织

复合结构与植体的理想位置、理想的冠修复体之间的关系。临床、影像学检查还应联合研究模型以明确组织缺损的程度以及可能需要的软硬组织移植。有一种治疗理念强烈建议在美学区应该是以修复为导向的植体植入。它建议在修复体容易修复的位置进行种植而不是在骨量最充足的地方进行种植。在日常的工作实践中，如果患者总是有不切实际的心理预期，会增加美学和功能性风险，在临床上应该避免。所有的外科手术和修复程序都要在治疗前充分地评估，最终的效果也要正视现实，不排除种植术后导致的软硬组织萎缩。

（王妙贞　赵旭）

参考文献

[1] Belser UC, Schmid B, Higginbottom F, Buser D. Outcome analysis of implant restorations located in the anterior maxilla: A review of the recent literature. Int J Oral Maxillofac Implants 2004;19(suppl):30–42.

[2] Magne P, Belser U. Bonded Porcelain Restorations in the Anterior Dentition. A Biomimetic Approach. Chicago: Quintessence, 2002.

[3] Buser D, Martin W, Belser UC. Optimizing esthetics for implant restorations in the anterior maxilla: Anatomic and surgical considerations. Int J Oral Maxillofac Implants 2004;19(suppl):43–61.

[4] Belser U, Buser D, Higginbottom F. Consensus statements and recommended clinical procedures regarding esthetics in implant dentistry. Int J Oral Maxillofac Implants 2004;19(suppl):73–74.

[5] Jivraj S, Chee W. Treatment planning of implants in the aesthetic zone. Br Dent J 2006;201(2):77–89.

[6] Sclar GA. Soft Tissue and Esthetic Considerations in Implant Therapy. Chicago: Quintessence, 2003.

[7] Das Neves JB. Esthetics in Implantology: Strategies for Soft and Hard Tissue Therapy. Chicago: Quintessence, 2010.

[8] Barbosa F. Patient selection for dental implants. Part 1: Data gathering and diagnosis. J Indiana Dent Assoc 2000;79(1):8–11.

[9] Albrektsson T, Zarb G, Worthington P, Eriksson AR. The long-term efficacy on currently used dental implants: A review and proposed criteria of success. Int J Maxillofac Implants 1986;1(1):11–25.

[10] Smith DE, Zarb GA. Criteria for success of osseointegrated endosseous implants. J Prosthet Dent 1989;62(5):567–572.

[11] Kois JC. Predictable single tooth peri-implant esthetics: Five diagnostic keys. Compend Contin Educ Dent 2004;25(11):895–896.

[12] Tjan AH, Miller GD, The JG. Some esthetic factors in a smile. J Prosthet Dent 1984;51(1):24–28.

[13] Kois JC. Esthetic extraction site development: the biologic variables. Contemp Esthet Restorative Pract 1998;2:10-17.

[14] Saadoun A, LeGall M, Touati B. Selection and ideal tridimensional implant position for soft tissue aesthetics. Pract Periodontics Aesthet Dent 1999;11(9):1063–1072.

[15] Salama H, Salama M, Kelly J. The orthodontic-periodontal connection in implant site development. Pract Perio Aesthet Dent 1996;8(9):923–932.

[16] Tarnow DP, Cho SC, Wallace SS. The effect of inter-implant distance on the height of inter-implant bone crest. J Periodontol 2000;71(4):546–549.

[17] Choquet V, Adriaenssens P, Daelemans P, Tarnow DP, Malevez C. Clinical and radiographic evaluation of the papilla level adjacent to single tooth implants: A retrospective study in the maxillary anterior region. J Periodontol 2001;72(10):164–1371.

[18] Kan J, Rungcharassaeng K, Umezu K, Kois JC. Dimensions of peri-implant mucosa: An evaluation of maxillary anterior single implants in humans. J Periodontol 2003;74(4):557–562.

[19] Palacci P, Ericsson I. Esthetic Implant Dentistry: Soft and Hard Tissue Management, ed 2. Chicago: Quintessence, 2006.

[20] Priest GF. The esthetic challenge of adjacent implants. J Oral Maxillofac Surg 2007;65(suppl 1):2–12.

[21] Buser D. Belser U. Wismeijer D. ITI Treatment Guide. Vol 1: Implant Therapy in the Esthetic Zone. Single-Tooth Replacements. Chicago: Quintessence, 2007.

[22] Olsson M, Lindhe J. Periodontal characteristics in individuals with varying form of the upper central incisors. J Clin Periodontol 1991;18:78–82.

[23] Garber DA. The esthetic dental implant: Letting restoration be the guide. J Am Dent Assoc 1995;126:319–325.

[24] Wheeler RC, Ash MM. Wheeler's Dental Anatomy, Physiology and Occlusion. Philadelphia: WB Saunders, 1984.

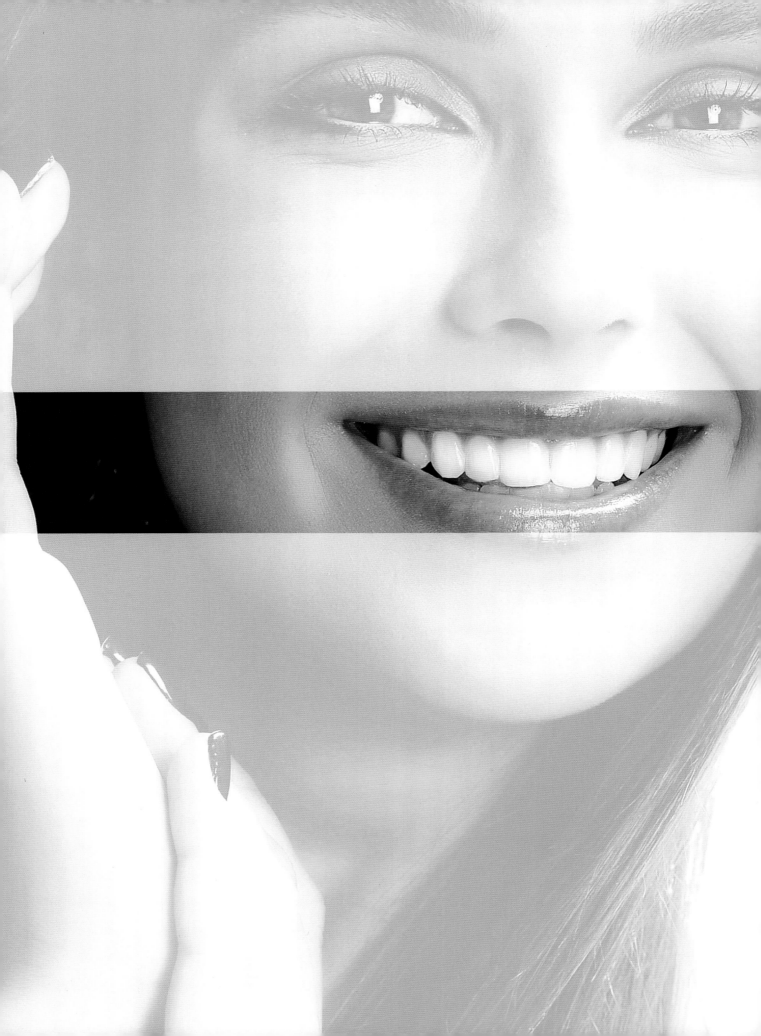

MARIUS STEIGMANN

第十四章
Chapter XIV

种植牙科美学领域的软组织处理
SOFT TISSUE MANAGEMENT FOR AN ESTHETIC
ASPECT IN IMPLANT DENTISTRY

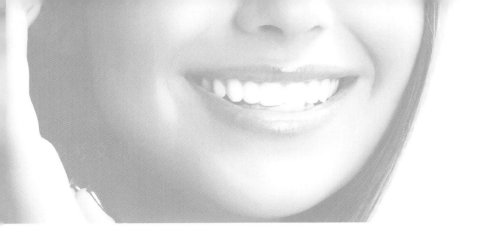

14.1 简介

拔牙术后生物学改变会影响软组织的稳定性，而软组织的稳定性对于长期的美学效果是非常重要的。过去关注的重点在种植体植入和修复的时机。直到最近，无论在非美学区还是美学区，骨整合／功能才成为了唯一的目标。目前，对于美学区关注的重点已经放在牙龈缘和牙龈乳头方面。患者希望的是看起来自然的牙齿，这也包括牙齿周围的软组织。而拔牙后的生物学改变可能会影响修复的美学结果。与薄龈生物型的患者相比，厚龈生物型的患者在拔牙后几乎不会出现生物学的改变。因此，在拔牙的同时，我们必须考虑以下几个问题：是否需要拔牙窝保存？种植体是即刻植入还是延期植入？是否需要早期或延期的临时修复？而这些问题取决于局部的解剖因素。文献研究表明，无论何种牙龈生物型，拔牙后均会出现不同程度的骨吸收。但几乎没有关于邻面骨吸收和垂直向软组织塌陷的研究。

然而，根据我们的临床经验，在单牙种植中，邻面骨对于龈乳头塌陷很重要，取决于邻面骨量以及邻牙附着纤维是否完整。在多牙种植的病例中，邻间隙的纤维附着丧失，龈乳头也会消失

（通过成功的拔牙术，这种情况可能可以避免）。

14.2 牙槽嵴保存术

牙齿拔除后会导致牙槽嵴骨量的改变。拔牙后拔牙窝牙槽嵴的吸收在唇颊侧比舌腭侧更明显。为了尽量减少拔牙后牙槽嵴垂直和水平吸收，同时也为了有利于种植体达到理想的植入位置和后续的美学重建，拔牙同时进行牙槽骨的保存就非常必要。已经有很多种方法用来保存和改善拔牙后牙槽嵴的外形，包括即刻种植。这些方法可以通过使用不同的植骨材料来实现，包括同种骨、异种骨以及人工合成生物材料。文献中描述过两种需要保存牙槽嵴的情况。大部分根据缺损的形态，颊侧骨板是否缺失以及唇颊侧骨板的厚度来分类。然而，在美学区域，从修复和美学的观点来说，为了达到理想的种植效果，仅仅保存牙槽嵴都是不够的。在这些病例中，为了制造出比现有骨量更多的唇颊侧"骨"，需要进行所谓的牙槽嵴改形[9]。而移植的骨需要存留足够长的时间。因此为了尽量达到不吸收或减慢吸收，需要慎重地选择骨移植材料的类型。

厚的唇颊侧骨板

在上下颌后牙区域，颊侧骨板通常超过2mm厚[2]。这些病例不需要为了保存牙槽嵴而进行植骨。理想的骨量使得种植体植入达到理想位置成为可能。

病例1：不需要骨增量的即刻种植（图14-1～图14-8）

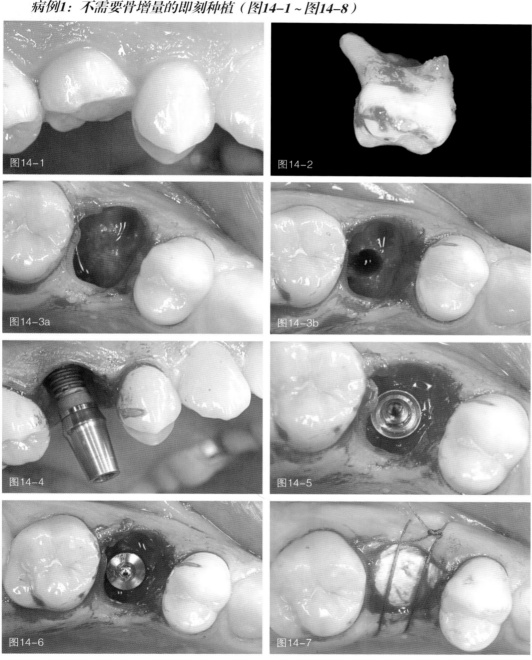

图14-1　上颌乳磨牙滞留。

图14-2　拔除乳磨牙，牙根已吸收。

图14-3　a. 对拔牙窝探测证实存在根间隔，可以植入种植体。b. 标记备洞的位置。

图14-4　种植体植入前，检查种植体近远中的位置，确保即使周围有轻度骨吸收，种植体与邻牙之间也有足够骨量。

图14-5　种植体植入后𬌗面观。

图14-6　骨整合期间种植体的覆盖螺丝。

图14-7　牙槽嵴覆盖可吸收胶原膜，不用其他植骨材料。十字缝合固定胶原膜。

图14-8 a. 种植体植入后8周进行临时修复，临时修复即刻可见近远中邻间隙黑三角。这两个黑三角会逐渐消失，龈乳头会逐渐达到接触点高度。
b. 种植修复体负重后1年——邻面龈乳头达到邻牙接触点位置。

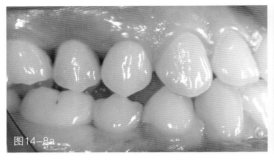

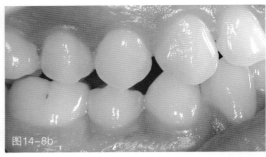

薄的唇颊侧骨板

当唇颊侧骨板厚度小于2mm时，拔牙后可能发生部分或全部的骨吸收[4-6]。为了减少薄的唇颊侧骨板的吸收以及相应的牙槽骨量的减少，需要进行牙槽骨

保存。Sclar介绍了一种方法（Bio-Coll技术），该方法用异种骨和胶原带对四壁存在缺损的牙槽窝进行充填，不需要进行翻瓣或软组织处理[9]。

病例2：需要骨增量的即刻种植（图14-9～图14-18）

图14-9 影像学显示深大龋坏，牙齿因冠根折需要拔除。
图14-10 通过分根拔除患牙。
图14-11 在根间隔对种植体植入位置进行标记。
图14-12 种植体最终植入，周围可见大量植入的自体骨。
图14-13 为了防止颊侧骨板吸收，在种植体周围间隙填入异种骨并覆盖不可吸收膜。
图14-14 原位缝合固定膜，不要求严密关闭。

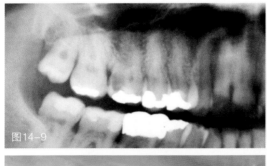

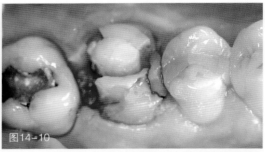

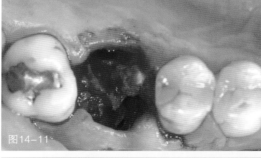

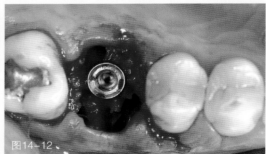

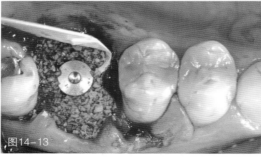

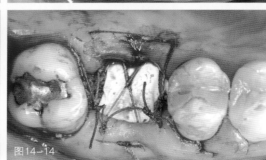

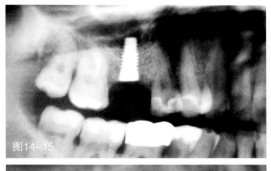

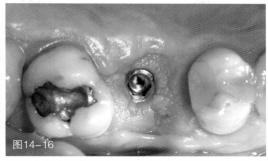

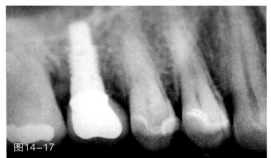

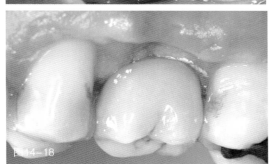

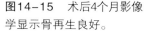
图14-15 术后4个月影像学显示骨再生良好。

图14-16 颊腭侧骨宽度得以保存 。

图14-17 最终修复体就位。

图14-18 修复完成后体显示颊侧骨板丰满。

唇颊侧骨板缺失

当唇颊侧骨板缺失时，可以通过不同种类的骨移植材料对牙槽嵴进行保存并覆盖膜，并通过软组织处理进行初期伤口关闭。对于唇颊侧侧骨板缺失的病例，Elian等[30]介绍了冰锥技术（ice cone）：将膜塞入口腔软组织下方，用骨移植材料填充牙槽窝，将膜反折覆盖在牙槽嵴，并通过缝合将膜固定在腭侧软组织。这种方法不需要对牙槽窝进行初期关闭。其他的作者[8]更推荐早期种植和同期植骨。在拔牙的同时不植入任何植骨材料。伤口愈合6～8周之后，软组织量会有所增加，有利于种植体植入时对植骨材料的覆盖。

为了保存牙槽骨，Jung建议使用牙槽嵴封闭和软组织切除技术，可联合使用或不使用植骨材料[10]。

进行即刻种植时，在植入种植体后需要使用上面介绍的其中一种方法。

拔牙不仅会造成软硬组织颊舌向的改变，还会造成垂直向的改变。这种软硬组织改变的程度对治疗计划和患者功能和美观恢复有很重要的影响。在一项系统研究中，作者在牙槽嵴水平研究了拔牙后软硬组织的变化，证实拔牙后软组织的解剖学改变会随着水平骨改变而变化[3-6,12]。在单颗牙的病例中，软组织的改变与硬组织的改变不是成比例的。当连续拔除多颗牙时，软组织会随着其下面硬组织的改变而变化，通常在这种情况下需要新的软组织保存方法。目前关于多颗牙连续缺失的文献并不多。

14.3 即刻种植

即刻种植的优点主要是能缩短愈合时间和减少手术的步骤[7]，以及能够利用现有的牙槽骨为种植体提供最佳的初期稳定性。此外，从微观水平看，如果使用表面处理过的种植体，拔牙后成骨的活性会改善骨与种植体的接触[1,12]。另外一个研究中，在种植体植入后立即观察硬组织的改变，证明即刻种植后种植体周围的骨能够愈合。作者指出，尽管在临床上能够明显看出新骨形成，显微镜下能够观察到一层结缔组织。由此推断，在种植体和骨之间发生了骨整合[13]。此外，要严格把握种植体颊舌向的位置，因为就目前的研究发现，即刻种植并不能阻止唇颊侧骨板的水平吸收[14]。

因为大量的植骨和软组织移植在即刻种植中是不可能的，所以这种方法的另一个缺点是需要足够的骨量。当软硬组织受到各种情况的影响时[8]并不推荐使用这种方法。关于即刻种植的研究显示在种植体颈部区域会发生骨重建、骨沉积以及骨愈合。这也是为什么没有其他因素会影响最终美学效果[5]。在一项为期1年的临床试验中，一共研究了35颗即刻种植体，结果证实即刻种植的方法能够增强种植体周围软组织美学效果[15]。

最近一项关于即刻或早期种植的临床研究结果显示，即刻种植能够增加种植体存活率。但是，除非经过严格挑选，美学效果是有不确定性的。因此，作者建议即刻种植需要由具有经验的种植医师操作[16]。即刻修复能够改善软组织的效果[11]，这个结论与我们的经验是一致的；也就是说，拔牙和种植体植入之间没有完美的一致性，因此每个患者都需要个性化的评估。通常在后牙区段可以进行即刻种植，在前牙区段进行延期种植。

病例3：前牙区即刻种植（图14-19~图14-32）

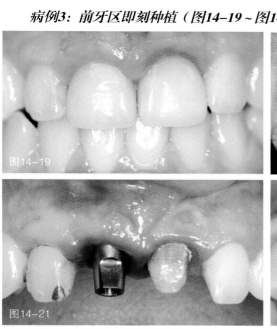
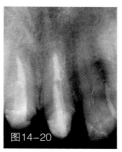
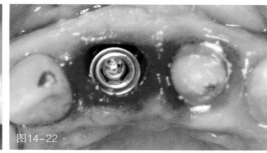
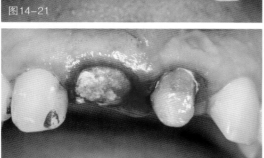
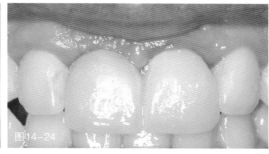
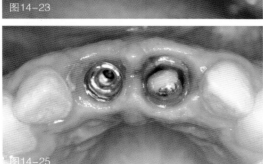
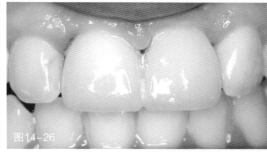
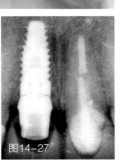
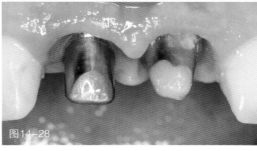

图14-19　11松动伴牙冠伸长，厚龈生物型，方圆形牙齿，平坦的龈曲线，（邻面）接触点偏根方均提示唇侧骨板较厚。

图14-20　根尖片示：根尖未见透影区，因此可以即刻种植。

图14-21　种植体的三维位置，参考修复基台位置植入种植体，保证将来冠边缘与邻牙的CEJ平齐。

图14-22　去除携带体后，种植体位置就很明确了，偏腭侧植入以留出空间给唇侧骨板再生，即刻种植偏腭侧植入是考虑到将来唇侧骨板的吸收。

图14-23　嵴顶由植骨材料和凝胶海绵覆盖，不翻瓣，以免瘢痕形成。

图14-24　拔牙位点由单端桥桥体封闭，用21做基牙。

图14-25　种植位点的𬌗面观，可见骨整合完成后，唇侧骨板及黏膜均较厚。

图14-26　8个月后，去除临时修复体，使用修复基台，根据牙龈形态和位置制作临时冠。

图14-27　6个月后，根尖片示：临时桥位于修复基台之上。

图14-28　修复基台就位。

图14-29　临时冠修复，进行美学调整。

图14-30　即刻种植加延期修复可以很好地维持软组织轮廓和龈乳头。

图14-31　冠戴入后的最终X线片。

图14-32　11与21最终冠修复后的外观。

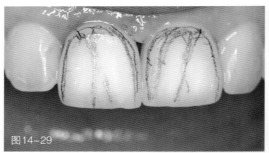

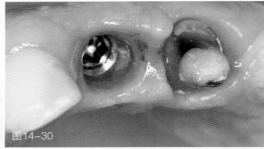

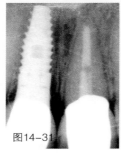

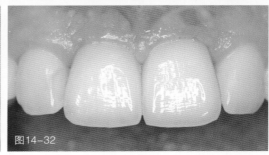

14.4　延期植入植体

6~8周后，拔牙窝上方的软组织可自行愈合，从而为植骨提供好的初期封闭[7]，在此期间，拔牙窝内组织的病理状态都会改善并形成骨愈合，这是有利于种植体骨整合的，同样对骨移植或软组织移植后的组织愈合也更有利[17]。

前面提到过有一个研究报告，比较分析了即刻种植和4~6周后早期植入1年颊侧边缘的愈合情况，该研究所有病例拔牙后都进行了骨移植并覆盖屏障膜。考虑到单颗种植体的植入时机，统计显示早期植入的效果更好，这可能是由于嵴顶部的良好封闭更有利于植体、骨以及屏障膜的整合[17]。另一个类似的研究证实了这一结论，这是一项比较即刻种植与延期种植的研究。但是作者发现两组病例邻面龈乳头丰满度没有显著统计学差异[18]。

病例4：前牙区延期种植加骨增量（图14-33~图14-45）

图14-33　拔牙后8周，颊侧轮廓上可见凹陷，垂直向软组织高度变化不大，患者佩戴马里兰桥。

图14-34　去除临时桥，翻矩形瓣，避免术后瘢痕，同时也为植入植体和引导骨再生手术提供清楚的视野。

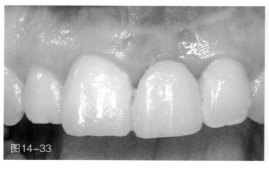

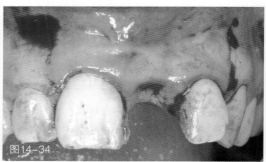

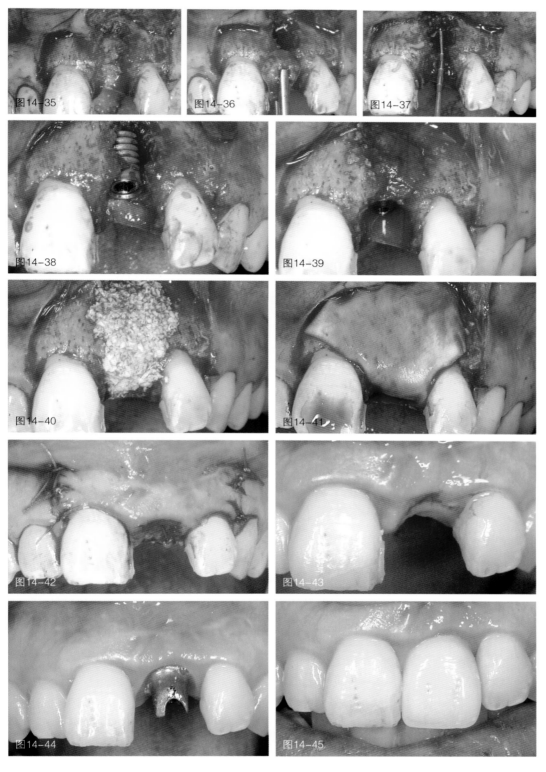

图14-35　翻起黏骨膜瓣之后可以看到唇侧骨板有缺损。

图14-36　植入植体前搔刮牙槽嵴顶。

图14-37　种植体的初期稳定性靠的是拔牙窝上方的牙槽嵴顶获得的，所选种植体至少要比拔牙窝深度多4mm。

图14-38　选择一颗4.6mm×12mm的植体，植入深度在邻牙CEJ根方2mm处，以获得好的美学外观。

图14-39　在植体表面覆盖自体骨屑以利骨整合（本病例是用骨凿从鼻嵴处取自体骨）。

图14-40　第二层用吸收较慢的异种骨材料，在初期塑造牙槽嵴的外形并长期维持外形轮廓。

图14-41　表面再盖上胶原膜，这样下方的替代材料才能作为支架引导骨再生。

图14-42　垂直切口，间断缝合，水平切口褥式缝合。

图14-43　种植加GBR后6个月，可以看到健康的软组织，邻面龈乳头得到了保持。

图14-44　去除临时冠后，修复基台就位后的唇面观，与邻牙相比，可见对称的软组织。

图14-45　最终冠就位后获得良好的美学效果。

14.5　分段植入植体

与即刻种植相比，这种种植方式想获得好的美观效果会更困难，因为牙槽骨吸收后，牙槽嵴顶会变得很窄，出现唇颊侧凹陷，牙龈组织也会有丧失，在这些病例中，就像前面提到的，种植医师会根据影像学检查、诊断和修复方案决定是否做一些软硬组织再生手术，以恢复丧失的组织，最终获得令人满意的美学效果。因此，这种方法的弊端是治疗时间长，手术次数多。

种植医师有义务对每一个病例进行个性化评估，并且要考虑患者对手术创伤的反应，以及治疗周期，最后得到一个可以接受的结果，在种植之前，医师要根据初始的软硬组织形态决定是否需要骨增量，以及如果需要，那么该采取何种方式。

根据文献数据和我们的经验，当骨量不足时，自体骨移植是一个可行的选择，当骨量需求比较大的时候，可以从颏部和下颌升支取块状骨，但是越来越多的是用引导骨再生来恢复丧失的骨组织，关于植体植入的时机，我们是按照指南来制订计划，针对不同个体制订个性化的方案。

14.6　种植体植入时的翻瓣手术

在植入植体时，普遍认为瓣翻得越大，术野越清楚，植入位置也越准确，但现在牙科治疗的趋势是微创治疗，翻瓣太大被认为是危险的[19]，尤其是当患者是薄龈生物型时，研究表明，牙龈的

组织类型是种植术[20]、根面覆盖术[19-21]以及牙周治疗术[20,27]后美观效果的关键。牙周治疗后较厚的牙龈组织是种植修复与根面覆盖手术成功的重要保障[19]。

一种改良的方式是设计一种可行的翻瓣术，比如颊侧美学瓣（ABF），并且小心地进行组织调整达到无张力初期缝合。ABF的设计是为了保护边缘龈的软组织以获得美观效果。但是ABF的应用也要取决于一些特殊情况。包括软组织萎缩造成的缺损以及邻面骨吸收的量。大部分瓣的设计都由自己的标准决定着它们的用途，手术方案的先决条件取决于软硬组织的状况，牙龈和牙周组织的生物类型决定着切口的设计与评价，以及对手术结果的评价[19]。

考虑到各种瓣模型的用途不同，应该考虑到每个患者的牙龈特点选择不同的翻瓣术式和缝合方式，同时也要考虑到其他一些因素，比如是否需要进行组织增量[22-24]。

口腔内的很多治疗被归类到口腔外科，包括牙齿拔除术、上颌骨矫形手术、口腔肿瘤、颌面部创伤以及颞下颌关节功能紊乱的矫正。近年来，全科牙医也进行牙种植的治疗。但是，种植体的植入是一项专业敏感性很强的操作，需要外科手术技巧，同时对咬合相关知识以及治疗中的生物学改变也要了解。

当外科和牙周的某些手术能满足种植学需求的时候，其他方面就该做出改变以满足种植学领域的需要。患者的生物学类型也会影响种植的效果。例如：薄龈生物型的患者拔牙之后就会引发无法预期的解剖学改变。但厚龈生物型的

患者这种改变就很小或者根本不存在。因此种植治疗也要适应每个患者的不同特点。

患者的组织类型各异。在翻瓣前要对患者的生物学类型以及可用组织的质与量进行评估。厚龈生物型对手术创伤及其他伤害的反应是形成牙周袋，软组织外形不改变，但薄龈生物型对各种创伤的反应是软组织萎缩[20]。

对患者生物学类型的鉴别是种植术前必须进行的，这样才能预测组织对特定手术的反应。术式要根据生物类型进行调整，因为组织反应会不同。适合于厚龈生物型的翻瓣设计不一定适合薄龈生物型患者。

1969年，Ochsenbein和Ross把牙龈从形态上分为厚和薄两种[25]，随后被Seibert和Lindhe定义为牙周生物型[20,26,29]。这些生物学类型在种植手术和牙周手术效果中已经被提到过[20]。厚龈生物型被认为手术成功率高于薄龈生物型。在任何一个种植手术中这都是一个重要的考虑因素[30]。

尽管有一种趋势是各种病例都使用相同的瓣设计，但事实上瓣的设计要与每个患者的牙龈生物学类型相适应。在翻瓣的过程中，要对组织进行处理以覆盖植骨材料。牵拉厚的龈瓣来覆盖植骨材料是可行的。如果能无张力愈合，则不易出现并发症。但牵拉薄的龈瓣则易导致牙龈撕裂或坏死[21]。同理，错误的切口易导致瘢痕，对薄龈生物型处理过度还会影响营养物质的运输和再血管化，从而导致组织坏死。因此要避免在特别薄的组织上做切口，应该设计一个能保留牙龈生物型的龈瓣[25]。

当在种植术中需要植骨时，术后要无张力缝合，但在大量植骨时这就是一个问题[29]。由于植骨意味着放置自体骨和骨移植材料，增加的这些骨量使得软组织处理变得很困难。初期龈瓣的关闭需要牵拉组织覆盖植骨材料，这使得无张力缝合很具挑战性[12]。另外，美学区的组织牵张会改变软组织的位置和质量。在关闭创口时要考虑到对组织的保存。如果把唇侧的龈瓣向冠方牵拉，唇侧的牙龈会变薄，而且会导致附着龈变窄[28]。同时，如果是厚龈生物型的患者，牙龈就会变薄，而且容易产生撕裂或其他损伤[12]。

14.7 总结

现代牙科倾向于减小对患者以及口颌系统的创伤，在处理前牙区的时候美学方面是关键。由于不同的组织愈合方式不同，对创伤的反应也不同，这就促使了多种瓣模型的建立，目的是为了给患者带来最小的种植创伤，以及最好的功能和美学解决方案。翻瓣和种植手术能否获得美学和功能的成功取决于组织类型和手术创伤。一种保守的翻瓣方式加上有效的缝合可以减小组织创伤，加快组织愈合速度[12]。在任何一次外科治疗之前，都应该对患者的软硬组织进行严谨的评估。治疗设计应该是建立在每一个患者组织状态和质量的基础之上的，都应该是和牙龈形态相关的[26,28]。

（曹晓静　田雨）

参考文献

[1] Grunder U, Gracis S, Capelli M. Influence of the 3-D bone-to-implant relationship on esthetics. Int J Periodontics Restorative Dent 2005;25:113–119.

[2] Spray JR, Black CG, Morris HF, Ochi S. The influence of bone thickness on facial marginal bone response: Stage 1 placement through stage 2 uncovering. Ann Periodontol 2000;5:119–128.

[3] Ridge alterations following tooth extraction with and without flap elevation: An experimental study in the dog. Clin Oral Implants Res 2009;20:545–549.

[4] Araújo MG, Sukekava F, Wennström JL, Lindhe J. Ridge alterations following implant placement in fresh extraction sockets: An experimental study in the dog. J Clin Periodontol 2005;32:645–652.

[5] Nevins M, Camelo M, De Paoli S, et al. A study of the fate of the buccal wall of extraction sockets of teeth with prominent roots. Int J Periodontics Restorative Dent 2006;26:19–29.

[6] Barone A, Ricci M, Tonelli P, Santini S, Covani U. Tissue changes of extraction sockets in humans: A comparison of spontaneous healing vs. ridge preservation with secondary soft tissue healing. Clin Oral Implants Res 2012 Jul 12. doi:10.1111/j.1600-0501.2012.02535.

[7] Buser D, Chappuis V, Bornstein MM, Wittneben JG, Frei M, Belser UC. Long-term stability of contour augmentation with early implant placement following single tooth extraction in the esthetic zone. A prospective, cross-sectional study in 41 patients with a 5- to 9-year follow-up. J Periodontol 2013;84:1517–1527.

[8] Lau SL, Chow J, Li W, Chow LK. Classification of maxillary central incisors: Implications for immediate implant in the esthetic zone. J Oral Maxillofac Surg 2011;69:142–153.

[9] Sclar AG. Preserving alveolar ridge anatomy following tooth removal in conjunction with immediate implant placement. The Bio-Col technique. Atlas Oral Maxillofac Surg Clin North Am 1999;7:39–59.

[10] Jivraj S, Chee W. Treatment planning of implants in the aesthetic zone. Br Dent J 2006;201(2):77–89.

[11] De Rouck T, Collys K, Cosyn J. Single-tooth replacement in the anterior maxilla by means of immediate implantation and provisionalization: A review. Int J Oral Maxillofac Implants 2008;23(5):897–904.

[12] Botticelli D, Berglundh T, Lindhe J. Hard-tissue alterations following immediate implant placement in extraction sites. J Clin Periodontol 2004;31:820–828.

[13] Covani U, Bortolaia C, Barone A, Sbordone L. Bucco-lingual crestal bone changes after immediate and delayed implant placement. J Periodontol 2004;75:1605–1612.

[14] Covani U, Cornelini R, Barone A. Vertical crestal bone changes around implants placed into fresh extraction sockets. J Periodontol 2007;78:810–815.

[15] Kan JYK, Rungcharassaeng K, Lozada J. Immediate placement and provisionalization of maxillary anterior single implants: 1-Year prospective study. Int J Oral Maxillofac Implants 2003;18:31–39.

[16] Schropp L, Isidor F. Timing of implant placement relative to tooth extraction. J Oral Rehabil 2008;35:33–43.

[17] Schropp L, Isidor F, Kostopoulos L, Wenzel A. Interproximal papilla levels following early versus delayed placement of single-tooth implants: A controlled clinical trial. Int J Oral Maxillofac Implants 2005;20:753–761.

[18] Steigmann M. Aesthetic buccal flap design for correction of buccal fenestration defects. Pract Proced Aesthet Dent 2008;20:487–493

[19] Fu JH, Yeh CY, Chan HL, Tatarakis N, Leong DJ, Wang HL. Tissue biotype and its relation to the underlying bone morphology. J Periodontol 2010;81:569–574.

[20] Zigdon H, Machtei EE. The dimensions of keratinized mucosa around implants affect clinical and immunological parameters. Clin Oral Implants Res 2008;19:387–392.

[21] De Rouck T, Eghbali R, Collys K, De Bruyn H, Cosyn J. The gingival biotype revisited: Transparency of the periodontal probe through the gingival margin as a method to discriminate thin from thick gingiva. J Clin Periodontol 2009;36:428–433.

[22] Huang LH, Neiva RE, Wang HL. Factors affecting the outcomes of coronally advanced flap root coverage procedure. J Periodontol 2005;76:1729–1734.

[23] Hwang D, Wang HL. Flap thickness as a predictor of root coverage: A systematic review. J Periodontol 2006;77:1625–1634.

[24] Claffey N, Shanley D. Relationship of gingival thickness and bleeding to loss of probing attachment in shallow sites following nonsurgical periodontal therapy. J Clin Periodontol 1986;13:654–657.

[25] Ochsenbein C, Ross S. A reevaluation of osseous surgery. Dent Clin North Am 1969;13:87–102.

[26] Seibert JL, Lindhe J. Esthetics and periodontal therapy. In: Lindhe J (ed). Textbook of Clinical Periodontology, ed 2. Copenhagen: Munksgaard, 1989:477–514.

[27] Lee A, Fu JH, Wang HL. Soft tissue biotype affects implant success. Implant Dent 2011;20:e38–47.

[28] Kao RT, Fagan MC, Conte GJ. Thick vs. thin gingival biotypes: A key determinant in treatment planning for dental implants. J Calif Dent Assoc 2008;36:193–198.

[29] Velvart P. Soft tissue management. J Endodon 2005;31:4–16.

[30] Elian N, Cho S-C, Froum S, Smith RB, Tarnow DP. A simplified socket classification and repair technique. Pract Proced Aesthet Dent 2007;19:99–104.

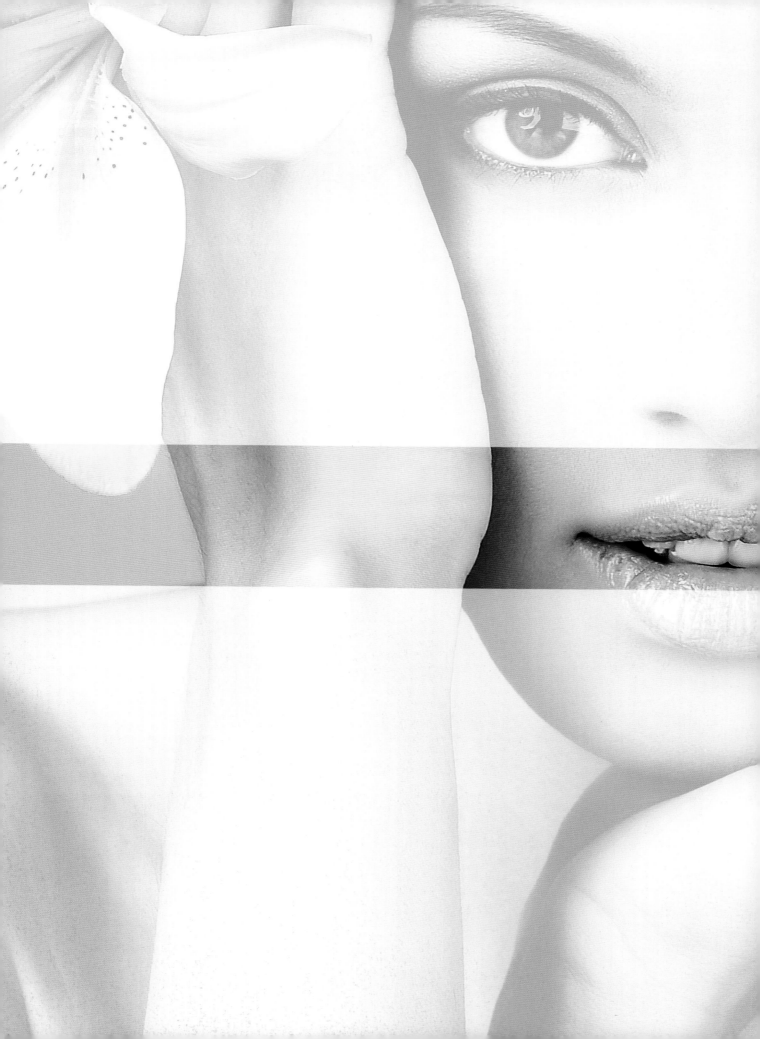

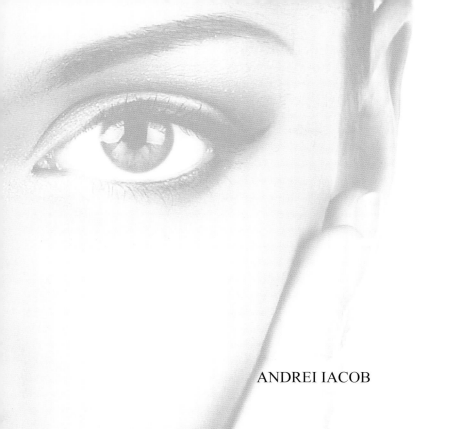

ANDREI IACOB

第十五章
Chapter XV

正畸治疗中的美学策略
ESTHETIC STRATEGIES IN ORTHODONTICS

15.1 当前正畸美学思考

CURRENT ESTHETIC CONSIDERATIONS IN ORTHODONTICS

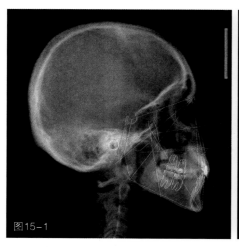
图15-1

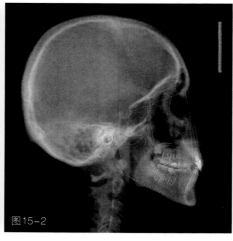
图15-2

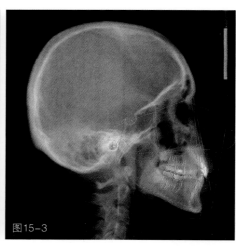
图15-3

图15-1 Ricketts——"E 线"。

图15-2 Steiner——"S 线"。

图15-3 Holdaway——"H线"。

15.1.1 引言

正畸矫治的目的是改善患者的生活质量。矫治计划的设计、实施和完成需要实现下面的几个目标[1]：

· 面部美观的改善。

· 牙齿美观的改善。

· 功能殆的建立。

· 牙周健康的改善或保持。

· 矫治效果的稳定性。

· 气道通气的改善或保持。

获得理想的牙列是正畸矫治的主要目标之一。近年来对面部美观以及为获得理想美学效果的正畸治疗设计越来越重视。

需要强调的是牙和骨骼因素仍然很

重要，但是人们对软组织也是越来越重视了。为了获得自然协调的外貌，需要对患者进行整体考虑。不能只考虑牙或牙列，它们只代表了人的一部分特征。

正畸的美学需要从如下方面来分析[2]：

· 面部美学。

· 牙齿美学，包括：

– 微美学——对单个牙考虑的因素（微观美学——使牙齿看上去像牙齿的要点）。

– 微美学——对一组牙考虑的原则（宏观美学——当考虑一组牙时运用的原则）。

· 牙龈美学。

15.1.2 面部美学

能够识别出美丽的脸庞是一个人天生就有的能力。由于对于面部美观的主观性，所以很难建立一个标准来评估。

学者们最初关注于骨结构，但近年来也越来越强调软组织的重要性，并创立了一系列参考点和美学分析方法：Ricketts——"E线"（鼻尖与软组织颏前点的连线）（图15-1）[3]；Steiner——"S线"（软组织颏前点与鼻尖和鼻下点连线中点的连线）（图15-2）[4]；Holdaway——"H线"（上唇至软组织颏前点的连线）（图15-3）[5]；Burstone——"B线"（鼻下点与软组织颏前点的连线）（图15-4）[6]；Sushner——"S线"（颏部软组织最前点和鼻尖至鼻下点曲线中点的连线）（图15-5）[7]；Arnett——"软组织头影测量分析"[8-9]。

为了评估面部，需要检查患者的正面和侧面，同时头部要自然，嘴唇放松。临床检查要包括正中牙合位及嘴闭合牙齿开始接触的正中关系位。通过这种方式，可以观察到由于下颌从正中关系位滑向正中牙合位而出现的面型改变。

正面美学分析，可以获取脸型，面部对称性，不同结构与面中线的关系，面高间垂直平面的关系等信息（图15-6）[10]。

通常面型可描述为圆脸或方脸（卵圆形），宽脸或窄脸，短脸或长脸。也可以通过一些人体测量参考点进行测量。例如颧骨（颧角）间距代表了面部最宽的距离，而下颌角间距一般比颧骨

间距短30%[10]。

当髁状突位于关节窝的中央及上下颌牙齿开始接触的位置时，才可以分

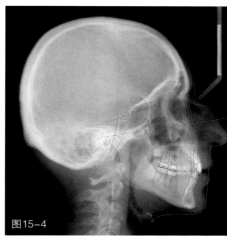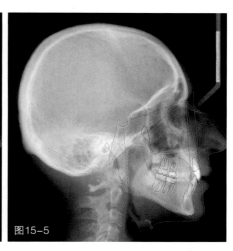

图15-4

图15-5

图15-4　Burstone——"B线"。
图15-5　Sushner——"S线"。

析面中线。否则，面中线的评估就不正确。按照Arnett的理论[10]，面部中线应当为通过上唇缘中点、鼻梁中点、眼内眦连线中点的连线（图15-6）。

一个漂亮迷人的面部应当被通过眉间、鼻下、软组织颏下的水平线三等分。偏离正常值代表一个或多个面高的增加或减少（图15-6）。

实际研究表明面高很少三等分，而下面高对于面部美学的影响因素更重要。

下面高是指鼻下点与颏下点之间的部分。它包括了3个组成部分：上唇、唇间隙、下唇。

上下唇应当在放松状态下，分别评估。鼻下点与口裂点之间的上唇长

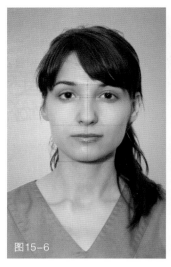
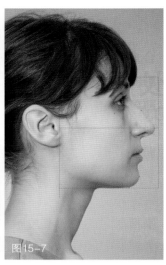

图15-6 临床面部检查—
正面观。
图15-7 临床面部检查—
侧面观。

度为19~22mm，男性和年龄大的人数值较大。放松的上下唇之间的距离是1~5mm。统计结果表明相比于男性，女性的上下唇的间距更大。下唇为口裂点至颏下点的距离，长度范围42~48mm，而且随着年龄增加而增大，这可能是由于颏部脂肪组织堆积引起。通常上下唇尺寸的比例为1：2.2，无论它们长度为多少，只要比例合适，看起来就非常协调[10]。

除了唇部放松时，在唇部闭合时也要进行面部分析。唇部闭合时可发现可能存在的骨和软组织的不协调。如果骨和软组织非常协调，唇部闭合时颏肌、鼻翼或口轮匝肌就不会紧张。唇部尺寸是面部美学非常重要的因素。上唇红的高度范围是6~9mm，下唇红的高度范围

是8~12mm。上下唇红的正确比例是上唇红比下唇红少2~3mm。

当对患者侧貌进行临床评估时，应当让患者坐下，处于自然头位，下颌处于正中关系位，唇部处于自然状态，嘴闭合至牙齿开始接触的位置。为了获取此咬合位置，必要时需咬合蜡[10]。

按照Arnett的理论，在侧貌分析中（图15-7），面部可分为3部分：下颌区域、上颌区域、高位面中部[10]。

在高位面中部，4个软组织因素需要分析：眉间、眶缘、颧骨、眶下区域（图15-7）。

上颌区域包括4个软组织因素：鼻底、上唇位置、上唇支持组织和鼻梁（图15-7）。

下颌区域包括下唇的位置和突度、软组织颏部的投影、喉部的长短及外形、前牙水平向的覆盖关系。在这个区域，侧貌突度、下巴突度、颏下区域的脂肪组织量需要分析（图15-7）。按照Arnett的理论，覆盖分析是检查下颌突度的一部分内容，正常覆盖是0~3mm。覆盖的分析可在口内重复检查，也可通过头影测量分析[10]。

15.1.3 牙齿美学

关于牙齿美学，就要从牙齿的形状、结构、颜色、功能和牙齿暴露来观察。

在正畸治疗中和正畸后，患者的面部美学以及牙齿与周围软组织的动态关系是非常重要而且必须要分析的。在唇部运动时，牙齿暴露的量及形状应当与

年龄、性别和患者的面部特征相一致。

分析的目的是帮助评估牙齿在静态和动态下三维的展示及美学特征[2]。

基于视觉感知理论和其在牙颌面美学的临床应用，如果要准确地分析牙齿美学需要在自然和功能状态下，对患者的正面进行分析[12]。

例如中线排齐、尖牙及前磨牙的左右对称性等信息，只能在患者的正面观时可以得到[2,12]。从这个观点出发，正畸应当分析如下参数[2,13]：

· 上下颌切牙牙冠的长度。

· 切牙边缘改形前后的轮廓。

· 上下颌前牙龈缘的位置和对称性。

· 所有前牙的轴倾度。

· 中线。

· 邻牙间接触区域（牙齿接触位置）。

· 尖牙和前磨牙的对称性和转矩（这些牙唇舌向倾斜度）。

· 前牙后牙𬌗曲线的协调性。

如果临床检查是为了美学目标而进行的，包含了多学科的内容，那么首先应当分析上切牙相对于上下唇的位置关系。检查应当在唇部处于自然状态和微笑时分别进行[8-10,14]。

当患者在谈话的时候，获取的美学信息最有价值，可以帮助我们制订矫治计划。在微笑时，上唇抬起，牙齿暴露量也能提供有价值的信息。随着年龄的增加，软组织失去张力和弹性，上唇下垂盖住更多的上切牙，同时下唇退缩，暴露更多的下切牙[2,15-16]。

由此而论，上切牙的位置被认为

是可接受或不可接受的（图15-8、图15-9）。自然状态下，上切牙暴露可接受的程度，依赖于患者的年龄。研究表明，随着年龄的增加，上切牙被上唇覆盖得越多。这也是露龈笑在年轻人当中更普遍的原因之一。因此，如果一个30岁的患者切牙暴露3~4mm，那么患者在60岁时，切牙暴露可能减少1mm。减少的原因是上唇肌肉弹性的下降所引起[2,14,17-18]。

大量研究报道了年龄引起的唇部的改变。Peck等人[19]的研究表明在上唇处于自然状态下，15岁的男孩上切牙暴露4.7mm，而女孩暴露5.3mm。Vig和Brundo[18]的另一个具有代表性的研究表明，随着年龄增加，上前牙暴露量减少，同时伴随着下切牙暴露量的增加。

如果上切牙的暴露量不足，可通过假牙修复、牙体修复、正畸伸长或压低以及正颌手术等多学科的方法来解决[14,20]。

由于认识到对上切牙在自然和功能状态下暴露量的重要性，所以当前在正畸和正颌领域，对深覆𬌗的治疗方式已发生改变[2,20-21]。

过去，咬合的打开强调切牙的压低和／或磨牙的伸长。现在，除了要确保矫治后有一个正确的功能𬌗，还要在微笑的时候龈缘只暴露很小的一部分（不超过2mm），在自然状态下可以看到足够的切牙[2,22-23]。

在正畸矫治中，有各种各样压低牙齿的方法，例如特殊的压低辅弓、摇椅弓等，这些方法有时可能会过度压低上前牙，使上前牙在自然状态下，被

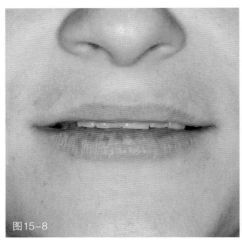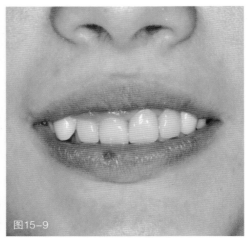

图15-8 上切牙暴露
量不足。

图15-9 上切牙过度
暴露。

上唇完全覆盖，并随着年龄增加而更加
严重[2,23]。

在正畸矫治中，切牙的位置和唇部
的关系必须经常监测。在监测过程中，
决定是否有必要进行正畸压低或进行综
合性的矫治，通过修复（直接修复）或
义齿（间接修复），来压低切牙和延长牙
冠[2,22-23]。

通常，深覆𬌗是由于较深的Spee曲
线引起的，此时6个下前牙明显高于功能
𬌗平面。这些病例正确的矫治方法是利
用压低弓丝压低下牙[2,22]。

在儿童患者中，矫治深覆𬌗，除了
可以压低切牙外，另外的一个替代方法
是伸长磨牙。伸长磨牙的矫治效果，
可以用多种正畸矫治器达到：功能矫治
器，使磨牙区抬高的咬合板，口外弓等
矫治器[2,24]。伸长磨牙适用于垂直向低角
的儿童患者，避免应用于垂直向高角的

患者。因为缺乏稳定性，伸长磨牙应避
免用于成年患者。另外，依从性的高要
求和对美观的影响，也使其在成年患者
的应用受限[2,25-26]。

上牙中线的评估是以上唇人中点为
参考。上唇人中点是最重要的面部对称
点之一。大部分患者用这个点作为参考
来评估正畸或正颌后上中切牙中线（图
15-10）[10]。

在牙颌面美学中，上下切牙中线
是否一致或缺失是另一个要分析的因素
（图15-11、图15-12）。骨性偏斜，牙
弓大小不一致，牙齿修复的形态或大小
不合适等多种原因会导致上下切牙中线
不一致。

切牙中线不协调对牙齿美学的影响
事实上没有想象的严重（图15-13、图
15-14）。一些研究[27-28]分析3组观察者
对对切牙中线偏斜的看法。这3组观察者

分别由正畸医师、全科口腔医师和没有经过牙科培训的人组成。结果表明，当牙长轴与面垂线平行，但中线偏斜4mm时，全科口腔医师和未经牙科培训的人没有发现任何异常。3组观察者都认为中线偏斜4mm对于面部美观无影响。

对于牙齿美学有重要影响因素的是上切牙牙轴的平行度（图15-15）。研究表明，上切牙长轴倾斜2mm就会让人不舒服[14,27,29]。牙长轴的矫治要靠正畸或修复的方法来解决。

下颌切牙也要同样考虑位置、对称性、轴倾度和暴露量。下切牙应当与相应的上切牙相协调来确保最佳的功能和美观效果。下切牙的暴露量和位置应当在正畸、牙体修复、义齿修复、种植修复或正颌手术的矫治设计中加以考虑[4,30-31]。

正畸医师应当意识到牙齿美观和功能是互相关联的。这两个概念不能单独存在。牙齿美应当是美观和功能充分体现的结果[32]。

由此，我们应该记住当切牙建立理想的位置后，正畸医师应当根据切牙位置矫治后牙区的𬌗平面。后牙区功能𬌗平面的矫治可以通过正畸、义齿或正颌手术来完成。对于每个临床病例，牙冠的大小和形态以及受到的磨耗和不同类

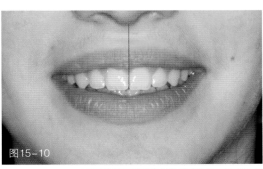
图15-10

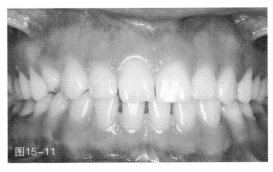
图15-11

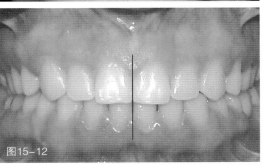
图15-12

图15-10 正畸后上牙中线与上唇一致。
图15-11 正畸前中线偏斜。
图15-12 正畸后同一患者中线一致。

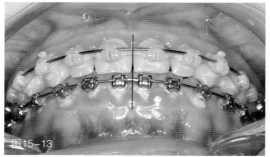
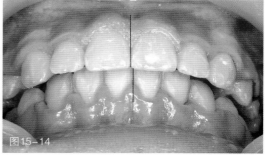
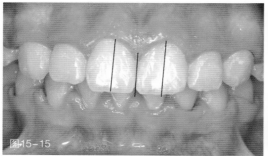
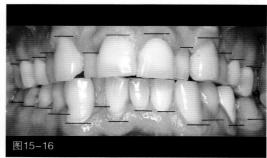

型的修复、患者的面型、牙槽骨的骨量和位置、在微笑时后牙与下唇建立的关系等因素都会影响治疗方式的选择[14,33-34]。

15.1.4　牙龈美学

游离龈过多或不均匀的暴露，骨组织缺损导致局部或大部分的牙龈萎缩，都会引起牙龈美学的问题[35]。

游离龈缘的高度是由牙齿的轴倾度和整齐程度决定的（图15-16）。牙齿的排齐将整平龈缘的高度和形态（图15-17、图15-18）[11]。

对于牙龈美学比较困难的情况就是遇到上颌侧切牙先天缺失，尖牙替代侧切牙的病例。这种病例是为了获得最好的牙龈美学效果和避免尖牙凸起影响美观（图15-19）[35-36]。我们需要考虑：

·上颌中切牙和尖牙的龈缘高度应当高于上颌侧切牙[36-37]。

·上颌中切牙和尖牙的牙冠长轴应当位于龈缘高点的近中[36-37]。

·上颌侧切牙牙冠长轴应当经过龈缘高点[36-37]。

·牙齿尺寸比例：牙齿的宽度应当是它长度的60%～70%[36,38]。

为了获得良好的牙龈美学效果，矫

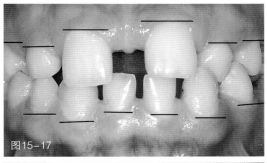

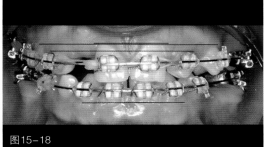

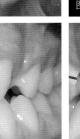

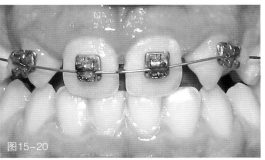

图15-17 正畸前高低不一的游离龈缘。

图15-18 同一患者利用正畸整平游离龈缘。

图15-19 侧切牙先天缺失患者的正面殆像。

图15-20 侧切牙先天缺失患者托槽的个体化粘接：为了优化转矩，下颌前磨牙托槽用在替换侧切牙的上颌尖牙上。

治策略应当包括对牙齿进行个体化的托槽粘接（图15-20）[36]：

· 对于替代上颌侧切牙的上颌尖牙，粘接的托槽应当使尖牙牙冠伸长及牙长轴倾斜，使其龈缘高点协调。

· 对于替代上颌侧切牙的上颌尖牙，粘接的托槽应当对尖牙施加正转矩，来改善尖牙过突的外形。

· 上颌第一前磨牙应当适当压低来模仿上尖牙的位置和龈缘高度。

· 利用牙体修复或义齿修复的方式，按照要求调整牙齿大小比例，来满足全科口腔医师的要求。

正畸治疗来获得和保持整齐美观的牙龈缘是很重要的。但我们必须考虑的事实是，当患者有一个或多个牙齿折断、碎裂或磨耗时，我们会用正畸延长牙冠，但也会导致龈缘不美观。在此情况下，当正畸平整牙龈缘后，后续正确的矫治方法是用直接或间接的方式来修复患牙[35]。

在青少年正畸时，我们应当考虑边缘嵴和牙尖的整齐，而在成人中，为了平整龈缘，我们应当确保牙弓内的相邻牙槽嵴平整[11]。

正畸牙齿移动使骨和牙龈得以整平，从而使牙龈的美观获得极大的改善。正畸矫治会改善牙周病的预后，在一些病例里，可以最大限度地减少牙周手术的可能[11]。

为了排齐整平牙槽嵴和游离龈缘，根据个体的不同对不同牙齿粘接相应的托槽，而不用考虑不同托槽系统独特的粘接参考标记点[11]。

在正畸排齐整平过程中，为了获得良好的游离龈缘位置，需要将牙齿托槽的粘接高度进行调整，相应地为了使咬合平衡，还需要对一些牙齿进行调磨。调磨后会使那些受到牙槽骨吸收影响的牙齿获得更好的冠根关系[39]。

牙齿在受到较轻的牙齿牵拉力的作用下（正畸助萌），可刺激骨形成，同时没有牙周附着丧失，一些垂直向的牙槽骨吸收，可以减少或消除。这样可以改善牙槽骨高度，并有利于牙龈美观[40]。

重要的上颌前牙，如果有垂直向牙周缺损，如牙槽吸收、牙龈萎缩及牙齿移位，并影响美学修复效果的情况下，利用正畸方法，缓慢牵拉牙齿（每月牵拉牙齿0.5~1mm，牵拉后休息1个月）可以使新骨形成，牙槽骨高度增加，并随着附着角化龈的增加，软组织位置改善。牵拉后的牙齿要想办法减少伸长牙冠的长度，甚至在一些病例里必要时要对牙齿进行牙髓治疗。正畸牵拉牙齿后，如果临床状况允许，牙齿可以保留或用种植体替代，此时，这个位置的牙周状况也有利于种植[41-45]。

为了能够通过正畸牵拉牙齿形成新骨，在正畸治疗开始前，必要的牙周治疗是很有必要的，来确保消除局部的感染和炎症。如有必要还需进行引导组织再生术。只有这样，正畸通过助萌牙齿使骨再生才有效，才会增加附着角化龈的宽度，甚至有利于骨整合物质的生成从而使组织再生[46]。

正畸牙移动方向对于骨缺损区域有重要影响。当正畸牙移动方向与骨缺损区域相反时，由于牵引力的作用，会对骨再生有积极的作用。而当正畸牙移动方向向着骨缺损区域时，由于压力的作用，可能会使牙周损害进一步加重，最好也就是保持牙槽骨高度处于原有水平[46]。

牙龈美学一个很重要的因素是确保牙间乳头形态、大小、位置正常。通常牙槽嵴之上的牙龈组织4.5mm。研究表明，牙间乳头与上中切牙牙冠长度最佳比例为1:2[47-48]。

一个很重要的牙龈美学问题是在正畸排齐牙齿后，出现牙周缺损和牙龈萎缩，导致邻间隙出现所谓"黑三角"，从而使牙齿尤其是上前牙美观受影响。解决这一美观问题的一种方法是邻面去釉，使相邻牙齿更充分接触。另一种方法是使邻牙的接触区域靠近牙颈部，从而减少了邻牙乳头的空间。这种方法对梯形切牙的患者更有效，否则会需要更多量的邻面去釉[34,48]。

15.1.5　微笑美学

在微笑美学分析中，牙龈、牙齿和面部美学之间的关系是最好理解的。完美的微笑是当前牙与骀曲线协调且稳定。我们应当知道切缘决定了前牙切导的角度，切牙良好的位置影响牙齿和面部的美观，以及验功能和稳定性[32]。

笑线定义为下唇内缘与上切牙切缘的关系。可分为3种类型：平行型、平直型或反向型。研究表明85%人群为平行型，14%是平直型，只有1%是反向型。总之，美学修复的目的是使切牙切缘与下唇平行。上切牙切缘明显磨耗的患者其笑线多为反向型。另外，笑线还有性别差异，一般男性的笑线比女性低[2,18,49]。

微笑的类型可以通过切牙和龈缘的暴露量来分析。据此可将微笑分为如下类型：上切牙轻微暴露型、上切牙平均暴露型、上切牙大量暴露型[2]。

最常见的微笑类型为平均暴露型（年轻成人中大约70%），上切牙牙面暴露75%～100%。人群中20%，上切牙牙面暴露少于75%，而微笑时暴露整个牙面及小部分牙龈的微笑也被称为露龈笑，占人群10%。

微笑时暴露的牙齿数目是微笑和牙颌美学的另一个影响因素。在年轻成人当中，一般微笑时露出6颗前牙和第一或第二前磨牙，只有4%的人微笑时露出第一磨牙[49]。

露龈笑定义为当微笑时龈缘暴露2mm及以上。在很长时间里，在正畸医师当中，对于露龈笑的问题一直有巨大的争议。病因学认为是上颌垂直骨量过大和提升上唇的肌力过大，以及自然状态下张口度过大，过大的深覆𬌗、深覆盖等因素作用导致露龈笑[2,50]。令人吃惊的是，反而上唇长度或上中切牙长度、下颌角度和腭平面却与露龈笑的病因无关[51]。

患者露龈笑的矫治通常包括正畸、牙周和外科等方法。鉴别诊断应当考虑自然状态时的切牙暴露程度和微笑时龈缘暴露程度。如果自然状态下切牙暴露程度适当，那就不需要压低切牙，可通过牙龈牙槽成型术，并进行冠延长术来减少露龈笑[52-53]。通过手术进行冠延长后，牙槽嵴相应变短，覆盖在新牙槽嵴上厚约3mm的龈缘，在6个月内也趋于稳定[54]。

露龈笑更彻底的治疗方法可能是使上颌骨重新定位的正颌手术了（Le Fort Ⅰ型截骨术），使过大的上颌骨高度减少[51]。

令人愉悦的微笑很大程度依赖于切牙牙冠的转矩。这是由于转矩会影响牙齿唇面反光效果。有正确的冠根转矩和轴倾角的人，比牙冠负转矩和过大轴倾角的人，其微笑更令人愉悦[2]。

大量研究表明，完美的微笑依赖上颌尖牙和前磨牙正确的转矩及它们在不同脸型中的形状，而不是靠非拔牙矫治或牙弓扩大而导致的牙齿过度倾斜[2]。

影响微笑的重要因素包括[2]：

· 当微笑时每个象限末端磨牙唇舌向倾斜度。

· 对侧牙牙冠倾斜度的对称性。

· 前后牙𬌗曲线的协调。

· 上颌骨与上颌牙齿唇舌向转矩的关系。

· 颊廊是否存在。

关于颊廊有大量的研究[2,55-58]，但目前还没证据表明颊廊和微笑美的确切关系。颊廊的存在，被认为是使微笑更加自然的一个特征。显然，对于完美的微笑，尖牙和前磨牙的转矩与颊廊同样重要，甚至更重要。

如果在正畸治疗开始时，在口角与上颌牙弓间存在这个间隙，而且上颌牙弓在形状和宽度上都是可接受的，为了减少颊廊，那么我们应当主动地增加牙齿的转矩（图15-21）。只有当上颌牙弓相对于下颌牙弓过窄的情况下，我们才横向扩大上颌牙弓[2]。

每个患者之间，上颌牙齿转矩有很大的不同。有的患者上颌牙弓宽，而牙齿舌倾；也有患者上颌牙弓窄，而牙齿颊倾。由于这些个体特征，我们需对每个患者进行个体化的正畸治疗，从而达到最佳的美学效果。

15.1.6 正畸拔牙矫治与美学

在正畸领域中，拔牙与非拔牙矫治可能是最古老、最痛苦的争论。这一争论开始于Case和Angle时代，一直持续到现在。

非拔牙矫治的拥护者认为拔牙矫治可能引起面部塌陷，而如果保持全部牙齿于牙弓内，牙齿将自然而然地适应骨与软组织，从而使面部更协调美观[59]。

选择拔牙或非拔牙矫治应当进行全面的诊断，考虑能否达到美观、功能、健康和稳定的矫治目标[59]。

正畸医师应当对每一个临床病例具体分析，来判断能否通过保存全部牙齿于牙弓内，来达到美观和功能的矫治目标。如果非拔牙矫治能达到目标，则不考虑拔牙矫治。然而在很多情况下，为了改善患者的面部美观，获得稳定的功

能咬合，拔牙矫治是必需的。

虽然普遍认为拔牙矫治对面部美观是有副作用的，但许多研究和正畸文献并不支持这一观点。

Bishara和Jakobsen在文章中写道："拔牙或非拔牙矫治，如果基于合理的诊断标准，那么就不会对面部美观有副作用[60]。"

对比拔牙与非拔牙矫治对患者的面部的影响，Luppanapornlarp 和Johnston在另一篇文章中认为前磨牙拔除并不会导致"凹陷"侧貌，"非拔牙患者更倾向于为凹面型，而拔牙患者则更常有非拔牙拥护者可能称之为令人喜欢的侧貌[61]。"

另一个误解是拔牙矫治改变了牙弓宽度和牙齿暴露程度，加重患者微笑时颊廊过大的问题，从而对牙颌面美观有副作用。但是这一观点并没有被文献支持。[2] Zachrisson在"牙齿暴露与微笑设计的美学"这一章节中指出，"对于不同的面型，微笑最好的美学效果应当通过调整上颌尖牙和前磨牙牙冠转矩来获得，而不是通过非拔牙矫治或非必需的上颌扩弓和上牙列的唇倾来获得[2]。"

拔牙矫治可以通过多种途径改善牙颌面美观。拔牙矫治最重要的优势之一是允许临床医师以整个面部为考虑，合理地确定上下颌切牙的位置。这是一个非常重要的概念，需要理解的是拔牙矫治并不意味着一定会内收牙齿。拔牙矫治另一个重要的优势是正畸医师可以进行垂直向控制。没有垂直向控制，下颌很容易顺时针旋转。在拔牙矫治和最小支抗机制作用下，后牙可以前移而不伸

长，从而使下颌逆时针旋转。这一机制使下颌向上向前旋转，减少了面下1/3的高度，使下颌前移，减少唇部紧张[59]。

（冯光耀　陈歆）

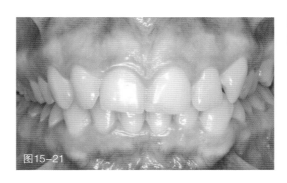

图15-21　牙轴明显舌倾的牙齿，可以通过牙轴唇（颊）倾来减少颊廊。

图15-21

15.2 正畸矫治的美学选择
ESTHETIC THERAPEUTIC OPTIONS IN ORTHODONTICS

正畸矫治器的发展经历了几个阶段，而且随着时代在不断改变。

一方面，在当前口腔多学科需求下，成人正畸需求在不断增加，患者希望在不影响或轻微影响固定和活动矫治器矫治效果的前提下，增加其美观性。

另一方面，技术的不断进步带来了正畸矫治器生产方法不断革新，大量正畸矫治系统和矫治器不断涌现和发展，从而不断满足成人正畸患者的美观要求。

为了美观，金属托槽也进行了一些改进（图15-22）。为了减少对牙面的视觉影响，托槽的尺寸变小，获得美学效果改善，一些公司在托槽表层涂布类似于金色的二氮化锆[62]。

这些新的生产技术也导致了各种陶瓷和塑料托槽（图15-23）、舌侧矫治器和无托槽隐形矫治器的出现和应用。

在这些美学正畸矫治系统当中，当前应用最为广泛的是如下几种：

· 塑料或陶瓷正畸美学矫治器。
· 舌侧正畸矫治器。
· 无托槽隐形矫治器。

15.2.1 塑料或陶瓷正畸美学矫治器

美学托槽的视觉特性，例如明暗度、透明度或透光性和荧光性，使它们在牙齿上不太明显。正畸美学托槽可能是半透明的或透明的。前者由塑料或多晶体陶瓷（氧化铝）构成，而后者多由单晶体陶瓷构成[63-64]。

图15-22　金属托槽。
图15-23　美学托槽。

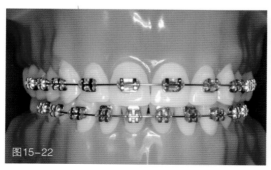

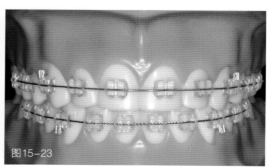

一方面，半透明托槽的明暗度与牙齿类似，在牙齿上几乎看不到。另一方面，透明托槽有很好的透明度，使之并不影响牙齿的明暗度和荧光性。同时，这两种类型托槽的色泽也非常稳定[63-64]。

当选择正畸矫治器时，患者牙齿颜色是一个很重要的需要考虑的因素。牙齿颜色应当仔细地评估，特别是上前牙区域，对美观影响巨大[63-64]。

塑料正畸矫治器最开始是由聚碳酸酯或聚甲基丙烯酸甲酯（树脂玻璃）构成。这种树脂玻璃托槽使用时间不长，因为易着色、易碎、易损坏。

此外，这种托槽由于易发生形变，会损耗正畸弓丝的力量，导致正畸力只有一部分作用于牙齿上。为了克服这一缺点，生产商进行了多种尝试来增加它的耐久力，例如增加金属槽沟，成分中增加15%~30%陶瓷材料。这些改良，不仅使托槽耐久力提高，而且使摩擦力减少，色泽稳定[62,65-68]。

陶瓷正畸矫治器出现于20世纪80年代，比塑料矫治器更美观，更加满足了患者的期望（图15-24）。

塑料正畸矫治器有不少缺点：色泽不稳定，容易形变破损，摩擦力大，易脱落；而由单晶体或多晶体构成的陶瓷证明更结实，色泽更稳定。然而，陶瓷托槽也有缺点：易损坏，相比金属或塑料托槽摩擦力更大，去除时易损伤牙釉质[65-67,69]。

在托槽设计时加入金属槽沟，可以减少摩擦力，增加耐久力[62,70]。

为了减少在矫治器去除时可能对牙釉质的损伤，生产商改良了多晶体陶瓷托槽与牙面的结合方式，由化学结合改为纯机械结合。

舌侧正畸矫治系统和无托槽正畸矫治器是隐形矫治器，但它们的临床适应证比较局限，而不像塑料或陶瓷矫治器可以与传统矫治器一样，应用在常见的正畸矫治中。

15.2.2 舌侧正畸矫治器

为了克服传统唇（颊）侧矫治器的美学缺点，舌侧正畸矫治器于20世纪70年代开始出现。正畸矫治的目标之一是牙齿的美观。因为舌侧矫治器从牙的唇（颊）面看不到，在矫治期间不影响患者外观，所以一出现就受到成人正畸患者的欢迎。

舌侧矫治技术的先驱是Craven Kurz医师、Bob Smith医师、Thomas Creekmore

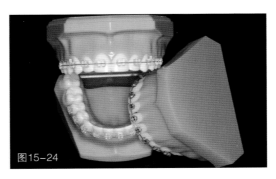

图15-24　各种类型的正畸矫治器的比较。

医师和Kinya Fujita医师。来自亚洲和欧洲的另外一些正畸医师采纳了这种技术并进行了改进：他们将托槽尺寸变小（因此增加了托槽间距，增加了弓丝的弹性和患者的舒适度）；他们增大了托槽的基底（因此减少了托槽去除时对牙面的损伤）；他们将槽沟的尺寸改为0.018英寸×0.025英寸。尽管有一些改良，但由于舌侧矫治技术的复杂性，正畸医师并不愿意使用这种矫治器[71]。

在生产制作、托槽设计、原材料使用甚至牙面粘接方法等很多方面，舌侧与唇侧矫治都有许多的不同。

过去，这些矫治器对于正畸医师和患者是新的挑战。正畸医师很快发现，这种矫治器需要更多操作的技巧及对患者更多时间的定期随访，矫治器粘接困难（在粘接时几乎不能直视），矫治效果相对于传统矫治器也要差一些。另外，由于矫治器对舌的激惹，使患者的不适感显著增加。

随着生产技术和矫治技术的进步，舌侧矫治器的矫治效率和患者舒适性不断增加，其也越来越多地应用于临床。

·舌侧矫治系统的优势[72-73]：

– 最美观的矫治器。

– 使唇颊部舒适。

– 有唇肌训练的效果。

– 消除对颞下颌关节的不良影响。

– 消除牙唇（颊）面釉质脱钙的可能。

– 可以更好地观察牙齿排齐情况及面部软组织的轮廓。

– 对于深覆𬌗患者可以更迅速地打开咬合。

– 患者的合作性更好。

– 减少夜磨牙。

·舌侧矫治系统的不足：

– 矫治器难以直视观察，牙医使用难度大。

– 正畸弓丝很难放置和取出。

– 牙齿舌面形态变异大，尤其是上前牙区，影响牙齿排列效果。

– 由于牙齿尺寸较大的变异，需正畸弓丝上弯制大量第一序列弯曲。

– 由于舌侧托槽和牙齿颊面之间较大的距离，使转矩的控制比较困难。

– 前牙区托槽间距小使正畸弓丝上的补偿曲弯制困难。

– 托槽精确定位比唇侧矫治器更重要。

– 需要间接粘接。

– 相比唇侧矫治器，矫治时间更长，椅旁时间也更长。

– 比唇颊侧矫治器花费更多。

– 需要额外的技工室工作。

– 某些手术患者需要在手术前去除舌侧托槽：包括分段截骨术，开𬌗的矫治，Ⅲ错𬌗的矫治。

– 某些Ⅱ类错𬌗手术病例，需要过矫治扩大上颌尖牙间距离，而舌侧矫治器会干扰下颌前移。

– 舌侧矫治器的清洁比较困难。

当前，舌侧托槽主要由两种类型组成：标准托槽，放置牙齿上需要技工室制作底板适应牙齿形态（STb托槽等）和个体化托槽，根据患者牙齿形状制作（Incognito托槽等）。

对于大多数舌侧矫治器，在托槽里加入了第二和第三序列弯曲的信息，同时托槽里有水平和垂直两种槽沟。而第一序列弯曲的信息需要弓丝来表现，即"蘑菇"弓。垂直槽沟的优势是放置弓丝更容易，在牙齿内收阶段能够更好地控制前牙转矩（图15-25）[71]。

舌侧托槽的演化是希望通过槽沟向舌侧伸展，将第一序列弯曲的信息也包括进去，从而补偿尖牙和第一前磨牙之间在水平舌面上的差异，这样就可以用一根平直弓丝来替代"蘑菇"弓了，使正畸医师更容易使用。另外，近年来，自锁舌侧托槽也开始应用于临床[76]。

尽管费用昂贵，但由于使用更方便，所以个体化舌侧托槽更受欢迎。制作这种托槽，需要极其准确的印模。

因此在舌侧矫治器印模制取中，二步法更为推荐。这样获取的牙形态更为精确。制取印模的材料最好为加成型硅橡胶。这种材料稳定性极好，可以在制

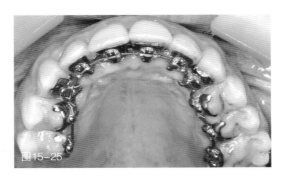

图15-25 舌侧正畸矫治器。

取后1周灌石膏而不变形。

这种印模灌取的石膏模型可用于治疗性排牙实验。技师利用Andrew理想殆的6项标准来进行模型排牙，为患者获取理想咬合。

其后，利用CAD/CAM软件获取排牙模型的三维扫描结果，然后制作出完全个体化的舌侧托槽（图15-26）。由于高精度的扫描，托槽底板可与牙面完美贴

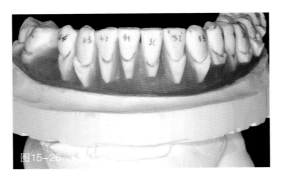

图15-26 治疗性排牙。

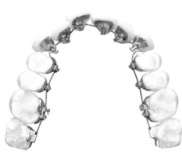

图15-27

图15-27 舌侧矫治弓丝的设计。

合。制作完底板后，开始为每颗牙齿选择有适当轴倾度、转矩和高度的托槽。一些舌侧矫治系统是数字化排牙，减少了扫描阶段，同时正畸医师可以直接参与托槽设计。正畸弓丝的生产也是基于CAD/CAM技术，设计的弓丝可以使每一颗牙齿排列到正确的位置（图15-27）[71]。

基于此先进的生产技术，这些舌侧系统有100%的精度，可以使矫治获得完美效果，并使患者感觉舒适。

个体化舌侧托槽矫治系统高效的另一个因素是正畸弓丝。它们的弓形是通过观察并记录每个患者的牙弓大小和形状得到的，而且上下牙弓精确匹配。

舌侧矫治是一个治疗选择，它吸引着从正畸医师到患者越来越多的关注。然而，为了获得理想的效果，正畸医师对适应证的选择也很重要[77]。

下面是舌侧矫治的一些临床适应证：

· 不拔牙病例：

－ 深覆殆病例，安氏Ⅰ类错殆，轻度拥挤，低角或均角面型。

－ 深覆殆病例，安氏Ⅰ类错殆，有散隙，低角或均角面型。

－ 深覆殆病例，轻度安氏Ⅱ类错殆，低角或均角面型。

－ 安氏Ⅱ类2分类错殆，伴下颌后缩的患者。

－ 需要扩弓的患者。

· 拔牙病例：

－ 安氏Ⅱ类错殆，需要拔除上颌第一前磨牙和下颌第二前磨牙的患者。

－ 安氏Ⅱ类错殆，只需拔除上颌第一前磨牙的患者。

－ 轻度双颌前突，拔除4颗第一前磨牙，弱或中度支抗的患者。

· 舌侧矫治复杂病例：

－ 手术病例。

－ 安氏Ⅲ类错殆。

－ 安氏Ⅱ类错殆，需要拔除4颗第一前磨牙。

－ 近中错殆，下颌有顺时针旋转的趋势，在治疗中下颌平面可能会增大。

－ 多颗牙齿做过修复治疗的患者。

· 舌侧矫治的禁忌证。

－ 颞下颌关节紊乱的患者。

－ 无后牙区咬合终止标记的患者。

－ 高角患者。

－ 前牙区大量义齿修复。

－ 临床冠过短。

－ 很难满足支抗要求的病例（不能使用微螺钉种植体支抗）。

－ 有明显的矢状向不调的，严重的安氏Ⅱ类错殆患者。

－ 口腔卫生差的患者。

－ 未经治疗的牙周病患者。

－ 性格有缺陷的患者。

15.2.3　无托槽隐形矫治器

无托槽隐形矫治器是可摘戴的、个体化的、几乎隐形的矫治器。可以治疗牙拥挤、牙间隙、正畸后有轻度复发的患者（图15-28）。

无托槽隐形矫治器有如下优点：美观、舒适、简单，由于减少了患者椅旁时间，所以也高效。

这种矫治器适用于要求牙齿轻微

移动的患者：拥挤少于4mm，尤其是拥挤发生在尖牙之间；轻微扭转，特别是切牙区；扩弓；压低牙齿及关闭小于4mm的间隙。它们也可以用作主动或被动保持。近年来，随着研究的不断深入，生产技术水平的不断提高，无托槽隐形矫治器已经有了长足的发展。从只能允许牙齿简单移动的矫治器，发展为可以让牙齿进行复杂移动的成熟系统。早期的无托槽隐形矫治器只用于牙齿微调，它们的生产也很直接，利用模型排牙，通过热真空成型器生产出一系列矫治器，使牙齿慢慢排到目标位。

近年来，随着将3D数字技术纳入诊断和矫治计划的制订，高性能的无托槽隐形矫治器也随之出现。越来越多的复杂病例也慢慢可以用无托槽隐形矫治器矫治。在矫治期间，可以同时配合其他装置例如颌内或颌间牵引，固定式功能矫治器（MARA，Herbst）或远中移动装置等，从而对牙齿进行良好的三维控制。

无托槽隐形矫治器矫治，包括如下阶段：

·资料收集：X线片，口内、口外照片，研究模型，咬合分析。

·印模制取：一般用高精确性的二甲基硅橡胶（PVS）制取印模。

·矫治器设计和排牙实验：排牙可用石膏模型或虚拟排牙来帮助医师和患者预测最后的矫治效果。在这个阶段，牙齿排齐需要的间隙要计算出来，同时计算出邻面去釉的量及牙齿移动的步骤。

·矫治器生产：为每个患者生产一系列个体化的无托槽隐形矫治器，患者按顺序佩戴，牙齿按矫治计划进行移动。

·矫治器佩戴：每副矫治器佩戴2周，每天最少佩戴22小时，一般可获得0.5mm的牙齿移动，然后再佩戴下一副。

无托槽隐形矫治器的优势：

·比美学托槽或其他传统矫治器更加隐形美观，这是它最重要的优势。

·治疗过程舒适，相比托槽不会激惹软组织。

·矫治器可摘戴，吃饭或刷牙时可取下；因此，没有饮食限制，而且可以很好地保持口腔卫生。

（冯光耀　陈歆）

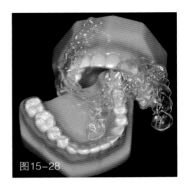

图15-28　无托槽隐形矫治器。

参考文献

[1] Roth RH. Gnathologic concepts and orthodontic treatment goals. In: Jarabak JR (ed). Technique and Treatment with Light Wire Appliance. St Louis: CV Mosby, 1970:1160–1223.

[2] Zachrisson BU. Esthetics in tooth display and smile design. In: Nanda R (ed). Biomechanics and Esthetic Strategies in Clinical Orthodontics. St Louis: Elsevier Saunders, 2005:110–130.

[3] Ricketts RM. Esthetics, environment and the law of the lip. Am J Orthod 1968;54:272–289.

[4] Steiner CC. The use of cephalometrics as an aid to planning and assessing orthodontic treatment. Am J Orthod 1960;46:721–735.

[5] Holdaway RA. A soft tissue cephalometric analysis and its use in orthodontic treatment planning. Am J Orthod 1983;84:1–28.

[6] Burstone CJ. Lip posture and its significance in treatment planning. Am J Orthod 1967;53:403–413.

[7] Sushner NJ. A photographic study of the soft tissue profile of the Negro population. Am J Orthod 1977;72:373–385.

[8] Arnett GW, Bergman RT. Facial keys to orthodontic diagnosis and treatment planning. Part 1. Am J Orthod Dentofacial Orthop 1993;103:299–312.

[9] Arnett GW, Bergman RT. Facial keys to orthodontic diagnosis and treatment planning. Part 2. Am J Orthod Dentofacial Orthop 1993;103:393–411.

[10] Arnett GW. Facial and Dental Planning for Orthodontists and Oral Surgeons. St Louis: Mosby, 2011.

[11] Graber LW, Vanarsdall RL, Vig KWL. Orthodontics Current Principles and Techniques, ed 4. St Louis: Elsevier Mosby, 2005.

[12] Lombardi RE. The principles of visual perception and their clinical application to denture esthetics. J Prosthet Dent 1973;29:358–382.

[13] Zachrisson BU. Esthetic factors involved in anterior tooth display and the smile: Vertical dimension. J Clin Orthod 1998;32:432–445.

[14] Spear FM, Kokich VG, Mathews DP. Interdisciplinary management of anterior dental esthetics. J Am Dent Assoc 2006;137:160–169.

[15] Doung JK, Jin TH, Kho HW, Oh SC. The esthetics of the smile: A review of some recent studies. Int J Prosthet 1999;12:9–19.

[16] Peck S, Peck H. The aesthetically pleasing face: An orthodontic myth. Trans Eur Orthod Soc 1971:147:175–185.

[17] Ackerman MB, Brensinger C, Landis JR. An evaluation of dynamic lip-tooth characteristics during speech and smile in adolescents. Angle Orthod 2004;74:43–50.

[18] Vig RG, Brundo GC. The kinetics of anterior tooth display. J Prosthet Dent 1978;39:502–504.

[19] Peck S, Peck L, Kataja M. Some vertical lineaments of lip position. Am J Orthod Dentofacial Orthop 1992;101:519–524.

[20] Nanda R. Correction of deep overbite in adults. Dent Clin North Am 1997;41:67–87.

[21] Nanda R. Biomechanics and Esthetic Strategies in Clinical Orthodontics. St Louis: Elsevier Saunders, 2005:131–151.

[22] Nanda R. The differential diagnosis and treatment of excessive overbite. Dent Clin North Am 1981;25:69–84.

[23] Zachrisson BU. Mechanical intrusion of maxillary incisors: A treatment strategy to be abandoned. World J Orthod 2002;3:358–364.

[24] Dolce C, Babb LK, McGorray SP, Taylor MG, King GJ, Wheeler TT. Vertical skeletal and dental changes in early treatment of class II malocclusion. Semin Orthod 2002;8:141–148.

[25] Braun S. Biomechanic considerations in the management of the vertical dimension. Semin Orthod 2002;8:149–154.

[26] Simons ME, Joondeph DR. Change in overbite: A ten-year postretention study. Am J Orthod 1973;64:349–367.

[27] Kokich VO, Kiyak HA, Shapiro PA. Comparing the perception of dentists and lay people to altered dental esthetics. J Esthet Dent 1999;11:311–324.

[28] Kokich VO, Kokich VG, Kiyak HA. Perception of dental professionals and laypersons to altered dental esthetics: Asymmetric and symmetric situations. Am J Orthod Dentofacial Orthop 2006;130:141–151.

[29] Thomas JL, Hayes C, Zawaideh S. The effect of axial midline angulation on dental esthetics. Angle Orthod 2003;73:359–364.

[30] Koyuturk AE, Malkoc S. Orthodontic extrusion of subgingivally fractured incisor before restoration: A case report – 3 years follow-up. Dent Traumatol 2005;21:174–178.

[31] Emerich-Poplatek K, Sawicki L, Bodal M, Adamowicz-Klepalska B. Forced eruption after crown/root fracture with a simple and aesthetic method using the fractured crown. Dent Traumatol 2005;21:165–169.

[32] Dawson PE. Functional Occlusion: From TMJ to Smile Design. St Louis: Mosby Elsevier, 2007.

[33] Spear FM. The esthetic correction of anterior dental malalignment: Conventional vs instant (restorative) orthodontics. J Calif Dent Assoc 2004;32:133–141.

[34] Proffit WR, Baily LJ, Phillips C, Turvey TA. Long-term stability of surgical open-bite correction by Le Fort I osteotomy. Angle Orthod 2000;70:112–117.

[35] Proffit WR, Fields HW, Sarver DM. Contemporary Orthodontics, ed 4. St Louis: Mosby Elsevier, 2007.

[36] Righellis S. Canine substitution for the missing upper lateral incisor: Strategies to obtain optimal dentogingival esthetics and functional occlusion. RWISO Journal 2009;1(1):43–46.

[37] Janzen EK. A balanced smile: A most important treatment objective. Am J Orthod 1977;72:359–372.

[38] Gillen RJ, Schwartz RS, Hilton TJ, Evans DB. An analysis of selective tooth proportions. Int J Prosthet 1994;7:410–417.

[39] Van Venroy JR, Yukana RA. Orthodontic extrusion of single rooted teeth affected with advanced periodontal disease. Am J Orthod 1985;87:67–74.

[40] Ingber JS. Forced eruption: A

method of treating nonrestorable teeth – Periodontal and restorative considerations. J Periodontol 1976;47(4):203–216.

[41] Spear FM, Kokich VG, Matthews DP. The esthetic management of a severe isolated periodontal defect in the maxillary anterior. Compend Contin Educ Dent 2008;29:281–287.

[42] Salama H, Salama M, Garber D, Adar P. The interproximal height of bone: A guidepost to predictable aesthetic strategies and soft tissue contours in anterior tooth replacement. Pract Periodontics Aesthet Dent 1998;10:1131–1141.

[43] Salama H, Salama M, Kelly J. The orthodontic-periodontal connection in implant site development. Pract Periodontics Aesthet Dent 1996;8:923–932.

[44] Berglundh T, Marinello CP, Lindhe J, Thilander B, Liljenberg B. Periodontal tissue reactions to orthodontic extrusion. J Clin Periodontol 1991;18:330–336.

[45] Mirmarashi B, Torbati A, Aalam A, Chee W. Orthodontically assisted vertical augmentation in the esthetic zone. J Prosthet 2010;19:235–239.

[46] Diedrich P, Fritz U, Kinzinger G, Angelakis J. Movement of periodontally affected teeth after guided tissue regeneration: An experimental pilot study in animals. J Orofac Orthop 2004;64:214–227.

[47] Tarnow DP, Magner AV, Flatcher P. The effect of the distance from the contact point to the crest of bone on the presence or absence of the interproximal dental papilla. Periodontol 1992;63:995–996.

[48] Kurth JR, Kokich VG. Open gingival embrasures after orthodontic treatment in adults: Prevalence and etiology. Am J Orthod Dentofacial Orthop 2001;120:116–123.

[49] Tijan AHL, Miller GD, The JPG. Some esthetic factors in a smile. J Prosthet Dent 1984;51:24–28.

[50] Mack MR. Perspective of facial esthetics in dental treatment planning. J Prosthet Dent 1996;75:169–176.

[51] Peck S, Peck L, Kataja M. The gingival smile line. Angle Orthod 1992;62:91–100.

[52] Garber D, Salama MA. The aesthetics smile: Diagnosis and treatment. Periodontology 1996;11:18–21.

[53] Kokich VG. Esthetics: The orthodontic–periodontic–restorative connection. Semin Orthod 1996;2:21–30.

[54] Bragger U, Lauchenauer D, Lang NP. Surgical lengthening of the clinical crown. J Clin Periodontol 1992;19:58–63.

[55] Ackerman MB, Ackerman JL. Smile analysis and design in the digital era. J Clin Orthod 2002;36:221–236.

[56] Ackerman JL, Ackerman MB, Brensinger CM, Landins JR. A morphometric analysis of the posed smile. Clin Orth Res 1998;1:2–11.

[57] Frush JP, Fisher RD. The dynesthetic interpretation of the dentogenic concept. J Prosthet Dent 1958;8:558–581.

[58] Hulsey CM. An esthetic evaluation of lip-teeth relationships present in the smile. Am J Orthod 1970;57:132–144.

[59] Girardot RA Jr. Goal-Directed Orthodontics. Los Gatos: Roth Williams International Society of Orthodontists, 2013.

[60] Bishara SE, Jakobsen JR. Profile changes in patients treated with or without extractions. Assessments by lay people. Am J Orthod Dentofac Orthop 1997;112:639–644.

[61] Luppanapornlarp S, Johnston LE. The effects of premolar extraction: A long-term comparison of outcomes in "clear-cut" extraction and non-extraction class II patients. Angle Orthod 1993;63:257–271.

[62] Bishara SE. Text Book of Orthodontics. Philadelphia: WB Saunders, 2001.

[63] Karamouzos A, Athanasiou AE, Papadopoulos AM. Clinical characteristics and properties of ceramic brackets: A comprehensive review. Am J Orthod Dentofac Orthop 1997;112:34–40.

[64] Faltermeier A, Behr M, Mubig D. Esthetic brackets: the influence of filler level on color stability. Am J Orthod Dentofac Orthop 2007;132:5.e13–5.e16.

[65] Dobrin RJ, Kamel IL, Musich DR. Load-deformation characteristics of polycarbonate orthodontic brackets. Am J Orthod 1975;67:24–33.

[66] Rains MD, Chaconas SJ, Caputo AA, Rand R. Stress analysis of plastic bracket configurations. J Clin Orthod 1977;11:120–125.

[67] Goldstein MC, Burns MH, Yurfest P. Esthetic appliances for the adult. Dent Clin North Am 1989;33:183–193.

[68] Feldner JC, Sarkar NK, Sheridan JJ, Lancaster DM. In vitro torque-deformation characteristics of polycarbonate brackets. Am J Orthod Dentofac Orthop 1994;106:265–272.

[69] Bazakidou E, Nanda RS, Duncanson MG Jr, Sinha P. Evaluation of frictional resistance in esthetic brackets. Am J Orthod Dentofac Orthop 1997;112:138–144.

[70] Bishara SE, Olsen ME, Von Wald L. Evaluation of debonding characteristics of a new collapsible ceramic bracket. Am J Orthod Dentofac Orthop 1997;112:552–559.

[71] Wiechmann D, Rummel V, Thalheim A, Simon JS, Wiechmann L. Customized brackets and archwires for lingual orthodontic treatment. Am J Orthod Dentofac Orthop 2003;124:593–599.

[72] Paige SF. A lingual light-wire technique. J Clin Orthod 1982;16:534–544.

[73] Creekmore T. Lingual orthodontics: Its renaissance. Am J Orthod Dentofac Orthop 1989;96:120–137.

[74] Hugo A, Reyneke JP, Weber ZJ. Lingual orthodontics and orthognathic surgery. Int J Adult Orthod Orthognath Surg 2000;15:153–162.

[75] Geron S. The lingual bracket jig. J Clin Orthod 1999;33:457–460.

[76] Nimitpornsuko C, Viwattanatipa N. Introduction to lingual orthodontics. Khon Kaen Uni Dent JKDJ 2000;3:2–9.

[77] Gorman JC, Hilgers JJ, Smith JR. Lingual orthodontics: A status report. Part 4: Diagnosis and treatment planning. J Clin Orthod 1983;17:26–35.